"十四五"职业教育国家规划教材

全国高等职业院校护理类专业第二轮教材

病原生物与免疫学

第2版

（供护理、助产专业用）

主　编　杨朝晖　张宸豪

副主编　李新伟　刘琳琳　刘娟娟　曾凡胜

编　者　（以姓氏笔画为序）

王　楠（江苏医药职业学院）

王　露（昆明卫生职业学院）

刘娟娟（山东中医药高等专科学校）

刘琳琳（山东医学高等专科学校）

芦　珂（雅安职业技术学院）

李新伟（漯河医学高等专科学校）

杨朝晖（江苏医药职业学院）

余明明（福建卫生职业技术学院）

张　丽（山东药品食品职业学院）

张宸豪（吉林医药学院）

姚　玲（长沙卫生职业学院）

聂　敏（江苏护理职业学院）

曾　程（云南工商学院）

曾凡胜（益阳医学高等专科学校）

中国健康传媒集团

中国医药科技出版社

内容提要

　　本教材是"全国高等职业院校护理类专业第二轮教材"之一。全书分为4篇，共33章：第一篇为免疫学基础，共9章，主要介绍免疫系统、抗原、免疫球蛋白与抗体、补体系统、适应性免疫应答、固有免疫应答、超敏反应和免疫学应用；第二篇为医学微生物学，共17章，主要介绍细菌、真菌、病毒等病原微生物的主要生物学性状、致病性、免疫性及防治原则；第三篇为人体寄生虫学，共4章，主要介绍人体常见蠕虫、医学原虫及医学节肢动物的形态、生活史、致病性、流行与防治；第四篇为实验部分，共3章，主要介绍免疫学、病原微生物学及人体寄生虫学最基本的实验。本教材为"书网融合教材"，即纸质教材有机融合电子教材、教学配套资源（PPT、微课、视频、图片等）、题库系统、数字化教学服务（在线教学、在线作业、在线考试）。

　　本教材主要供全国高等职业院校护理、助产专业教学使用，也可作为相关专业人员的参考用书。

图书在版编目（CIP）数据

病原生物与免疫学/杨朝晖，张宸豪主编 . —2 版 . —北京：中国医药科技出版社，2022.12
全国高等职业院校护理类专业第二轮教材
ISBN 978 – 7 – 5214 – 3560 – 3

Ⅰ.①病…　Ⅱ.①杨…　②张…　Ⅲ.①病原微生物 – 高等职业教育 – 教材 ②医学 – 免疫学 – 高等职业教育 – 教材
Ⅳ.①R37 ②R392

中国版本图书馆 CIP 数据核字（2022）第 228038 号

美术编辑　陈君杞
版式设计　友全图文

出版　**中国健康传媒集团** | 中国医药科技出版社
地址　北京市海淀区文慧园北路甲 22 号
邮编　100082
电话　发行：010 – 62227427　邮购：010 – 62236938
网址　www.cmstp.com
规格　889×1194mm $\frac{1}{16}$
印张　17 $\frac{3}{4}$
字数　515 千字
初版　2018 年 8 月第 1 版
版次　2022 年 12 月第 2 版
印次　2024 年 1 月第 4 次印刷
印刷　北京印刷集团有限责任公司
经销　全国各地新华书店
书号　ISBN 978 – 7 – 5214 – 3560 – 3
定价　**59.00 元**

获取新书信息、投稿、为图书纠错，请扫码联系我们。

为贯彻落实《国家职业教育改革实施方案》《职业教育提质培优行动计划（2020—2023年）》《关于推动现代职业教育高质量发展的意见》等有关文件精神，不断推动职业教育教学改革，对标国家健康战略、对接医药市场需求、服务健康产业转型升级，支撑高质量现代职业教育体系发展的需要，中国医药科技出版社在教育部、国家药品监督管理局的领导下，在本套教材建设指导委员会主任委员西安交通大学医学部李小妹教授，以及长春医学高等专科学校、江苏医药职业学院、江苏护理职业学院、益阳医学高等专科学校、山东医学高等专科学校、遵义医学高等专科学校、长沙卫生职业学院、重庆医药高等专科学校、重庆三峡医药高等专科学校、漯河医学高等专科学校、皖西卫生职业学院、辽宁医药职业学院、天津生物工程职业技术学院、承德护理职业学院、楚雄医药高等专科学校等副主任委员单位的指导和顶层设计下，通过走访主要院校对2018年出版的"全国高职高专院校护理类专业'十三五'规划教材"进行了广泛征求意见，有针对性地制定了第二版教材的出版方案，旨在赋予再版教材以下特点。

1. 强化课程思政，体现立德树人

坚决把立德树人贯穿、落实到教材建设全过程的各方面、各环节。教材编写应将价值塑造、知识传授和能力培养三者融为一体，在教材专业内容中渗透我国医疗卫生事业人才培养需要的有温度、有情怀的职业素养要求，着重体现加强救死扶伤的道术、心中有爱的仁术、知识扎实的学术、本领过硬的技术、方法科学的艺术的教育，为人民培养医德高尚、医术精湛的健康守护者。

2. 体现职教精神，突出必需够用

教材编写坚持现代职教改革方向，体现高职教育特点，根据《高等职业学校专业教学标准》《职业教育专业目录（2021）》要求，以人才培养目标为依据，以岗位需求为导向，进一步优化精简内容，落实必需够用原则，以培养满足岗位需求、教学需求和社会需求的高素质技能型人才准确定位教材。

3. 坚持工学结合，注重德技并修

本套教材融入行业人员参与编写，强化以岗位需求为导向的理实教学，注重理论知识与岗位需求相结合，对接职业标准和岗位要求。在教材正文适当插入临床案例，起到边读边想、边读边悟、边读边练，做到理论与临床相关岗位相结合，强化培养学生临床思维能力和操作能力。

4. 体现行业发展，更新教材内容

教材建设要根据行业发展要求调整结构、更新内容。构建教材内容应紧密结合当前临床实际要求，注重吸收临床新技术、新方法、新材料，体现教材的先进性。体现临床程序贯穿于教学的全过程，培养学生的整体临床意识；体现国家相关执业资格考试的有关新精神、新动向和新要求；满足以学生为中心而开展的各种教学方法的需要，充分发挥学生的主观能动性。

5. 建设立体教材，丰富教学资源

依托"医药大学堂"在线学习平台搭建与教材配套的数字化资源（数字教材、教学课件、图片、视频、动画及练习题等），丰富多样化、立体化教学资源，并提升教学手段，促进师生互动，满足教学管理需要，为提高教育教学水平和质量提供支撑。

本套教材凝聚了全国高等职业院校教育工作者的集体智慧，体现了凝心聚力、精益求精的工作作风，谨此向有关单位和个人致以衷心的感谢！

尽管所有参与者尽心竭力、字斟句酌，教材仍然有进一步提升的空间，敬请广大师生提出宝贵意见，以便不断修订完善！

数字化教材编委会

主　编　张宸豪　杨朝晔

副主编　李新伟　刘琳琳　刘娟娟　骆晓峰

编　者　（以姓氏笔画为序）

王　楠（江苏医药职业学院）

王　露（昆明卫生职业学院）

刘娟娟（山东中医药高等专科学校）

刘琳琳（山东医学高等专科学校）

芦　珂（雅安职业技术学院）

李新伟（漯河医学高等专科学校）

杨朝晔（江苏医药职业学院）

余明明（福建卫生职业技术学院）

张　丽（山东药品食品职业学院）

张宸豪（吉林医药学院）

陈文艳（江苏医药职业学院）

姚　玲（长沙卫生职业学院）

骆晓峰（吉林医药学院）

聂　敏（江苏护理职业学院）

曾　程（云南工商学院）

曾凡胜（益阳医学高等专科学校）

前言 PREFACE

　　本教材是"全国高等职业院校护理类专业第二轮教材"之一，上一版列入"十三五"职业教育国家规划教材。为贯彻落实党的二十大报告关于"实施科教兴国战略，强化现代化建设人才支撑""推进健康中国建设"的精神，本教材以《国家职业教育改革实施方案》《关于推动现代职业教育高质量发展的意见》《"十四五"职业教育规划教材建设实施方案》等文件精神为指引，根据新时代下高职高专护理专业人才培养目标需要，按照病原生物与免疫学课程标准要求，在上一版的基础上进行修订。

　　病原生物与免疫学是护理专业一门重要的基础医学课程。本教材主要介绍病原生物与免疫学的基础理论、基本知识和基本技能，旨在为后续护理专业课程和未来护理工作奠定基础。全书分为4篇33章，第一篇为免疫学基础，共9章；第二篇为医学微生物学，共17章；第三篇为人体寄生虫学，共4章；第四篇为实验部分，共3章。

　　本教材在编写过程中，继续秉承三基、五性、三特定的原则，在传承上一版优良素材的同时，注重改革与创新。一是进一步精选内容，使教材内容与护理工作岗位和护士执业资格考试大纲良好对接，充分满足护理岗位工作任务需要。二是优化结构，教材章节顺序编排更符合学科内容之间的逻辑关系和学生的认知规律，利于护生更好地理解和掌握本课程的基本理论和基本知识。三是创新体例，各章节新设立了"情境导入""素质提升""目标检测"等内容，删除了原有的"知识链接""知识拓展""考点提示"等栏目，对原有的"学习目标""本章小结"等栏目也进行了进一步的完善，更体现出对护生能力目标的要求，进一步丰富了教材内容及形式，"素质提升"的恰当切入强化了课程思政，以体现时代对教材的要求。四是书网融合更加完善，每个章节配有相应的数字化教学资源，学生可通过手机扫描二维码或进入"医药大学堂"智能化教学服务平台获得每章的PPT、微课、习题库等内容，更利于学生自主学习和移动学习。

　　教材编写过程中，我们汲取和借鉴了相关著作、教材的研究成果，得到了各参编单位的大力支持。在此，一并致以崇高的敬意和衷心的感谢。

　　编写团队全体人员虽已尽心竭力，力争使教材成为"学生好学、教师好教"的精品教材，但限于学术水平和诸多因素，书中不妥甚至疏漏之处也在所难免，敬请广大师生在教学过程中予以批评斧正，以期日臻完善。

编　者

2022 年 9 月

CONTENTS **目录**

第二篇　医学微生物学

第三篇　人体寄生虫学

第四篇　实验部分

第一章 绪 论 🄔微课

PPT

1. 通过本章学习，重点把握微生物、寄生虫与免疫的概念；免疫的三大功能；微生物及寄生虫的分类。

2. 充分领会本课程的学习方法，为后续深入学习课程内容做好充分的准备。

第一节 病原生物与人类

病原生物是指自然界中能够引起人类和动植物疾病的生物体。本章所述病原生物主要指导致人类发生感染性疾病的生物体，包括病原微生物和人体寄生虫两大部分。

一、微生物的概念与种类

微生物（microorganism）是存在于自然界中的一群个体微小、结构简单、肉眼看不见，必须借助光学显微镜或电子显微镜放大后才能观察到的微小生物。

根据生物结构、大小、组成的不同，可分为三大类型。

1. 非细胞型微生物 这类微生物的体积最小，能通过滤菌器，没有细胞结构和完整的酶系统；其核酸类型为 DNA 或 RNA，两者不同时存在；只能在活的易感细胞内生长繁殖。如病毒。

2. 原核细胞型微生物 这类微生物虽有细胞结构，但无核膜及核仁，仅有环状裸露的 DNA 原始核，缺乏完善的细胞器；核酸类型包括 DNA 和 RNA；能进行无丝分裂。此类微生物种类较多，包括细菌、支原体、衣原体、立克次体、螺旋体、放线菌。后五类的结构和组成与细菌比较接近，故一般将它们列入广义的细菌范畴。

3. 真核细胞型微生物 这类微生物的细胞核有着典型的细胞核结构，包括核膜与核仁，并可有多条染色体，胞质内有多种完整的细胞器。如真菌。

自然界中的微生物表现出种类繁多、营养类型多、繁殖快、数量大、易变异，适应环境能力强，分布极为广泛的特点。

二、寄生虫的概念与分类

寄生虫（parasite）是指长期或暂时性地生活在其他生物体内或体表，获取营养和（或）居住场所，并使对方受害的低等动物。人体寄生虫包括医学蠕虫、医学原虫和医学节肢动物三部分。

1. 医学蠕虫 是寄生于人体的一类借肌肉收缩而蠕动的多细胞无脊椎动物，主要包括线虫、吸虫和绦虫。常见医学蠕虫有蛔虫、钩虫、肝吸虫、血吸虫等。

2. 医学原虫 是寄生于人体的具有运动、生殖、营养和代谢等完整生理功能的单细胞真核动物。常见的有溶组织内阿米巴原虫、疟原虫、阴道毛滴虫和刚地弓形虫等。

3. 医学节肢动物　节肢动物具有身体分节、外骨骼和成对附肢等形态特征。医学节肢动物是指可侵害人类或传播疾病的节肢动物，在分类上大多属于昆虫纲和蛛形纲，主要有蚊、蝇、蜚蠊、蜱、螨、蚤等。

三、病原生物与人类的关系

微生物不仅是地球上最早的"居民"，而且是分布最广的生物类群，在土壤、空气、江河湖泊和各种物体的表面都有分布。人和动物的体表以及与外界相通的腔道中，也存在着种类不一、数量不等的微生物。绝大多数微生物对人类、动物和植物的生存是有益的，有些甚至是必需的。自然界生物圈的碳、氮等物质循环离不开微生物，若没有微生物，植物不能新陈代谢，人和动物也将无法生存；在工业方面，微生物在食品加工、酿酒、制醋、制革、化工、冶金、石油勘探、创新能源等领域的应用日趋广泛；在医药工业方面，可利用微生物生产抗生素、维生素、有机酸、氨基酸、辅酶以及微生态制剂等药物；在农业方面，可利用微生物生产细菌肥料、转基因农作物、植物生长激素、生物杀虫剂，开辟了以菌造肥、以菌催长、以菌防病、以菌治病等农业增产新途径。另外，微生物在环境保护、生命科学等方面也都有着广泛的应用。自然界中微生物的种类平衡、数量稳定及与其他生物的和谐相处等，均有助于我们维持一个可持续生存的地球生态环境。但微生物中也有少数能引起人或动植物发生疾病，这些具有致病作用的微生物称为病原微生物。对人和动物都致病的微生物称为人畜共患病原微生物。由此可见，微生物对人类既有有利的作用，也会产生有害的影响。

当寄生虫侵袭人体或动物时，可使宿主的形态结构与功能发生改变，称寄生虫病。寄生虫病是严重影响人民群众身体健康、影响社会经济发展的公共卫生问题。寄生虫感染状况也是衡量一个国家经济社会发展水平和文明程度的重要指标。随着我国经济社会的发展，寄生虫病已显著减少。在我国，受寄生虫病威胁的人群主要是妇女和儿童，14 岁以下儿童中，约有 4825 万感染土源性线虫。患者大多分布在西部地区、少数民族地区和经济欠发达地区。由于我国地跨寒、温、热三带，自然条件差别很大，人们的生活习惯复杂多样，加之受社会、经济和自然环境等因素的制约，寄生虫病的感染人数居世界前列，不容忽视。我国寄生虫病防治形势依然十分严峻。

第二节　免疫与机体

一、免疫的概念

免疫（immunity）一词源于拉丁文"*immunitas*"，其原意为免除税赋及差役，引入医学则指免除瘟疫即传染病。早在 2000 多年前，人们就发现了某些传染病患者康复后不会再患同样传染病的事实。这一现象表明，人得过某种传染病后，机体会对该种传染病产生抵抗力。因此，传统免疫概念认为免疫就是机体抗感染的防御能力。机体的免疫功能需由完善的免疫系统来完成。随着免疫学研究的不断深入，人们发现，机体的免疫系统除了能清除入侵体内的病原生物外，还能识别和清除体内发生突变的肿瘤细胞、衰老死亡的细胞及其他有害成分。人们又把那些能激发机体产生免疫力的物质称为抗原。因此，现代免疫学将免疫定义为机体免疫系统识别和清除抗原性异物，维持自身生理平衡和稳定的功能。

二、免疫功能与健康

机体的免疫功能可概括为免疫防御、免疫监视和免疫稳定三个方面。

（一）免疫防御

免疫防御是指机体防止外界病原体的入侵和清除已入侵的病原体（如细菌、病毒、真菌、寄生虫等）及其他有害物质的功能。该功能正常时，主要表现为抗感染免疫。该功能异常时，如反应过低或缺如，则会出现免疫缺陷，表现为严重感染，如艾滋病；如反应过强、持续时间过长，则可在清除病原体的同时导致机体的组织损伤或生理功能紊乱，发生超敏反应，如青霉素过敏性休克。

（二）免疫监视

免疫监视是指机体免疫系统识别和清除因突变而产生的肿瘤细胞及衰老、死亡细胞的功能。免疫监视功能低下，可导致肿瘤的发生。

（三）免疫稳定

免疫稳定是指机体免疫系统通过自身免疫耐受和免疫调节两种机制来实现免疫系统内环境稳定的功能。免疫系统对自身组织成分不发生免疫清除，称自身免疫耐受。一旦自身免疫耐受状态被打破或免疫调节功能发生紊乱，就会导致自身免疫病的发生，如类风湿关节炎。

综上所述，免疫三大功能能否实现，取决于免疫系统是否完善，是否能正确地识别"自己"和"非己"物质。如果免疫功能正常，可对机体起到抗感染、抗肿瘤、维护自身稳定的保护作用；反之，当免疫功能紊乱时，则会导致免疫性疾病的发生（表1-1）。所以说，免疫过程犹如一把双刃剑。医学研究表明，人类绝大多数疾病的发生、发展都与免疫功能异常有关。

表1-1 免疫功能的生理和病理表现

免疫功能	生理表现（正常表现）	病理表现（异常表现）
免疫防御	防止外界病原体的入侵和清除已入侵的病原体及其他有害物质	免疫缺陷病（免疫过低） 超敏反应（免疫过强）
免疫监视	清除突变细胞及衰老、死亡细胞，防止肿瘤发生发展	肿瘤发生（免疫过低）
免疫稳定	通过自身免疫耐受和免疫调节来实现免疫系统稳定	自身免疫性疾病（免疫紊乱）

第三节 病原生物学与免疫学

病原生物学（pathogenic biology）包括医学微生物学（medical microbiology）和人体寄生虫学（human parasitology）两部分。作为微生物学的重要分支，医学微生物学主要研究与医学相关的病原微生物的生物学性状、致病性与免疫性、微生物学检查方法和防治原则等。人体寄生虫学是研究与人体健康有关的寄生虫的形态结构、生态规律、寄生虫与宿主及外界因素的相互关系的一门学科。两者均以控制和消灭病原体所致感染性疾病、促进和提高人类健康水平为目的。

医学免疫学（medical immunology）是研究免疫系统组成和功能、免疫应答规律和效应、免疫功能异常所致疾病及其发生机制，以及免疫诊断、预防和治疗的一门学科。医学免疫学是建立在医学微生物学发展基础上的。人类对免疫的认识是从与传染病作斗争开始的，免疫学发展的初期，其内容主要是抗感染免疫。因此，原医学微生物学包含免疫学的内容。随着疫苗的成功研制及广泛应用、血清学诊断技术的建立及临床应用，感染性疾病的诊断和防治水平得到了极大提高。随着人们对免疫的认识不断深化、肿瘤免疫、自身免疫、移植免疫、生殖免疫研究的兴起和发展，免疫学理论体系不断深化、拓展、完善，在历经一个多世纪的发展过程后，免疫学已经从微生物学中分离出来，成了一门完全独立的学科。而且，免疫学的发展对整个医学乃至整个生命科学的发展做出了重要贡献，众多医学难题（包括理论和技术）的破解都与免疫学发展密切相关。

由此可见，病原生物学与免疫学之间有着密切的联系和交叉，并已广泛渗透到临床各科，成为生命科学和现代医学的前沿学科，在重大疾病发生机制和防治研究以及生物高科技产品开发和应用等方面发挥着越来越重要的作用。

一、医学微生物学发展简史

医学微生物学的发展大致经历了以下三个时期。

（一）经验微生物学时期

古代人虽然未观察到微生物，但早已在不自觉中将微生物知识用于工农业生产和疾病防治。我国在公元前 2000 多年，就能利用微生物制作酱和醋。秦汉时期，人们已发现气候与传染病有关。

（二）实验微生物学时期

1674 年，荷兰人 Leeuwenhoek 自制了第一架能将物体放大 266 倍的显微镜，在用其观察雨水、河水、污水、腐败肉汁等物质时首次看到微生物。1857 年，法国科学家 Pasteur 证实了酿酒中的发酵与腐败均是微生物引起的，并创立了巴氏消毒法，沿用至今。他还证明鸡霍乱、炭疽病和狂犬病均为微生物所致，开创了微生物生理学时代。同期的德国学者 Koch 创用固体培养基从环境和患者排泄物中分离出各种细菌纯种，以此接种至易感动物，使其感染后，又重新分离纯种培养成功，提出了著名的郭霍法则，并创立了细菌染色法。继细菌陆续被发现之后，1892 年俄国学者 Iwanowsky 第一个发现了烟草花叶病病毒。1929 年，英国细菌学家 Fleming 首先发现青霉菌及其产物青霉素，为治疗细菌感染性疾病开了先河。

（三）现代微生物学时期

近 50 年来，随着生物化学、遗传学、细胞生物学、分子生物学等学科的不断发展，电子显微镜、色谱、组织化学、细胞培养、免疫标记、核酸杂交、基因图谱分析和电子计算机等新技术的建立和应用，新的病原微生物不断被发现。自 1973 年以来，新发现的病原微生物已有 30 余种。目前，对病原微生物致病机制的认识已深入到分子水平和基因水平。对细菌的鉴定和分类，现在侧重于用基因方法来分析待检菌的遗传学特征。1995 年，第一个细菌——流感嗜血杆菌的全基因组 DNA 测序完成，至今已有 150 多种细菌完成测序。迄今发现的病毒已基本完成了测序。基因工程疫苗、核酸疫苗的研究应用开创了疫苗研制的新纪元。

二、医学免疫学发展简史

免疫学（immunology）的发展历史大致也可分为三个时期。

（一）经验免疫学时期

1. 接种人痘苗预防天花　天花是一种烈性传染病，死亡率极高，曾给人类造成毁灭性打击。在与该传染病作斗争的过程中，我国明朝已经广泛使用接种人痘来预防天花。

素质提升

中国的"人痘苗"

天花是最古老，也是死亡率最高的传染病，其病原体——天花病毒发源于古埃及，后经战争和贸易扩散到欧洲和亚洲。天花在流行过程中呈现出"得过天花并且存活下来的人，终生不会再复得"的现象。于是中国古代医生开始尝试，让感染天花而病情不甚严重的病人与健康的人进行接触，使天花病毒在小范围内传播，这一实践取得了一定成效，约80%~90%的人可以存活下来，这也成了中国最早、最朴素的免疫学尝试。到了16世纪的明朝隆庆年间，一种更为安全的"人痘疫苗法"出现了，它是将症状较轻的天花病人皮肤上的痘痂取下，晒干磨粉，然后让未得过天花的人吸入鼻腔，用于预防天花，这种疫苗法的致死率低于3%。人痘接种法的创造被认为是免疫预防的先驱，这种技术自17世纪开始，先后流传至亚洲、欧洲、非洲的许多国家。它比1796年英国人发明的牛痘接种法早了上百年，也从一方面例证了，悠久灿烂的中华医学为人类健康做出了卓越的贡献。

2. 牛痘苗的发现 公元18世纪后叶，英国乡村医生琴纳 Jenner 观察到挤奶女工感染牛痘后不会得天花的现象。他意识到，感染牛痘可能具有预防天花的作用。其后，他从一位挤奶女工手背上的牛痘里吸取了少量脓汁，接种在一名8岁男孩身上，经多次实验，确认接种牛痘苗可以预防天花。接种牛痘苗预防天花较接种人痘更为安全有效，是一个划时代的贡献，为人类预防传染病开创了人工主动免疫的先河。

（二）科学免疫学时期

1881年，Pasteur 用高温培养法获得了炭疽芽孢杆菌减毒株，用于炭疽病的预防；继之，他又用动物传代和干燥法获得了狂犬病病毒减毒株，制备成狂犬疫苗，为人类预防狂犬病做出了贡献。1890年，von Behring 和他的同事 Kitasato 将白喉外毒素对动物进行免疫，在免疫动物血清中获得了一种能中和白喉外毒素的抗毒素成分，并用其成功救治了一名白喉患儿。抗毒素的问世，开创了人工被动免疫的先河。von Behring 也因此获第一届诺贝尔生理学或医学奖。

1883年，俄国学者 E. Metchnikoff 提出了细胞免疫的假说，即吞噬细胞理论，认为吞噬细胞是执行抗感染免疫作用的细胞。1890年，关于体液免疫的研究兴起，抗原、抗体的概念被提出，体液免疫学说建立。1897—1974年，科学家相继提出了抗体产生的侧链学说、克隆选择学说和免疫网络学说，这三大免疫学理论对免疫学的深入研究产生了深远的影响。

（三）现代免疫学时期

20世纪中叶后，分子生物学的兴起大大推动了免疫学的发展。1978年，日本生物学家 Susumu Tonegawa 应用基因重排技术，揭示了抗体多样性的遗传学基础。1984年，Mark Davis 和 Chien Saito 等成功克隆了 T 细胞受体的基因。随着基因工程技术的应用，重组型的细胞因子已被广泛应用于临床治疗。1975年，Kohler 和 Milstein 创立了杂交瘤技术，用于大量制备单克隆抗体，在基础医学和临床医学研究领域具有广阔的应用场景。1976年，Morgan 等建立了 T 淋巴细胞克隆技术，该项技术的应用有力地推动了细胞免疫学的发展。近20多年来，核酸杂交、基因工程、多聚酶链式反应、转基因动物等分子生物学技术的应用，推动了有关免疫球蛋白分子、补体分子、T 细胞受体分子、细胞因子以及主要组织相容性复合体（MHC）等的基因结构、功能及其表达机制的研究。

第四节　课程导学

作为重要的基础医学课程，本门课是医学生认识疾病的起点。病原生物侵入机体必然会引起免疫应答反应，故病原生物学和免疫学彼此间联系紧密、相互渗透，关系错综复杂。本课程内容繁多，信息量大，尤其是免疫学的理论知识部分相晦涩、抽象，对于初学者来说不易理解，是医学生公认的较为难学的课程。所以，我们在学习过程中努力做到勤学多看、注重理解，并寻找适合自身特点的学习方法是非常必要的。

首先，要培养学习兴趣，增强学习的信心。基于本课程是医学生认识疾病的基础，是非常重要的基础医学课程，每位同学要有意识地激发自己的学习动机。学习中，要努力将抽象的知识和日常生活联系起来，如将免疫系统视为能识别家人和外人的"护卫犬"，正常时只排斥外人，异常时也会"误咬"家人。随着学习的不断深入和理解的加深，学习的兴趣和信心也会不断增强。

其次，要把握好各个学习环节，提高听课效果，注重理解、记忆。预习、听课和复习是学习的基本环节，由于内容晦涩，对于预习时感觉难以理解的，上课时尤其要认真听讲，增强理解并适当做笔记，这有助于课后有效复习。注意把握好重点和难点，只有在理解的基础上记忆，才能达到事半功倍的效果。

第三，注重理论联系实际。学习过程中，要适当联系临床实例，如化脓性球菌引起化脓性感染，可结合自己生活中观察到的化脓性炎症的实例。

第四，善于归纳与总结。医学微生物学课程按系统可分为细菌学、病毒学和真菌学等部分，而细菌学和病毒学又分别分为总论和各论。总论部分介绍微生物的共性，属于基本知识，即重点内容；各论内容介绍各种微生物的个性。由于微生物的种类繁多，知识结构会显得比较庞杂和零散，难以记忆。学习时，可找出共同的关键点进行列表比较，从而加强记忆。也可将各论知识有机地串在总论知识的纲上，便于记忆。

目标检测

答案解析

一、单选题

1. 以下属于非细胞型微生物的是（　　）

　A. 细菌　　　　　　　　B. 病毒　　　　　　　　C. 真菌

　D. 衣原体　　　　　　　E. 螺旋体

2. 真核细胞型微生物是指（　　）

　A. 细菌　　　　　　　　B. 立克次体　　　　　　C. 支原体

　D. 真菌　　　　　　　　E. 螺旋体

3. 细菌属于原核细胞型微生物的主要依据是（　　）

　A. 单细胞

　B. 仅有原始的核，无核膜和核仁

　C. 二分裂繁殖

　D. 对抗生素敏感

　E. 含有两种核酸

4. 以下不是微生物特点的是（　　）

    A. 分布广 　　　　　　　 B. 环境适应力弱 　　　　　 C. 繁殖快

    D. 数量大 　　　　　　　 E. 易变异

5. 免疫是指（　　）

    A. 机体抗感染的过程

    B. 机体免疫系统识别和排除抗原性异物的过程

    C. 机体对病原微生物的防御过程

    D. 机体清除自身衰老、死亡细胞的过程

    E. 机体清除自身突变细胞的能力

6. 免疫对机体（　　）

    A. 总是有利的 　　　　　　 B. 总是有害的 　　　　　 C. 多数是有害的

    D. 多数是有害的 　　　　　 E. 是把双刃剑，功能正常时有利，功能异常时有害

二、思考题

机体免疫功能正常和异常时，分别出现哪些表现？

（杨朝晖）

书网融合……

本章小结　　　　　　　微课　　　　　　　题库

第一篇 免疫学基础

第二章 免疫系统

PPT

学习目标

1. 通过本章学习，重点把握免疫器官的分类及功能；T、B淋巴细胞亚群和功能；HLA-Ⅰ类和HLA-Ⅱ类分子的分布及主要生物学功能。

2. 能根据T、B淋巴细胞亚群及细胞因子的种类和生物学作用，理解免疫细胞在免疫应答的启动、活化增殖及效应阶段发挥的作用。

免疫系统（immune system）是生物体在长期种系进化过程中形成的，能够对"自己"及"非己"进行识别，并对"自己"的物质产生免疫耐受，对"非己"性的抗原进行免疫应答，发挥免疫作用的组织系统。免疫系统由免疫器官、免疫细胞和免疫分子三部分组成（图2-1）。

```
                        ┌ 中枢免疫器官 ┌ 骨髓
                        │              └ 胸腺
            免疫器官 ────┤              ┌ 脾
                        │ 外周免疫器官 ┤ 淋巴结
                        │              └ 黏膜相关淋巴组织
                        │
                        │              ┌ T淋巴细胞
                        │   淋巴细胞   ┤ B淋巴细胞
                        │              └ NK细胞
                        │
                        │              ┌ 树突状细胞
免疫系统 ──── 免疫细胞 ─┤ 抗原提呈细胞 ┤ 巨噬细胞
                        │              └ B淋巴细胞
                        │
                        │              ┌ 中性粒细胞
                        │              │ 嗜酸性粒细胞
                        │ 其他免疫细胞 ┤ 嗜碱性粒细胞
                        │              │ 肥大细胞
                        │              └ 红细胞、血小板
                        │
                        │              ┌ 抗体
                        └   免疫分子   │ 补体
                                       │ 细胞因子
                                       └ MHC
```

图2-1 免疫系统组成

情境导入

情景描述 患儿，女，5岁。因气温骤降，患儿感到喉咙疼痛伴发热1天来院就诊。查体：体温39℃，咽喉部充血，扁桃体肿大。实验室检查：白细胞增多，中性粒细胞的数量高于正常值。初步诊断为急性扁桃体炎。

讨论 1. 患者扁桃体肿大的主要诱因是什么？

2. 是否首先考虑做扁桃体摘除手术来进行治疗？为什么？

3. 作为护理工作者，应考虑如何对其护理？如何进行卫生宣教？

第一节 免疫器官

免疫器官由中枢免疫器官和外周免疫器官两大部分构成。

一、中枢免疫器官

中枢免疫器官（central immune organs）是免疫细胞发生、分化、发育和成熟的主要场所；人和哺乳动物的中枢免疫器官包括骨髓和胸腺。

1. 骨髓（bone marrow） 是造血器官，生成多能造血干细胞，是各种血细胞的发源地，也是人和哺乳动物B细胞发育成熟的器官。骨髓位于骨髓腔中，分为红骨髓和黄骨髓。红骨髓具有活跃的造血功能。骨髓中的多能造血干细胞在骨髓微环境中分化为髓样干细胞和淋巴样干细胞，前者最终分化成熟为粒细胞、红细胞、血小板、单核细胞等，后者则分化为有待于进一步分化的始祖T细胞以及成熟的B细胞和NK细胞等（图2-2）。

图2-2 骨髓造血干细胞的分化

2. 胸腺（thymus） 是T细胞分化、发育、成熟的中枢免疫器官。胸腺位于胸腔纵隔上部，胸骨后方。胸腺的大小和结构随年龄不同而有明显差异。新生儿期胸腺15～20g，以后逐渐增大，青春期可达30～40g，以后随年龄增长而逐渐萎缩退化，老年期胸腺多被脂肪组织取代，功能衰退，导致细胞免疫功能下降。

二、外周免疫器官

外周免疫器官（peripheral immune organs）是成熟 T、B 细胞等免疫细胞定居的场所，也是接受抗原刺激后产生免疫应答的部位。外周免疫器官包括淋巴结、脾和黏膜相关淋巴组织。

1. 淋巴结（lymph nodes） 沿淋巴管道分布，遍布全身各处。淋巴结的实质可分为皮质和髓质两部分。皮质又可分为靠近被膜的浅皮质区和靠近髓质的深皮质区（副皮质区）。浅皮质区含有淋巴滤泡，其内含有大量 B 细胞，也含有滤泡树突状细胞及少量巨噬细胞和 Th 细胞，又称 B 细胞区或胸腺非依赖区。深皮质区为弥散的淋巴组织，主要由 T 细胞组成，富含并指状细胞及少量巨噬细胞，又称 T 细胞区或胸腺依赖区。髓质区由髓索和髓窦组成。髓索内主要为 B 细胞和浆细胞，也含部分 T 细胞和巨噬细胞。髓窦内富含巨噬细胞，能吞噬清除病原微生物、毒素等抗原性异物，发挥过滤作用。

2. 脾（spleen） 具有造血、贮血和过滤作用，也是体内最大的外周免疫器官。脾实质由红髓和白髓两部分组成。白髓由动脉周围淋巴鞘和鞘内淋巴滤泡（脾小结）组成，主要含 T 细胞、树突状细胞和少量巨噬细胞，为胸腺依赖区。淋巴滤泡分布于淋巴鞘内，主要由 B 细胞和少量巨噬细胞组成，为胸腺非依赖区。红髓包括脾索和脾窦。脾索呈海绵网状，其网孔中富含 B 细胞、浆细胞、巨噬细胞和其他血细胞。脾窦内充满血液，大量巨噬细胞附着在血窦壁上，能有效清除病原体、免疫复合物和衰老、损伤的血细胞，并具有抗原提呈作用。

3. 黏膜相关淋巴组织 又称黏膜免疫系统，主要指呼吸道、消化道及泌尿生殖道黏膜固有层中的弥散淋巴组织，以及器官化的淋巴组织如扁桃体、小肠派氏集合淋巴结和阑尾等。黏膜免疫系统中的 B 细胞多产生分泌型 IgA，经黏膜上皮细胞分泌至黏膜表面，能够抵御病原微生物的入侵，在黏膜局部免疫应答中具有重要作用。

第二节　免疫细胞

所有参与免疫应答或与免疫应答有关的细胞及其前体细胞，统称免疫细胞。免疫细胞包括造血干细胞、淋巴细胞、单核 – 巨噬细胞、树突状细胞、粒细胞、肥大细胞、红细胞、血小板、血管内皮细胞以及许多基质细胞等。

一、淋巴细胞

（一）T 淋巴细胞

T 淋巴细胞是淋巴样干细胞随血液迁移至胸腺，在胸腺微环境中的胸腺基质细胞及其分泌的细胞因子和胸腺激素的作用下，逐渐分化发育而成的成熟的淋巴细胞，因而称胸腺依赖性淋巴细胞（thymus – dependent lymphocytes），简称 T 淋巴细胞或 T 细胞。成熟 T 细胞离开胸腺，进入外周免疫器官和组织定居，通过血液和淋巴参与淋巴细胞再循环。T 细胞占外周血中淋巴细胞总数的 60% ~ 70%。

1. T 细胞在胸腺内的发育成熟 始祖 T 细胞随血液进入胸腺，称胸腺细胞；早期在胸腺微环境内逐渐表达 CD3、CD4、CD8 分子和 T 细胞受体（T cell receptor，TCR），称 $CD4^+$、$CD8^+$ 双阳性 T 细胞；以后，当双阳性 T 细胞表面的 CD4 分子与胸腺皮质上皮细胞表面的 MHC – Ⅱ类分子结合、相互作用后，则 CD4 表达，CD8 丢失，发育为 $CD4^+$、$CD8^-$ 的单阳性 T 细胞；若 CD8 分子与胸腺皮质上皮细胞表面 MHC – Ⅰ类分子结合、相互作用，则 CD8 表达，CD4 丢失，发育为 $CD4^-$、$CD8^+$ 的单阳性 T 细胞。单阳性 T 细胞表面的 TCR 和 CD4 或 CD8 与胸腺树突状细胞/并指状细胞和巨噬细胞表面的自身抗原肽 –

MHC - Ⅱ类或Ⅰ类分子复合物结合后，可发生凋亡而被清除；而那些不能与自身抗原肽 - MHC - Ⅱ类或Ⅰ类分子复合物结合的，才能分化发育为成熟 T 细胞。

2. T 细胞的表面分子

（1）TCR - CD3 复合物 是 T 细胞特有的重要标志。TCR 由 α、β 或 γ、δ 两条肽链组成，胞外区均有可变区和恒定区两个结构域，可变区是识别抗原肽 - MHC 分子复合物的功能区，TCR 仅识别、结合与 MHC 分子结合的抗原肽。TCR 胞内区短小，没有传递信号的作用。TCR 能与 CD3 分子组成 TCR - CD3 复合受体分子，CD3 分子胞内区含免疫受体酪氨酸活化基序（immune receptor tyrosine - based activation motif, ITAM），具有信号转导的能力。

（2）CD4 和 CD8 分子 成熟的 T 细胞一般只表达 CD4 或 CD8 分子，即 CD4$^+$T 细胞或 CD8$^+$T 细胞。CD4 和 CD8 分子是 TCR 的辅助受体，CD4 识别 MHC - Ⅱ类分子，而 CD8 识别 MHC - Ⅰ类分子。他们辅助 TCR 结合抗原并参与 T 细胞活化信号的转导。CD4 分子也是人类免疫缺陷病毒（HIV）的受体，HIV 可感染 CD4$^+$T 细胞，引发艾滋病（AIDS）。

（3）协同刺激分子 最重要的有 CD28，能与抗原提呈细胞（APC）表面的 CD80/CD86（B7 分子）结合，诱导产生共刺激信号，即 T 细胞活化第二信号。此外还有 CD2、CD18、CD154（CD40L）等，分别能与 CD58（LFA - 3）、CD54、CD40 结合，诱导产生共刺激信号。CD2 分子又称为绵羊红细胞受体。

（4）丝裂原受体 T 细胞表面具有植物血凝素（PHA）、刀豆蛋白 A（Con - A）和美洲商陆素（PWM）等丝裂原受体。T 细胞受相应丝裂原刺激后，可出现有丝分裂，T 细胞转化为淋巴母细胞。

3. T 细胞亚群 T 细胞由具有高度异质性的细胞群体所组成，根据其表面标志、功能特点和分化情况的不同，可分为不同的亚群（图 2 - 3）。

图 2 - 3 T 细胞的亚群

（二）B 淋巴细胞

B 淋巴细胞在哺乳动物骨髓或禽类法氏囊中分化成熟，故称骨髓依赖性淋巴细胞（bone marrow - dependent lymphocytes），简称 B 淋巴细胞或 B 细胞。B 细胞占外周血中淋巴细胞总数的 10% ~15%。

1. B 细胞在骨髓中的发育成熟 人和哺乳动物的 B 细胞在骨髓中发育成熟，经历了始祖 B（pro - B）细胞、前 B（pre - B）细胞、未成熟 B 细胞和成熟 B 细胞四个阶段。未成熟 B 细胞表面开始表达 B 细胞受体（B cell receptor, BCR）即 mIgM，以及 Igα/Igβ、MHC - Ⅱ类分子、CD19、CD21 和 CD40 等膜分子；成熟 B 细胞表面除具有未成熟 B 细胞表面分子外，还表达另一种 BCR，即 mIgD，以及 CD81、CD32、CD35 等膜分子。

2. B 细胞表面分子及其功能

（1）B 细胞抗原受体 为 B 细胞特异性识别抗原的受体，又称 B 细胞受体（BCR）。该受体是镶嵌于细胞膜表面的膜型免疫球蛋白（mIg），是 B 细胞的特征性表面标志，与抗原特异性结合后可诱导 B 细胞活化、增殖与分化，形成能分泌抗体的浆细胞，发挥体液免疫效应。mIg 有 mIgM 和 mIgD 两种单体。未成熟 B 细胞仅表达 mIgM，成熟 B 细胞则同时表达 mIgM 和 mIgD。BCR 通过非共价形式与 Igα（CD79a）/Igβ（CD79b）异二聚体接连，组成 BCR – Igα/Igβ 复合受体分子。BCR 直接识别结合抗原，抗原信号通过 Igα/Igβ 转导，诱导 B 细胞活化。

（2）B 细胞其他表面标志　见表 2 – 1。

表 2 – 1　B 细胞其他表面标志

表面标志	配体	作用
CD40 分子	CD40L 分子	CD40 分子与 T 细胞表面的 CD40L 分子结合，在 T 细胞活化中起协同刺激作用
CD80（B7）分子	CD28 分子	CD80（B7）分子与 T 细胞表面的 CD28 分子结合，可产生协同刺激信号，使 T 细胞活化
IgG Fc 受体	IgG Fc 段	促进 B 细胞活化
补体 C3b 受体	C3b	促进 B 细胞活化
丝裂原受体	脂多糖（LPS）、葡萄球菌 A 蛋白（SPA）及美洲商陆素（PWM）等丝裂原	促使 B 细胞活化，发生有丝分裂
细胞因子受体	IL – 1、IL – 2、IL – 4、IL – 5 及 IFN – γ 等细胞因子	促进 B 细胞增殖与分化

3. B 细胞亚群及其功能　根据发育早晚、存在部位、表面标志和功能差异，可将 B 细胞分为 B1 细胞和 B2 细胞两个亚群。B1 细胞是参与非特异性免疫应答的细胞，B2 细胞是参与特异性体液免疫应答的细胞，通常所说的 B 细胞即指 B2 细胞。

（三）自然杀伤细胞

自然杀伤细胞（natural killer cell，NK）是由骨髓淋巴干细胞直接发育成熟的一类淋巴细胞。NK 细胞表面没有特异性抗原识别受体，不需要抗原预先刺激就能杀伤靶细胞，故称自然杀伤细胞。靶细胞膜上带有特异性抗原，当靶细胞膜上的抗原与抗体 IgG 的 Fab 段特异性结合后，NK 细胞可通过其表面 Fc 受体与 IgG 的 Fc 段结合，触发 NK 细胞对靶细胞的杀伤作用，导致靶细胞溶解。这种杀伤作用必须依赖抗体 IgG，故称抗体依赖性细胞介导的细胞毒作用（antibody dependent cell mediated cytotoxicity，ADCC）。

二、抗原提呈细胞

抗原提呈细胞（antigen presenting cell，APC）是指能摄取、加工、处理抗原，并将抗原提呈给抗原特异性淋巴细胞的一类免疫细胞。可分为专职抗原提呈细胞和非专职抗原提呈细胞两大类。专职抗原提呈细胞主要包括树突状细胞、单核 – 巨噬细胞和 B 细胞。抗原初次进入机体一般是由树突状细胞提呈，相同抗原再次进入机体则主要由单核 – 巨噬细胞或 B 细胞提呈。非专职抗原提呈细胞主要包括内皮细胞、成纤维细胞、病毒感染的细胞和肿瘤细胞等，这些细胞在一定条件下也可处理和提呈抗原，但功能较弱。

1. 单核 – 巨噬细胞　包括血液中的单核细胞（monocyte，MC）和组织中的巨噬细胞（macrophage，Mφ）。单核细胞源于骨髓的髓样干细胞，可经血流穿越血管壁移行至全身各组织器官，发育成熟为巨噬细胞。不同组织器官的巨噬细胞，其名称不同，如皮肤与结缔组织的组织细胞、肝的库普弗（Kupffer）细胞、骨的破骨细胞、神经系统的小胶质细胞、关节的滑膜 A 型细胞、淋巴结与脾的巨噬细胞等。单核 – 巨噬细胞表面具有多种膜分子，包括 MHC – I 类与 II 类分子、CD18、CD58、CD40 等。单核 – 巨噬细胞能产生各种溶酶体酶、溶菌酶和髓过氧化物酶等，还能产生和分泌多种生物活性物质，如多种细胞因子、补体成分、激素样产物、凝血因子等。单核 – 巨噬细胞主要有吞噬消化、抗原提呈、免疫调节和抗肿瘤作用。

2. 树突状细胞（dendritic cell，DC） 是体内具有许多树突状或伪足样突起的、功能最强的一类专职性 APC。它是唯一能刺激初始 T 细胞增殖，激发初次免疫应答的 APC。DC 的分化发育过程可分为前体期、未成熟期、迁移期和成熟期。来源于骨髓的 DC 前体，经血进入非淋巴组织，分化为未成熟的 DC，定居于上皮组织、胃肠道、生殖和泌尿管道、气道以及肝、心、肾等实质脏器的间质。未成熟 DC 具有很强的摄取、处理和加工抗原的能力，但提呈抗原的能力很弱。在炎性因子和抗原刺激下，未成熟 DC 迁移至淋巴结、脾等淋巴组织并逐渐发育成熟。成熟 DC 高表达 MHC - Ⅰ类和 MHC - Ⅱ类分子、协同刺激分子（B7、CD40、ICAM - Ⅰ）以及 FcR、C3bR 等，捕获和处理抗原的能力较低，能有效地将抗原提呈给初始 T 细胞并使之激活。DC 可分泌多种细胞因子，如 IL - 1、IL - 6、IL - 8、IL - 12、TNF - α、IFN - α、GM - CSF 及多种趋化性细胞因子等，参与免疫调节。

3. B 细胞和其他抗原提呈细胞 B 细胞表面具有 MHC - Ⅱ类分子和参与 T 细胞活化的协同刺激分子，既是免疫应答产生抗体的效应细胞，又是专职的 APC。内皮细胞、上皮细胞、成纤维细胞和活化的 T 细胞等，它们通常情况下并不表达 MHC - Ⅱ类分子，但在炎症过程中或受到 IFN - γ 诱导，也可表达 MHC - Ⅱ类分子并处理和提呈抗原。此外，所有表达 MHC - Ⅰ类分子并具有提呈内源性抗原能力的有核细胞，也属于 APC。

三、其他相关免疫细胞

血液中的其他免疫细胞有中性粒细胞、嗜酸性粒细胞、嗜碱性粒细胞、肥大细胞、血小板和红细胞等，它们在免疫应答中发挥着各自不同的作用。

第三节　免疫分子

免疫分子包括存在于体液中的抗体、补体和细胞因子等分泌型分子，以及表达于细胞膜表面参与免疫应答及发挥免疫效应的 MHC 分子、CD 分子、抗原识别受体（TCR/BCR）、模式识别受体（PRR）等膜型分子。本节仅介绍细胞因子和主要组织相容性抗原。

一、细胞因子 e微课

细胞因子（cytokine，CK）是指由多种细胞，特别是免疫细胞产生的具有调节细胞生长与分化、调节免疫应答、参与炎症反应和组织修复等多种功能的小分子多肽或糖蛋白。最初根据产生细胞因子细胞的不同，分为由淋巴细胞产生的淋巴因子（lymphokine，LK）和由单核 - 巨噬细胞产生的单核因子（monokine，MK）。目前根据其结构和生物学功能，将细胞因子分为白细胞介素、干扰素、肿瘤坏死因子、集落刺激因子和生长因子等。

1. 各类细胞因子的特性

（1）白细胞介素（interleukin，IL）　是一组由淋巴细胞、单核 - 巨噬细胞和其他非免疫细胞产生的介导白细胞间和白细胞与其他细胞间相互作用的细胞因子。已命名的 IL 有 31 种，其主要作用是调节机体免疫应答、介导炎症反应和刺激造血功能。

（2）干扰素（interferon，IFN）　是由多种细胞产生的具有广泛抗病毒、抗肿瘤和免疫调节作用的可溶性蛋白。干扰素可分为 Ⅰ 型和 Ⅱ 型。Ⅰ 型干扰素包括 IFN - α 和 IFN - β，主要由白细胞、成纤维细胞和病毒感染的组织细胞产生；Ⅱ 型干扰素即 IFN - γ，主要由活化的 T 细胞和 NK 细胞产生。Ⅰ 型干扰素主要发挥抗病毒、抗肿瘤作用，同时具有免疫调节作用。Ⅱ 型干扰素以免疫调节作用为主，同时具有抗病毒、抗肿瘤作用。

（3）肿瘤坏死因子（tumor necrosis factor，TNF）　是一类能引起肿瘤出血坏死的细胞因子。主要有两种，即 TNF-α 和 TNF-β。两种细胞因子的生物学作用为：①杀/抑瘤作用；②免疫调节作用；③抗感染作用；④致炎作用；⑤为一种内源性致热原，具有致热作用；⑥引起恶病质。

（4）集落刺激因子（colony stimulating factor，CSF）　是指在体内外均能选择性刺激多能造血干细胞和不同发育阶段造血干细胞定向增殖分化，形成某一谱系细胞集落的细胞因子。

（5）生长因子（grow factor，GF）　是一类可介导不同类型细胞生长和分化的细胞因子。根据其功能和作用靶细胞的不同，分别命名为转化生长因子β（TGF-β）、表皮生长因子（EGF）、成纤维细胞生长因子（FGF）、血小板生长因子（PDGF）、神经生长因子（NGF）和血管内皮生长因子（VEGF）等。它们均不同程度地促进相应细胞增殖。

2. 细胞因子的生物学作用　细胞因子的生物学作用极其广泛而复杂，不同细胞因子的功能既有特殊性，又有重叠性、协同性与拮抗性。众多细胞因子在机体内相互促进或相互抑制，形成十分复杂的细胞因子调节网络。

（1）参与和调节免疫应答　细胞因子可通过合成分泌的相互调节、受体表达的相互控制和生物学效应的相互影响等组成细胞因子网络，实施对免疫应答的正负调节。有些细胞因子具有双向调节作用，可决定免疫应答的类型。

（2）介导炎症反应，发挥抗感染免疫作用　如 IL-1、IL-8、IFN-γ 和 TNF-α 等细胞因子能促进单核-巨噬细胞和中性粒细胞等炎性细胞聚集，并可激活这些炎性细胞和血管内皮细胞使之表达黏附分子和释放炎性介质，引起或加重炎症反应。此外，IL-1 和 TNF-α 还可直接作用于下丘脑体温调节中枢而引起体温升高，有助于特异性免疫应答的发生。

（3）抗病毒和对肿瘤细胞的作用　有些细胞因子可直接作用于组织细胞或肿瘤细胞，产生抗病毒或抗肿瘤作用，如 IFN 能诱导正常组织产生抗病毒蛋白，从而抑制病毒在细胞内的复制，起到防止病毒感染和扩散的能力。

（4）刺激造血功能　在机体正常生理代谢及免疫应答和炎症过程中，白细胞、红细胞和血小板不断被消耗，因此，机体需不断动员骨髓造血干细胞进行补偿。从造血干细胞到成熟的血细胞的发育分化过程中，每一阶段都需要细胞因子的参与。

（5）诱导细胞凋亡　激活诱导细胞凋亡是一种重要的免疫应答负调节机制。近年来发现，有些细胞因子可直接或间接参与细胞凋亡过程，如 IL-2 可诱导抗原活化的 T 细胞发生凋亡，从而限制免疫应答的强度。

3. 细胞因子的临床应用　临床上，某些重组细胞因子已被用于治疗肿瘤、自身免疫病和免疫缺陷病等，成为一类重要的生物应答调节剂。在国外，EPO、IFN、G-CSF、GM-CSF、IL-2 及 IL-11 等细胞因子的基因工程产品，已获准生产并用于疾病的治疗。

二、主要组织相容性复合体及其编码分子

进行组织器官移植时，可因两者组织细胞表面同种异型抗原存在差异而发生排斥反应。这种代表个体特异性的，能引起移植排斥反应的同种异型抗原，称组织相容性抗原或移植抗原。其中能引起强烈而迅速排斥反应的抗原，称主要组织相容性抗原（major histocompatibility antigen，MHA），编码 MHA 的基因是一组紧密连锁的基因群，称主要组织相容性复合体（major histocompatibility complex，MHC）。不同动物的 MHC 命名不同，小鼠的 MHC 称为 H-2 系统；人的 MHA 由于首先在白细胞上发现而称为人类白细胞抗原（human leucocyte antigen，HLA），故人类的 MHC 称为 HLA 复合体。

1. HLA 复合体及其产物 HLA 复合体位于第 6 号染色体短臂上，可分为 I 类基因区、II 类基因区和位于 I 类与 II 类基因区之间的 III 类基因区（图 2-4）。

图 2-4 HLA 复合体结构示意图

（1）HLA-I 类基因区基因及其产物 HLA-I 类基因区可分为经典和非经典的 I 类基因。经典 I 类基因包括 HLA-A、HLA-B、HLA-C 三个基因座位，每个基因座位存在多个复等位基因，具有高度多态性，分别编码化学结构相似但抗原特异性不同的 HLA-A、HLA-B、HLA-C 肽链，即 HLA-I 类分子的重链（α 链）。这些 α 链分别与 β_2-微球蛋白（β_2-M）结合，共同组成 HLA-I 类分子。非经典 I 类基因包括 HLA-E、HLA-F、HLA-G、HLA-H 等，其中有些是免疫功能相关基因，有些功能不明。

（2）II 类基因区基因及其产物 HLA-II 类基因区较为复杂，主要包括 HLA-DP、HLA-DQ、HLA-DR 三个亚区，其编码产物为 HLA-II 类分子。

（3）III 类基因区基因及其产物 HLA-III 类基因区位于 I 类与 II 基因区之间，其中含许多编码血清补体成分和其他血清蛋白的基因，主要基因编码产物有 C4、C2、B 因子、肿瘤坏死因子和热休克蛋白（heat shock protein，HSP）等。

2. HLA-I 类和 II 类分子的结构 HLA-I 类分子是由 I 类基因编码的 α 链与第 15 号染色体编码的 β_2-微球蛋白（β_2-M）非共价结合的糖蛋白；HLA-II 类分子是由 II 类基因编码的 α 链和 β 链非共价连接的糖蛋白（图 2-5）。HLA-I 类分子的 α 链和 HLA-II 类分子的 α、β 链为跨膜蛋白，可分为胞外区、跨膜区和胞质区三部分；其胞外区又可分为抗原肽结合区和免疫球蛋白样区。HLA-I 类分子抗原肽结合区由 α_1 和 α_2 组成，呈槽沟状，是与内源性抗原肽结合的区域。HLA-II 类分子抗原肽结合区由 α_1 和 β_1 组成，是与外源性抗原肽结合的区域。HLA-I 类分子的 Ig 样区由 α_3 和 β_2-M 组成，α_3 是 CD8 分子与 I 类分子结合的部位。HLA-II 类分子的 Ig 样区由 α_2 和 β_2 组成，β_2 是 CD4 分子与 II 类分子结合的部位。HLA-I 类分子 α 链和 HLA-II 类分子 α、β 链的胞质区，与信号传递有关。

3. HLA-I 类和 II 类分子的分布 HLA-I 类分子分布广泛，可存在于人体各种组织的有核细胞及网织红细胞表面，而在神经细胞、成熟红细胞和滋养层细胞表面尚未检出。HLA-II 类分子主要存在于 B 细胞、单核-巨噬细胞和树突状细胞等 APC 以及胸腺上皮细胞和某些活化的 T 细胞表面，在血管内皮细胞和精子细胞上也有少量表达。有些组织在病理情况下，如病毒感染或 IFN 等细胞因子诱导时，

图 2-5 HLA-Ⅰ类和Ⅱ类分子结构示意图

亦可表达 HLA-Ⅱ类分子。

4. HLA-Ⅰ类和Ⅱ类分子的主要生物学功能

（1）参与抗原提呈作用　HLA-Ⅰ类和Ⅱ类分子均有结合、提呈抗原的作用。在 APC 内，HLA-Ⅰ类分子与内源性抗原肽结合，形成抗原肽-HLA-Ⅰ类分子复合体；HLA-Ⅱ类分子与外源性抗原结合，形成抗原肽-HLA-Ⅱ类分子复合体，然后经转运表达在 APC 表面，可被免疫活性细胞识别、结合，启动特异性免疫应答。

（2）参与免疫应答的调节　在免疫应答过程中，T 细胞通过 TCR 与 APC 表面 MHC-Ⅰ类或Ⅱ类分子提呈的抗原肽相结合是启动 T 细胞活化的重要条件。T 细胞只能识别自身 MHC 分子提呈的抗原肽，而不能识别非己 MHC 分子提呈的抗原肽。而且 CD8$^+$T 细胞只能识别 MHC-Ⅰ类分子提呈的抗原肽，CD4$^+$T 细胞只能识别 MHC-Ⅱ类分子提呈的抗原肽。这种细胞间相互作用的限制性称为 MHC 限制性。

（3）参与免疫细胞发育及中枢性自身免疫耐受的建立　T 细胞在胸腺发育过程中，胸腺深皮质区的 CD4$^+$、CD8$^+$双阳性初始 T 细胞与胸腺皮质上皮细胞表面 MHC-Ⅰ类或Ⅱ类分子结合、相互作用后，可分化发育为 CD8$^+$或 CD4$^+$单阳性未成熟 T 细胞。能与胸腺内 APC 表面自身抗原肽-MHC-Ⅰ类或Ⅱ类分子复合体以高亲和力结合的单阳性未成熟 T 细胞发生凋亡，而那些不能或以低亲和力与 APC 表面自身抗原肽-MHC-Ⅰ类或Ⅱ类分子复合体结合的单阳性 T 细胞得以存活，并进一步分化为对自身抗原无反应性的 T 细胞（即对自身抗原形成中枢性自身免疫耐受）。

（4）诱导移植排斥反应　在同种异基因不同个体之间进行组织器官移植时，HLA-Ⅰ类和Ⅱ类抗原作为同种异型抗原，可刺激机体产生特异性效应 T 细胞。这些免疫效应细胞与移植物细胞抗原相互作用，诱导Ⅳ型超敏反应的发生，引发移植排斥反应。

💡 素质提升

拯救生命的天使之作——器官捐献

2022 年 5 月 9 日，74 岁的刘先生因病离世，捐献眼角膜和遗体，让两位角膜病患者重获光明。其中一位角膜受者患有真菌性角膜溃疡，医生表示必须通过角膜移植才能保住眼球。不幸中的万幸，他等到了这份光明的礼物。

截至 2022 年 6 月，中国人体器官捐献志愿者登记人数为 477 万，实现器官捐献 4 万余例，捐献器官 12.1 万余个。那些无私献出遗体或身体器官的捐赠者，用博大的胸怀和无私的爱，传递着生命种子和人性光芒，他们自己的生命也因此得到了延续和升华。

5. HLA 与临床医学

（1）HLA 与同种器官移植　移植的器官能否存活，关键在于供者和受者之间的 HLA 相容程度。因此，通常移植物存活率由高到低的顺序为：同卵双胞胎 > 同胞 > 亲属 > 无亲缘关系。

（2）HLA 与输血反应　多次接受输血的患者体内可产生抗白细胞和抗血小板的 HLA 抗体，发生非溶血性输血反应，主要表现为发热、白细胞减少和荨麻疹。

（3）HLA 与疾病的相关性　现已发现多种疾病与 HLA 有关。其中最典型的例子是，90% 以上的强直性脊柱炎患者携带 HLA - B27 抗原，有 HLA - DR4 者易患类风湿关节炎。

（4）HLA 表达异常与疾病　许多肿瘤细胞表面 HLA - Ⅰ类分子表达缺失或密度降低，或 HLA 特异性改变，使细胞毒性 T 淋巴细胞（CTL）不能对其有效识别结合，从而逃避了 CTL 对肿瘤细胞的杀伤，导致肿瘤的生长。不表达 HLA - Ⅱ类分子的细胞如果异常表达 HLA - Ⅱ类分子，可启动自身免疫反应，导致自身免疫性疾病。如 Graves 病患者的甲状腺上皮细胞、1 型糖尿病患者的胰岛 β 细胞和原发性胆管肝硬化患者的胆管上皮细胞等可异常表达 HLA - Ⅱ类分子，将自身抗原提呈给自身反应的 T 细胞，从而启动自身免疫应答，导致迁延不愈的自身组织损伤。

（5）HLA 与法医学的关系　HLA 系统的多基因型和多态性，意味着在两个无亲缘关系的个体间，HLA 等位基因完全相同的概率几乎为零。HLA 为单倍型遗传，子代 HLA 基因型由双亲各一单倍型组成，即亲代与子代之间必然有一个单倍型相同。因此，HLA 分型在法医学上被广泛用于个体身份识别和亲子鉴定。

目标检测

答案解析

一、选择题

（一）单选题

1. T 细胞分化成熟的场所是（　）

    A. 骨髓　　　　　　　　　　B. 淋巴结　　　　　　　　　C. 脾

    D. 扁桃体　　　　　　　　　E. 胸腺

2. B 细胞分化成熟的场所是（　）

    A. 骨髓　　　　　　　　　　B. 淋巴结　　　　　　　　　C. 脾

    D. 扁桃体　　　　　　　　　E. 胸腺

3. 对淋巴液起滤过作用的器官是（　）

    A. 骨髓　　　　　　　　　　B. 脾　　　　　　　　　　　C. 淋巴结

    D. 阑尾　　　　　　　　　　E. 胸腺

4. 患者近几天口腔溃烂，疼痛。查体：下颌处有一圆形肿块，质地柔软，可活动，触之有压痛。该肿块最可能是（　）

    A. 皮脂腺瘤　　　　　　　　　　　　　　B. 甲状腺肿大

    C. 淋巴结肿大　　　　　　　　　　　　　D. 腮腺肿大

    E. 下颌下腺肿大

5. T 细胞主要介导（　）

    A. 体液免疫　　　　　　　　　　　　　　B. 细胞免疫

    C. 非特异性免疫　　　　　　　　　　　　D. 体液免疫和细胞免疫

E. 天然免疫

6. B 细胞表面标志不包括（   ）

A. EB 病毒受体　　　　　B. MHC－Ⅰ类分子　　　　　C. MHC－Ⅱ类分子

D. C3b 受体　　　　　　 E. CD2 抗原

7. 人类 T 细胞不具备的受体是（   ）

A. E 受体　　　　　　　 B. PHA 受体　　　　　　　C. BCR

D. C5b 受体　　　　　　 E. IL－2 受体

8. 具有 CD4 抗原的细胞是（   ）

A. Th1 细胞和 Th2 细胞　　　　　　　　　B. Th1 细胞和 CTL

C. Th2 细胞和 CTL　　　　　　　　　　　D. 嗜碱性粒细胞和嗜酸性粒细胞

E. 所有成熟 T 细胞

（二）多选题

9. 中枢免疫器官包括（   ）

A. 淋巴结　　　　　　　 B. 胸腺　　　　　　　　　C. 脾

D. 骨髓　　　　　　　　 E. 扁桃体

10. 专职的抗原提呈细胞包括（   ）

A. 自然杀伤细胞　　　　 B. 树突状细胞　　　　　　C. B 细胞

D. 单核－巨噬细胞　　　 E. 嗜酸性粒细胞

二、思考题

1. T 细胞、B 细胞各具有哪些重要的表面标志？分为哪些亚群？各亚群的功能分别有哪些？

2. HLA－Ⅰ类、HLA－Ⅱ类分子的分布有哪些不同？二者分别有哪些生物学作用？

（刘琳琳）

书网融合……

本章小结　　　　　微课　　　　　题库

第三章 抗 原 ❤微课

◎ 学习目标

1. 通过本章学习，重点把握抗原的概念和基本特性；决定抗原免疫原性的条件、抗原的特异性和交叉反应、抗原的种类。

2. 能根据抗原表位的概念，理解抗原的特异性和交叉反应；学会分析抗原免疫原性及交叉反应的临床意义。

机体的免疫系统具有识别"自己"和"非己"的能力，通过识别和清除"非己"、耐受"自己"来维护机体的生理平衡。"非己"成分即为抗原。抗原既可以是外来侵入的异物，也可以是体内形成的异物。抗原是机体建立特异性免疫的始动因素和必备条件，没有抗原刺激，就没有特异性免疫应答的形成。

≫ 情境导入

情景描述 患者，男，30 岁。因被受泥土污染的利刃刺伤，注射破伤风抗毒素 10 天后出现疲乏、头痛、肌肉和关节痛。实验室检查：尿中蛋白量增加，血清中免疫球蛋白水平正常，补体 C4 和 C3 含量较低。医务人员告知，注射破伤风抗毒素血清前要做皮试。

讨论 1. 注射破伤风抗毒素血清前，为什么要进行皮试？

2. 为什么说破伤风抗毒素既是抗体又是抗原？

第一节 概 述

一、抗原的概念与基本特性

（一）抗原的概念

抗原（antigen，Ag）是指能被 T、B 细胞表面特异性抗原受体（TCR 或 BCR）识别结合，刺激 T、B 细胞活化、增殖、分化，产生效应性淋巴细胞或抗体，并能与所产生的效应性淋巴细胞或抗体发生特异性结合的一类物质。

（二）抗原的基本特性

抗原具有两种特性。一是免疫原性（immunogenicity），即特异性地刺激 T 细胞或 B 细胞使之活化、增殖、分化，产生效应 T 细胞或抗体的性能。二是免疫反应性（immunoreactivity），即能与相应免疫应答产物——抗体或效应 T 细胞发生特异性结合的性能。

同时具有免疫原性和免疫反应性的物质称为完全抗原（complete antigen）。诱导机体产生免疫应答的抗原多为完全抗原，如细菌、病毒、动物血清等。

有些物质只有免疫反应性，无免疫原性，它们属于半抗原（hapten）或不完全抗原。只有少数物质，如一些小分子化学物质和药物属于半抗原。

半抗原只能被识别，不能诱导机体产生免疫应答。但如将半抗原分子与分子量较大的蛋白质分子结合，形成完全抗原，可刺激机体产生针对半抗原分子的体液免疫应答和针对蛋白质分子的细胞免疫应答。赋予半抗原免疫原性的物质称为载体（carrier）。载体赋予半抗原免疫原性的作用称为半抗原－载体效应。半抗原－载体效应解释了一些低分子量化合物（如青霉素、阿司匹林、苯胺染料等）与体内组织蛋白（相当于载体）结合后，成为完全抗原，诱导超敏反应，造成组织器官损伤的机制。

二、决定抗原免疫原性的条件

抗原被免疫系统识别后，影响抗原诱导机体产生免疫应答的主要是抗原的性质、宿主因素及抗原进入机体的方式。

（一）抗原的性质

1. 异物性　抗原作为"非己"物质的性质即抗原的异物性。抗原异物性的强弱主要取决于抗原分子结构的复杂程度及其与机体结构的差异性。细菌虽小，但结构较复杂，与人体细胞结构差异性显著，故具有强免疫原性。

2. 化学性质　天然抗原多为有机大分子，一般而言，蛋白质是良好抗原；糖蛋白、脂蛋白、多糖类、脂多糖都有免疫原性；脂类和哺乳动物的细胞核成分如 DNA 难以诱导免疫应答，但在某些状态下，如突变的肿瘤细胞，其 DNA 也具有免疫原性。

3. 分子量大小　一般情况下，抗原的分子量等于或大于 10kDa，且分子量越大，免疫原性越强。大于 100kDa 的抗原多为强抗原，小于 10kDa 的抗原通常免疫原性弱甚至无免疫原性。

4. 分子构象　抗原分子的构象在很大程度上也会影响其免疫原性，抗原分子构象发生改变，其免疫原性也会随之发生改变。

5. 易接近性　易接近性是指抗原表位能被 TCR 或 BCR 分子所识别结合的难易程度，越易被识别结合，免疫原性越强，反之越弱。

6. 物理状态　抗原分子的物理状态也会影响其免疫原性，一般来说，颗粒性抗原的免疫原性较可溶性抗原强。

（二）宿主因素

抗原诱导的免疫应答也会受机体因素的影响。

1. 遗传因素　个体不同，遗传基因各异，主要是 MHC 的不同，使不同个体对同一抗原所产生免疫应答的强度甚至类型存在差别。

2. 年龄、性别和健康状态　一般情况下，婴幼儿和老年人对抗原的应答相对弱，而青壮年对抗原的应答相对强；雌性动物比雄性动物诱导抗体产生的能力强，但怀孕动物的应答能力受到显著抑制；感染或使用免疫抑制剂等都能干扰和抑制免疫系统对抗原的应答。

（三）抗原进入机体的方式

抗原进入机体的数量、途径、次数等均可影响机体对抗原的应答。一般而言，适中剂量抗原易诱导机体产生免疫应答，过高或过低剂量抗原均不易诱导机体产生免疫应答，反而容易诱导免疫耐受；抗原免疫途径以皮内效果最佳，皮下次之，继之为肌内注射，静脉注射或腹腔注射效果较差，而口服抗原易诱导免疫耐受；免疫次数要适当，过于频繁或间隔时间过长均易诱导免疫耐受。

三、抗原的分类

（一）根据抗原诱导抗体产生是否需要 Th 细胞的参与分类

据此将其分为胸腺依赖性抗原和胸腺非依赖性抗原。

1. 胸腺依赖性抗原（thymus dependent antigen，TD – Ag） 实质是完全抗原，相当于半抗原载体复合物，具有 T 细胞表位和 B 细胞表位，可诱导机体产生体液免疫应答和细胞免疫应答，且 TD – Ag 诱导的体液免疫应答需在其细胞免疫应答的帮助下才可以发生。

TD – Ag 的主要特征如下。①如果一种物质被机体免疫系统识别为抗原，它们为完全抗原，多属于TD – Ag。②TD – Ag 刺激 B 细胞产生抗体需 Th 细胞（helper T cell）帮助。③TD – Ag 具有 T 细胞表位和 B 细胞表位。④TD – Ag 可诱导机体产生细胞免疫应答和体液免疫应答。⑤TD – Ag 可刺激机体产生记忆 T 细胞和记忆 B 细胞。⑥TD – Ag 刺激机体产生多样类别的抗体，主要为高亲和力的 IgG。⑦TD – Ag 诱导机体产生的免疫应答可以分为 3 个阶段，即识别阶段、活化增殖分化阶段和效应阶段。

2. 胸腺非依赖性抗原（thymus independent antigen，TI – Ag） 不是完全抗原，只有 B 细胞表位，但可通过特殊机制诱导机体产生体液免疫应答。

TI – Ag 的主要特征如下。①只有少数抗原属于 TI – Ag，如细菌多糖、多聚蛋白质和脂多糖等。②TI – Ag 刺激 B 细胞产生抗体不需 Th 细胞帮助。③TI – Ag 只有 B 细胞表位。④TI – Ag 只能诱导机体产生体液免疫应答。⑤TI – Ag 不能刺激机体产生免疫记忆。⑥TI – Ag 刺激机体产生的抗体类别较单一，主要为低亲和力 IgM。⑦TI – Ag 诱导机体产生的体液免疫应答中，无特异性 B 细胞的增殖过程。

TI – Ag 与 TD – Ag 的比较见表 3 – 1。

表 3 – 1 TI – Ag 与 TD – Ag 的比较

	TD – Ag	TI – Ag
表位组成	B 细胞表位	T 细胞表位和 B 细胞表位
T 细胞辅助	不需要	需要
MHC 限制性	无	有
应答类型	体液免疫	体液免疫和细胞免疫
抗体类型	IgM	多种，IgG 为主
免疫记忆	无	有

3. 超抗原（superantigen，SAg） 是指一类只需要极低浓度（1～10ng/ml）即可激活大量 T 或 B 细胞克隆，产生极强免疫应答的抗原。目前已发现许多 T 细胞超抗原和 B 细胞超抗原。金黄色葡萄球菌肠毒素（SE）、表皮剥脱毒素（EXT）、链球菌致热外毒素（SPE）等为 T 细胞超抗原，葡萄球菌 A 蛋白（SPA）、HIV 包膜糖蛋白 gp120 等为 B 细胞超抗原。

（二）根据抗原提呈细胞内抗原的来源分类

据此将其分为外源性抗原和内源性抗原。

1. 外源性抗原 是指来自 APC 外的抗原。如微生物及其产物等，以吞噬、吞饮或以受体介导的内吞方式进入 APC，在溶酶体中被加工成抗原肽，主要与 MHC – Ⅱ类分子结合，被提呈给 CD4$^+$T 细胞的 TCR 分子识别。

2. 内源性抗原 是指在 APC 内新合成的抗原。如病毒感染细胞中病毒基因编码的蛋白质、肿瘤细胞表达的肿瘤抗原等，在细胞质中被加工成抗原肽，主要与 MHC – Ⅰ类分子结合，被提呈给 CD8$^+$T 细胞的 TCR 分子识别。

（三）其他分类方式

根据抗原的化学性质，可将其分为蛋白质抗原、多糖抗原和核酸抗原等；根据抗原的物理状态，可将其分为颗粒性抗原和可溶性抗原；根据免疫应答结果，可将其分为免疫原和耐受原；根据抗原的产生方式，可将其分为天然抗原和人工抗原；根据抗原诱发的病理性免疫应答过程，可将其分为移植抗原、肿瘤抗原、变应原等。

四、抗原的特异性与交叉反应

（一）抗原特异性

抗原不同，其诱导机体产生的免疫应答不同。特定抗原诱导机体产生相应免疫应答及产物的特性称为抗原的特异性。因此，适应性免疫应答的特异性取决于抗原的特异性：有怎样的抗原，就对应着怎样的免疫应答及产物；没有抗原，则无免疫应答。

特异性是免疫应答最重要的特点，也是免疫学诊断与防治的理论依据。决定抗原特异性的分子基础是抗原分子中的抗原表位。

1. 抗原表位的概念与特征　抗原分子中，具有一定化学组成和空间构型、代表抗原特异性的化学结构称为抗原表位（epitope），也称抗原决定簇或抗原决定基。

抗原表位实质上是抗原分子中能被 TCR/BCR 分子识别或抗体特异性结合的基本结构单位（图 3 - 1）。抗原分子的表位大小不同，可由 5~15 个氨基酸残基组成，也可由 5~7 个多糖残基或核苷酸组成。一种抗原表位对应着一种特异性免疫应答：被 TCR 分子识别结合的抗原表位，对应着细胞免疫应答；被 BCR 分子识别结合的抗原表位，对应着体液免疫应答。

图 3 - 1　抗原表位示意图

天然抗原分子结构常较为复杂，往往具有多种抗原表位。天然抗原的特异性取决于其所具有抗原表位种类的综合，而不局限于其所具有的某种单一抗原表位。

天然抗原分子一般具有数量较多的抗原表位，其中能被 BCR 或抗体分子识别结合的抗原表位数目称为抗原结合价。一定程度上，抗原结合价的大小反映着其诱导机体产生体液免疫应答的强弱程度。

2. 抗原表位的类型　抗原表位不同，其对应的免疫应答也不同。

（1）构象表位和线性表位　根据结构的不同，可以将其分为构象表位和线性表位（图 3 - 2）。

构象表位是由不连续的短序列在空间上彼此接近而构成的特定空间构象，也称非线性表位，可由相同或不同化学成分的短序列构成，位于抗原分子表面。构象表位可被相应 BCR 分子识别结合，但不能被 TCR

图 3 - 2 构象表位和线性表位

1、2、5 为线性表位；3、4 为构象表位

分子识别结合。这是因为，在体液免疫应答识别阶段，B 细胞的 BCR 分子可直接识别抗原分子表面相应抗原表位；而在细胞免疫应答识别阶段，抗原分子经 APC 加工处理形成的抗原肽与 MHC 分子结合形成复合物，表达于 APC 表面，T 细胞膜上的 TCR 分子才能识别 APC 表面的与 MHC 分子结合的抗原肽。

线性表位由连续线性排列的氨基酸组成，可存在于抗原分子任意部位，既可在抗原分子表面，又可在抗原分子内部。线性表位可被 BCR 分子识别，也可被 TCR 分子识别。

（2）T 细胞表位和 B 细胞表位　被 TCR 分子特异性识别结合的抗原表位称为 T 细胞表位；被 BCR 分子特异性识别结合的抗原表位称为 B 细胞表位。T 细胞表位与 B 细胞表位特性的比较见表 3 - 2。

表 3 - 2 T 细胞表位与 B 细胞表位特性的比较

	T 细胞表位	B 细胞表位
表位受体	TCR	BCR
MHC 分子	必需	无需
表位性质	主要为线性短肽	天然多肽、多糖、脂多糖、有机化合物
表位类型	线性表位	构象表位或线性表位
表位位置	抗原分子任意部位	通常在抗原分子表面

💡 **素质提升**

药物交叉过敏

药物交叉过敏，是指患者已经对某一种药物产生了过敏反应，以后使用另一种药物，虽然其与首次诱发过敏的药物不同，但是在化学结构上与首次诱发过敏的药物相似，同样会诱发药物过敏反应。

比如某患者已发生青霉素过敏，那么，就不应再用阿莫西林胶囊等药物。头孢类药物在化学结构上与青霉素类药物有相似之处，因此，当使用头孢拉定胶囊或针剂、头孢曲松、先锋哌酮钠等头孢类抗生素时，都可能发生药物交叉过敏。

这提示，同学们在从事医疗工作时，一定要一丝不苟，工作中应严格按照操作进行，注重细节问题，避免医疗事故和差错的发生。

（二）共同抗原表位和交叉反应

天然抗原分子结构常常较为复杂，可具有多种抗原表位。因此，不同抗原分子间可存在结构相同或相似的抗原表位。存在于不同抗原分子间的结构相同或相似的抗原表位称为共同抗原表位（图3-3）。

由于共同抗原表位的存在，其刺激机体产生的效应T细胞或抗体分子，可与具有共同抗原表位的不同抗原发生结合和反应，这种反应即为交叉反应。

图3-3 共同抗原表位和交叉反应

第二节 医学上重要的抗原

医学中的抗原种类繁多，主要有以下几种类型。

一、病原生物及其代谢产物

病原生物如细菌、病毒、立克次体、螺旋体、支原体、真菌、寄生虫等，虽然结构相对简单，但化学组成复杂，与人体结构差异较大，对人体均有较强免疫原性。将细菌外毒素可刺激机体产生抗毒素。将细菌外毒素用0.3%~0.4%甲醛处理，可脱去其毒性，保存其免疫原性，即为类毒素，用于预防相应外毒素引起的疾病。

二、动物免疫血清

动物免疫血清是指来自类毒素免疫大型动物的免疫血清，如来自马的破伤风抗毒素，用于治疗和紧急预防相应外毒素引起的疾病。动物免疫血清具有双重特性，既是抗毒素，也是人体的异种抗原，在某些个体上反复应用可诱发超敏反应，严重者会发生过敏性休克甚至死亡。

三、异嗜性抗原

异嗜性抗原是指存在于不同物种的结构相同或相似的抗原，本质是共同抗原，因 Forssman 发现而命名为 Forssman 抗原。如人体心脏、肾脏、关节等器官中存在与 A 族链球菌细胞壁 M 蛋白具有相似结构的蛋白质，A 族链球菌感染诱发机体产生的免疫应答产物除了对 A 族链球菌有排除作用外，也可作用于人体中存在共同抗原的心脏、肾脏、关节等器官，与风湿性心脏病、链球菌感染后肾小球肾炎、风湿性关节炎的发生有关。

四、同种异型抗原

同种异型抗原是指存在于同一物种内不同个体间的抗原，也称同种异体抗原。医学上比较重要的同种异型抗原主要有红细胞血型抗原、人类主要组织相容性抗原等。目前已发现数十种红细胞血型抗原系统，重要的有 ABO 血型抗原、Rh 血型抗原等。人类主要组织相容性抗原为人类 MHC 编码分子，即人类白细胞抗原（HLA），是目前已知的人类最复杂的同种抗原，具有多基因型和多态性，可提呈抗原，还能广泛参与固有免疫应答。

五、自身抗原

自身抗原是指能诱导自身免疫应答的自身物质。正常情况下，机体免疫系统对绝大多数自身组织细胞成分不产生免疫应答，即形成了自身耐受。但在创伤、感染、药物等因素的作用下，一些自身组织细胞成分结构发生改变或被修饰而形成修饰的自身抗原，或处于免疫豁免部位的隐蔽的自身抗原如晶状体蛋白质、精子等的释放，可诱发自身免疫甚至自身免疫性疾病。

六、肿瘤抗原

肿瘤抗原是指细胞癌变过程中出现的新抗原或肿瘤细胞异常或过度表达的抗原，可分为肿瘤特异性抗原（tumor specific antigen，TSA）和肿瘤相关抗原（tumor associated antigen，TAA）。TSA 为某一肿瘤细胞所特有的抗原；TAA 并非肿瘤细胞所特有，在正常细胞中也可表达，但在肿瘤细胞中表达增加。目前发现的肿瘤抗原绝大多数为 TAA，只有极少数为 TSA。

目标检测

答案解析

一、单选题

1. 抗原的基本特性是（ ）

    A. 异物性和免疫反应性   B. 免疫原性和免疫反应性

    C. 免疫反应性和异物性   D. 免疫反应性和特异性

    E. 免疫原性和特异性

2. 抗原表位是（ ）

    A. 抗原决定基   B. 50 个氨基酸组成的肽

    C. 锚定氨基酸   D. 复杂大分子

    E. 佐剂

3. 决定抗原特异性的分子基础是（　　）

    A. 抗原分子的物理性状   B. 抗原分子的异物性

    C. 抗原分子所含的特殊化学基团   D. 抗原分子量的大小

    E. 抗原结构的复杂性

4. 关于 T 细胞表位的特性，叙述错误的是（　　）

    A. 位于抗原分子任意部位   B. 可直接被 TCR 识别

    C. 含 8~17 个氨基酸   D. 线性表位

    E. 小分子多肽

5. 半抗原属于（　　）

    A. 不完全抗原   B. 自身抗原   C. 超抗原

    D. 非胸腺依赖性抗原   E. 耐受原

6. 关于 B 细胞表位的特性，叙述错误的是（　　）

    A. 受体是 BCR   B. 构象表位   C. 线性表位

    D. 存在于抗原表面   E. 需要 MHC 分子

7. 同一种属供体和受体间引起器官移植排斥反应的物质属于（　　）

    A. 自身抗原   B. 同种异型抗原   C. 异种抗原

    D. 异嗜性抗原   E. 隐蔽抗原

8. 下列属于非胸腺依赖性抗原的是（　　）

    A. 绵羊红细胞   B. 卡介苗   C. 脂多糖

    D. 类毒素   E. 鸡卵清白蛋白

9. 结构复杂的大蛋白抗原是（　　）

    A. 半抗原   B. 完全抗原   C. 载体抗原

    D. 交叉抗原   E. 异种抗原

10. 能刺激 B 细胞增殖的超抗原为（　　）

    A. 热休克蛋白（HSP）   B. 金黄色葡萄球菌肠毒素 A

    C. A 族溶血性链球菌 M 蛋白   D. HIV 的 gp120

    E. 肿瘤抗原

二、思考题

1. 简述自身抗原的概念及其临床意义。

2. 简述 T 细胞抗原表位与 B 细胞抗原表位的异同。

（刘琳琳　曾凡胜）

书网融合……

本章小结　　　　　　　微课　　　　　　　题库

第四章　免疫球蛋白与抗体 ▣微课

PPT

◉ 学习目标

1. 通过本章学习，重点把握抗体、免疫球蛋白的概念、结构和生物学作用；各类免疫球蛋白的特性与功能。

2. 能根据免疫球蛋白的特点与功能，理解各类抗体在人体免疫中所起的作用。

抗体（antibody，Ab）是 B 淋巴细胞接受抗原刺激后，活化、增殖、分化成浆细胞，由浆细胞所合成和分泌的一类能与相应抗原发生特异性结合的球蛋白。抗体是免疫应答的重要产物，主要分布于血清或分泌液等体液中，是体液免疫的重要免疫分子。

免疫球蛋白（immunoglobulin，Ig）是具有抗体活性或化学结构与抗体相似的球蛋白的统称。免疫球蛋白包括抗体以及骨髓瘤、巨球蛋白血症等患者血清中未证实有抗体活性的异常免疫球蛋白。

免疫球蛋白是化学结构上的概念，而抗体是生物学功能上的概念。

免疫球蛋白分为分泌型和膜型。分泌型免疫球蛋白主要存在于体液中，具有抗体活性；膜型免疫球蛋白是 B 淋巴细胞胞膜上的抗原受体。

≫ 情境导入

情景描述　患者，男，9 岁。近 1 年反复发生中耳炎、扁桃体炎、肺炎等疾病，近日左膝关节肿痛加重，活动明显不便入院。患儿免疫功能相关实验室检查结果如下：①血丙种球蛋白值极低[IgG 137mg/dl，IgA 8mg/dl（76~390mg/dl），IgM 21mg/dl，IgE 18IU/ml]；②总补体溶血活性（CH50）正常；③外周血 B 细胞数目极少而 T 细胞数目正常；④吞噬细胞功能正常。显示患儿有先天性免疫缺陷病的可能，疑似"X 连锁无丙种球蛋白血症。"以每 4 周定期给予静脉注射免疫球蛋白（400mg/kg）予以治疗，使其血中 IgG 值维持在 500mg/kg 以上。

讨论　1. 结合免疫球蛋白的功能，说明：该患者为何常患各种感染性疾病？

2. 查阅相关资料，总结 X-性联无丙种免疫球蛋白血症的免疫学特性。

第一节　免疫球蛋白的分子结构与类型

一、免疫球蛋白的基本结构

免疫球蛋白单体的基本结构是由二硫键连接的四条肽链组成的对称结构（图 4-1）。

a. Ig结构示意图   b. Ig超变区示意图

图 4 - 1   免疫球蛋白基本结构示意图

（一）轻链和重链

构成免疫球蛋白单体的四条肽链，其中两条短的肽链称为轻链（light chain，L 链），每条轻链约由 214 个氨基酸残基组成，L 链共有 κ、λ 两型。同一个免疫球蛋白单体分子上的 L 链型别完全相同。两条长的肽链称为重链（heavy chain，H 链），由 450～570 个氨基酸残基组成。不同的重链由于氨基酸残基的排列顺序、二硫键的数目和位置、含糖的种类及数量不同，其抗原性也不同。根据 H 链抗原性的差异可将其分为 5 类：γ 链、μ 链、α 链、δ 链和 ε 链，每个免疫球蛋白分子的两条重链亦完全相同。由上述不同类型 H 链与 L 链（κ、λ）组成的完整免疫球蛋白分子分别被称为 IgG、IgM、IgA、IgD 和 IgE（图 4 -2）。IgA 包括血清型和分泌型两型。

图 4 - 2   免疫球蛋白的类型

（二）可变区和恒定区

免疫球蛋白单体中四条肽链两端游离的氨基或羧基的方向是一致的，分别称为氨基端（N 端）和羧基端（C 端）。在免疫球蛋白分子的近氨基端（N 端），轻链的 1/2 与重链的 1/4 或 1/5 区段内，氨基酸排列顺序随体特异性不同而变化，故称可变区（variable region，V 区）。此可变区赋予抗体以结合抗原的特异性。在免疫球蛋白分子的近羧基端（C 端），即轻链的其余 1/2 和重链的 3/4 或 4/5 区段内，氨基酸数量、种类、排列顺序及含糖量都比较稳定，故称恒定区（constant region，C 区）。恒定区不仅可作为免疫球蛋白分子的骨架，还具有许多其他重要的生物学活性。在可变区某些特定位置上，其氨基酸残基的组成和排列顺序比可变区内其他位置上的氨基酸残基更易变化，故称这些部位为超变区（hypervariable region，HV 区），轻链、重链上的超变区位置大致相当。可变区中其他变化较少的部分称为骨架氨基酸残基。免疫球蛋白与特异抗原决定簇结合的位置就在超变区，所以超变区又称为互补决定区（complementary determinant region，CDR）。

（三）铰链区

铰链区位于 C_H1 和 C_H2 功能区之间，富含脯氨酸，易伸展弯曲，通过改变构型来识别并结合远近不同的抗原表位，并暴露补体结合位点。铰链区易被不同的酶类水解，产生不同的水解片段，用以验证免疫球蛋白的结构、功能区域和制备生物制品。

（四）免疫球蛋白的其他成分

1. J 链（joining chain） 是由浆细胞合成分泌的多肽。通过 J 链可将免疫球蛋白单体连接成多聚体，分泌型 IgA 是由 J 链连接两个 IgA 单体，加上一个分泌片组成的双聚体。IgM 是二硫键相互连接 5 个 IgM 单体，并通过二硫键与 J 链连接形成五聚体。IgG、IgD、IgE 及血清型 IgA 常为单体，无 J 链。

2. 分泌片（secretory piece，SP） 是由黏膜上皮细胞合成的多肽。当 IgA 与 J 链在浆细胞内合成并连接后，IgA 双体在通过黏膜上皮细胞的过程中再与分泌片结合形成具有分泌能力的双聚体 IgA，即分泌型 IgA（secretory IgA，sIgA）。分泌片的功能是保护 IgA 使之不易受环境中酶的破坏，并介导 IgA 的转运，但分泌片与 IgA 的合成无密切关系（图 4 - 3）。

图 4 - 3　免疫球蛋白的 J 链和分泌片

二、免疫球蛋白的肽链功能区

免疫球蛋白单体分子的重链与轻链可通过链内二硫键相互连接、折叠成几个球形功能区，每个功能区约由 110 个氨基酸残基组成。L 链分为两个功能区，即 L 链可变区（V_L）和 L 链恒定区（C_L）。IgG、

IgA 和 IgD 的 H 链各有一个可变区（V_H）和三个恒定区（C_H1、C_H2、C_H3），共有四个功能区；IgM 和 IgE 的 H 链各有一个可变区（V_H）和四个恒定区（C_H1、C_H2、C_H3、C_H4），共有五个功能区。

各功能区的作用均不相同，以 IgG 为例说明各功能区的主要功能如下。V_L、V_H 为抗原特异性结合部位；C_L、C_H1 为遗传标记所在部位，决定同种异型免疫球蛋白的抗原特异性；C_H2 有补体结合位点；C_H3 能与某些细胞表面的 IgG Fc 受体结合。此外，IgE 的 C_H4 可与肥大细胞或嗜碱性粒细胞结合，引起超敏反应。

三、免疫球蛋白的水解片段

用酶水解免疫球蛋白分子，是研究其结构与功能的重要方法之一，也可借此分离和纯化特定的免疫球蛋白多肽片段。最常用的两种酶是木瓜蛋白酶和胃蛋白酶（图 4 - 4）。

图 4 - 4 免疫球蛋白的水解片段

木瓜蛋白酶水解免疫球蛋白，可将 IgG 重链于铰链区近氨基端处切断，得到三个片段，包括两个相同的抗原结合片段（fragment of antigen binding，Fab）和一个可结晶片段（fragment crystallizsble，Fc）。每一个 Fab 段含有一条完整的轻链和重链 N 端的 1/2 部分，在 V_L 及 V_H 功能区的超变区能与一个抗原决定簇发生特异性结合，即一个抗原结合价。Fc 段在低温下容易结晶，由两条重链近羧基端的一半组成，具有活化补体及与细胞表面 Fc 受体相结合等其他生物学活性。

胃蛋白酶水解免疫球蛋白，可将 IgG 重链于铰链区近羧基端切断，得到一个具有双价抗体活性的片段，即 $F(ab')_2$ 段和若干小分子多肽碎片（pFc'），后者无任何生物学功能。

第二节 抗体的生物学作用

一、与抗原特异性结合

抗体与非抗体性质的免疫球蛋白最主要的区别是它能与相应的抗原发生特异性结合，在体外产生抗原 - 抗体反应，在体内导致各种生理或病理效应，这是作为抗体的免疫球蛋白最显著的生物学特点。抗体分子可有单体、双体和五聚体。一个抗原结合位点只能与一个抗原决定簇结合，即一个抗原结合价。完整的 IgG、IgD、IgE 及血清型 IgA 分子为单体，有两个抗原结合点，为 2 价；二聚体的分泌型 IgA 为 4 价；五聚体的 IgM 理论上是 10 价，但由于空间位阻作用，一般仅表现为 5 价。

血清中的抗体与抗原特异性结合，可发挥中和毒素、病毒和阻断病原体入侵等作用。

💡 **素质提升**

血清疗法的发现

第一届诺贝尔生理学或医学类获奖者——德国科学家埃米尔·范·贝林在研究白喉毒素抗血清治疗白喉病的过程中，一直没有进展。他的合作伙伴日本科学家百里·柴三郎酷爱中国的中医，他讲述了中医里面红汞"以毒攻毒"治疗疾病的例子。贝林从中得到启发，他想：有致病作用的白喉棒状杆菌能否也像红汞一样"以毒攻毒"，用于治疗白喉病呢？后来通过大量的实验研究，他制备了白喉抗血清，拯救了无数白喉患儿的生命，并因此获得第一届诺贝尔生理学或医学奖。贝林和百里从中国古代中医获得启发，例证了我国中医是一个巨大宝库，值得我们继承和发扬。

二、激活补体

抗体与相应抗原结合后，分子构型发生变化，暴露出 C_H2 功能区上的补体结合位点，通过经典途径激活补体系统，发挥补体的多种生物学效应以清除抗原。IgM 活化补体的能力比 IgG 大，一般只要 1 个和相应抗原结合的 IgM 分子就能激活补体，而 IgG 至少需要 2 个才行。

三、结合具有 Fc 受体的细胞

免疫球蛋白的 Fc 段能与多种表面具有 Fc 受体的细胞结合。不同类别的免疫球蛋白可与不同的细胞结合，产生不同的作用。

1. 调理作用　IgG 的 Fab 段与细菌等颗粒性抗原结合，IgG 的 Fc 段与吞噬细胞表面的 IgG Fc 受体结合，通过 IgG 的"桥联"作用，促进吞噬细胞对细菌等颗粒性抗原的吞噬作用。

2. ADCC 作用　IgG 的 Fab 段与病毒感染的细胞或肿瘤细胞等靶细胞表面的抗原结合，IgG 的 Fc 段与 NK 细胞、巨噬细胞等杀伤细胞表面的 IgG Fc 受体结合，介导杀伤细胞释放穿孔素、颗粒酶等而发挥细胞毒作用，直接杀伤靶细胞。

3. 介导 I 型超敏反应　IgE 的 Fc 段与肥大细胞、嗜碱性粒细胞表面的 IgE Fc 受体结合，使上述细胞处于致敏状态，当致敏细胞再与相应抗原结合时，即可引起 I 型超敏反应。

四、穿过胎盘和黏膜

IgG 是人类唯一能从母体穿过胎盘转移到胎儿体内的免疫球蛋白。IgG 的 Fc 段和胎盘滋养层细胞膜表面的 IgG Fc 受体能产生可逆性的结合，进而被分泌进入胎儿体液，形成自然被动免疫，在新生儿抗感染免疫中发挥重要的作用。

IgA 可穿过消化道、呼吸道和乳腺等上皮细胞，形成分泌型 IgA，在黏膜表面发挥局部免疫作用。

第三节　五类免疫球蛋白的特性与功能

一、IgG

IgG 在血清中的占比最大，占 75%～80%，是体内最主要的抗体，它们分属于四个亚类：IgG1、

IgG2、IgG3、IgG4，是再次免疫应答产生的主要免疫球蛋白。IgG 主要由脾和淋巴结中的浆细胞合成，个体出生后 3 个月开始合成 IgG，5 岁左右接近成人水平。IgG 是人类唯一能穿过胎盘的抗体。胎盘内 IgG 含量远比血清浓度高，对新生儿抵抗感染起重要作用。半衰期约 23 天，是所有免疫球蛋白中半衰期最长的，所以临床使用免疫球蛋白治疗时，以相隔 2 ~ 3 周注射一次为宜。

IgG 在机体免疫防御中占有重要地位，大多数抗菌、抗病毒、抗毒素抗体都属于 IgG 类抗体。但不少自身抗体，如抗核抗体、抗线粒体抗体等，以及引起 Ⅱ 型、Ⅲ 型超敏反应的免疫复合物中的抗体也大都是 IgG 类。

二、IgM

五聚体的 IgM 既是分子量最大的 Ig（约 900kDa，又称巨球蛋白），也是个体发育过程中合成最早的 Ig，还是机体发生免疫应答过程中产生最早的 Ig。

IgM 主要存在于血清中，占比 5% ~ 10%，其凝集作用、促吞噬作用均比 IgG 强，但中和病毒或毒素的能力比 IgG 弱；IgM 在胚胎发育晚期已能合成，临床上常把脐血中 IgM 水平升高作为诊断宫内感染的依据；IgM 是机体接受抗原刺激后最早合成的免疫球蛋白，故在早期抗感染中起重要作用，临床上检查特异性 IgM 抗体水平可用于传染病的早期诊断。天然的血型抗体为 IgM，血型不符的输血将引起严重溶血。

三、IgA

IgA 分为血清型和分泌型两种。血清型占比为 10% ~ 15%，但其免疫作用不显著。sIgA 由呼吸道、消化道、泌尿生殖道等黏膜固有层中的浆细胞合成，释放到分泌液中或分布于黏膜表面。sIgA 主要存在于唾液、泪液、初乳、胃肠液、尿液、汗液和鼻、支气管的分泌液中，其不易被蛋白酶所破坏，故可通过阻抑微生物和抗原物质黏附、调理吞噬、溶菌、中和毒素和病毒等作用，在黏膜局部发挥重要的抗感染作用。

新生儿出生 4 ~ 6 个月后开始合成 IgA，至 12 岁左右达成人水平。新生儿可从母乳中获得 sIgA，以防呼吸道和胃肠道感染。

四、IgD

正常血清中 IgD 浓度极低，占比仅为 0.3%。其功能尚不清楚。膜结合型 IgD（SmIgD）是 B 细胞分化发育成熟的标志。成熟的 B 细胞可同时表达 SmIgD 和 SmIgM。B 细胞在分化过程中，细胞膜上先出现 SmIgM，然后出现 SmIgD，它们与抗原结合的特异性相同，都是 B 细胞的抗原受体，并在 B 细胞向浆细胞分化中起调节作用。

五、IgE

IgE 是血清中含量最少的免疫球蛋白，仅占血清免疫球蛋白总量的 0.02%。IgE 主要由鼻咽部、扁桃体、支气管、胃肠道等黏膜固有层的浆细胞产生，这些部位是一些抗原进入机体的主要门户，也是超敏反应易发生的部位。IgE 为亲细胞抗体，其 Fc 段极易与组织中的肥大细胞及血液中嗜碱性粒细胞细胞膜上的 Fc 受体结合。当变应原再次进入机体，与已固定在上述细胞上的 IgE 结合时，可引起 Ⅰ 型超敏反应。

此外，肠道寄生虫病患者的血液及肠黏液中的 IgE 也升高，可能与宿主抗寄生虫感染有关。

第四节　抗体的人工制备

一、多克隆抗体

多克隆抗体（polyclonal antibody，PcAb）是由多克隆 B 细胞群产生的、针对多种抗原决定簇的混合抗体。天然抗原是由多种抗原分子组成的，每种抗原分子又含有许多抗原决定簇，每一种抗原决定簇可激活相应的 B 细胞克隆，进而分化、成熟并合成相应的抗体，因此，自然免疫机体产生的通常是多克隆抗体。

获得多克隆抗体的途径主要有动物免疫血清、恢复期患者血清或免疫接种人群。含多克隆抗体的生物制品可让受者通过被动免疫的方式获得暂时的免疫力，因此可以用于疾病的紧急防治。然而，抗原免疫动物来源的多克隆抗体制品在使用中常易引起血清病；人来源的多克隆抗体制品虽然理想，但来源有限，且有传播肝炎和艾滋病的风险。

二、单克隆抗体

单克隆抗体（monoclonal antibody，McAb）是指由一个 B 细胞活化、增殖、分化产生的子代细胞克隆分泌的，针对一个抗原决定簇的抗体，即由单一 B 细胞克隆合成的均一抗体。一种单克隆抗体的 Ig 氨基酸排列顺序完全相同，其抗原特异性、和相应抗原结合的亲和性也完全相同。

1975 年，Kohler 和 Milstein 采用细胞融合技术将小鼠脾细胞与小鼠骨髓瘤细胞融合，形成杂交瘤细胞。这种杂交瘤细胞既保存了骨髓瘤细胞无限繁殖的特性，又具有免疫 B 细胞合成和分泌特异性抗体的能力。然后，运用有限稀释法等技术可从杂交瘤细胞中挑选出能稳定分泌抗体的单个细胞，进一步促进其增殖而成为一个细胞克隆，分泌出均一性的单克隆抗体。杂交瘤技术的建立不仅使人们生产大量均一单克隆抗体的愿望成为现实，而且为抗体生成理论和抗体遗传控制的研究提供了有效手段。

由于单克隆抗体具有纯度高、特异性强、效价高、可以大量生产等许多优点，已被广泛应用于生物医学各领域。单克隆抗体被广泛用作诊断检测试剂，提高了常规免疫学检测技术在疾病诊断和分析研究中的敏感性、特异性、准确性和检测速度；单克隆抗体可与同位素、毒素、细胞毒类药物通过化学偶联制备成靶向药物（生物导弹），用于肿瘤、自身免疫性疾病的治疗和防治移植排斥反应等；单克隆抗体可用作生物活性药物的纯化试剂。但是，由于人－人杂交瘤的技术限制，目前绝大多数单克隆抗体是鼠源性的。由于是异种抗原，重复体内使用鼠源性抗体将促使机体产生抗鼠 Ig 的抗体，不仅会降低临床疗效，亦可能引起严重的超敏反应，因而限制了其临床应用。

三、基因工程抗体

用基因重组技术制备的抗体称为基因工程抗体（gene engineering antibody，GeAb），也称第三代人工抗体，因临床应用无不良反应或不良反应微弱，成为新一代具有广阔应用前景的抗体。其原理是由 B 细胞获得编码抗体的基因，或以聚合酶链式反应（polymerase chain reaction，PCR）体外扩增抗体基因片段，经体外 DNA 重组后，转化受体细胞，使其表达特定抗体。目前已成功表达的基因工程抗体有嵌合抗体、重构建抗体、单链抗体等，其中，嵌合抗体研究较多。另外，重组噬菌体抗体（recombinant phage antibody）是近年以重组噬菌体展示系统制备的基因工程抗体。将抗体 V_H、V_L 基因经体外 PCR 扩增后与噬菌体外壳编码基因连接，重组后可在噬菌体表面表达抗体融合蛋白，利用固相抗原吸附技术很容易筛选出表达特异抗体的噬菌体，用以大量表达和制备抗体。

目标检测

答案解析

一、单选题

1. 抗体分子的基本结构是（　　）

A. 一条重链和一条轻链

B. 一条重链和两条轻链

C. 两条重链和两条轻链

D. 两条重链和一条轻链

E. 一条 Fab 链和一条 Fc 链

2. 脐血中含量增高，提示胎儿有宫内感染的免疫球蛋白是（　　）

A. IgA   B. IgM   C. IgG

D. IgD   E. IgE

3. 半衰期最长的免疫球蛋白是（　　）

A. IgG   B. IgM   C. IgE

D. IgD   E. IgA

4. 激活补体能力最强的免疫球蛋白是（　　）

A. IgG   B. IgM   C. IgE

D. IgD   E. IgA

5. 在局部黏膜抗感染免疫中发挥重要作用的免疫球蛋白是（　　）

A. IgG   B. IgM   C. IgE

D. IgD   E. sIgA

6. 具有亲细胞作用且与抗寄生虫免疫有关的免疫球蛋白是（　　）

A. IgG   B. IgM   C. IgE

D. IgD   E. sIgA

7. 个体发育过程中最早合成和分泌的免疫球蛋白是（　　）

A. IgG   B. IgM   C. IgE

D. IgD   E. IgA

8. 新生儿通过自然被动免疫可从母体获得的免疫球蛋白为（　　）

A. IgM 和 IgE   B. IgG 和 IgD   C. IgG 和 IgE

D. IgM 和 IgG   E. IgG 和 sIgA

9. 分子量最大的免疫球蛋白是（　　）

A. IgG   B. IgM   C. IgE

D. IgD   E. IgA

10. 单克隆抗体的特点是（　　）

A. 特异性不高   B. 易发生交叉反应   C. 不易大量制备

D. 来源广泛   E. 只识别某一特定抗原表位

二、思考题

1. 简述免疫球蛋白的主要生物学功能。
2. 简述单克隆抗体技术的基本原理。

（刘琳琳　曾凡胜）

书网融合……

本章小结	微课	题库

第五章 补体系统

PPT

≫ 情境导入

情景描述 患儿，6 岁。不定期发作性皮下组织水肿。肿胀比较迅速，非凹陷性，无荨麻疹、瘙痒、皮肤发红、无疼痛感。实验室检查后，诊断为一种常染色体显性遗传病——遗传性血管神经性水肿。

讨论 1. 该病与哪种成分有关？

2. 如何进行治疗？

第一节 概 述

在血液或体液内，除 Ig 分子外，还发现另一组参与免疫效应的大分子，称补体分子。补体（complement，C）是存在于正常人及动物血清中的一组经活化后具有酶活性的蛋白质。目前已知补体系统是由 30 余种可溶性蛋白、膜结合蛋白和补体受体组成的多分子系统，故称补体系统。补体系统广泛参与机体微生物防御反应以及免疫调节，也可参与免疫病理性反应，是体内具有重要生物学作用的效应系统。

素质提升

补体的发现

19 世纪末，诺贝尔奖得主 BORDET 发现，如果把血清加热到 55℃，尽管血清中的抗体不致受到破坏，但却丧失了摧毁细菌的能力。由此可以推断，血清中一定含有某种或某组非常脆弱的成分作为抗体的补体，使之能与细菌发生作用。BORDET 把这种成分称为防御素（alexin），而后将它命名为补体，也就是我们现在所用的名称。1901 年，他又指出，当抗体与抗原发生作用时，其补体便被耗尽。这一过程称为补体结合，它在免疫学上被证明是具有重要意义的。通过了解补体的发现过程，可以培养善于抓住机遇、勤奋学习的精神。

一、补体系统的组成

根据补体系统各成分的功能的不同，可将其分为三类。①补体的固有成分：指存在于体液中、参与补体激活级联反应的补体分子，包括经典激活途径的 C1、C4、C2；旁路激活途径的 B 因子、D 因子；参与凝集素途径的甘露糖凝集素、MBL 相关的丝氨酸蛋白酶；以及上述三条途径共同末端通路的 C3、

C5、C6、C7、C8 和 C9。②补体调节蛋白：包括备解素（P 因子）、C1 抑制物、I 因子、C4 结合蛋白、H 因子、S 蛋白、促衰变因子（DAF）等。③介导补体活性片段或调节蛋白生物学效应的补体受体（CR）：包括 CR1 ~ CR5、C3aR、C2aR、C4aR 等。

二、补体系统的命名

补体系统的命名方法如下。①参与补体经典激活途径的固有成分，按其被发现的先后顺序，分别命名为 C1（C1q、C1r、C1s），C2……C9。②补体其他成分以英文大写字母表示，如 B 因子、D 因子、P 因子、H 因子。③补体调节蛋白多以其功能命名，如 C1 抑制物、C4 结合蛋白、促衰变因子等。④补体活化后的裂解片段，以该成分的符号后面附加小写英文字母表示，如 C3a、C3b 等，通常 a 为小片段，b 为大片段。⑤具有酶活性的成分或复合物，在其符号上画一横线表示，如 $\overline{C1}$、$\overline{C3bBb}$。⑥灭活的补体成分，在其符号前加 i 表示，如 iC3b。

三、补体的理化性质

补体系统各成分的化学组成均为糖蛋白，多数为 β 球蛋白，少数为 α 和 γ 球蛋白。补体在血清中的含量相对稳定，占总蛋白的 5% ~ 6%，其中 C3 含量最高。补体性质极不稳定，56℃加热 30 分钟即被灭活，在室温下会很快失活，在 -20℃以下冷冻干燥后能较长时间保存。许多理化因素，如机械震荡、紫外线照射、强酸、强碱、乙醇及蛋白酶等均易使补体失活。

第二节　补体系统的激活与调节

在生理情况下，多数补体成分通常以无活性的酶原形式存在于体液中，当受到某些激活物作用后或在特定的固相表面，补体各成分才能被依次激活。只有被激活的补体成分才具有裂解下一组分的活性，形成"多米诺骨牌效应"样扩大的连锁反应，即级联酶促反应，最终导致靶细胞溶解。补体被激活的过程中，还会裂解形成多种能表现各种生物学作用的活性片段。补体激活依据其激活物质、补体成分和起始顺序的不同，分为经典途径（又称传统途径）、甘露糖结合凝集素途径（mannan binding lectin pathway，MBL 途径）、旁路途径（又称替代途径）。但 3 条途径激活具有共同的末端通路和效应（图 5 - 1）。

图 5 - 1　补体三种激活途径示意图

一、补体系统的激活

在生理情况下，血清中大多数补体成分以非活性（酶原）形式存在，只有在某些激活物的作用下，补体各成分才会按一定顺序，以连锁的酶促反应方式依次活化，并表现出多种生物学活性，故整个补体系统被激活的过程亦称为补体级联酶促反应。补体系统的激活主要有三条途径，从 C1q 开始激活的途径称为经典途径或传统途径，从 C3 开始激活的途径称为旁路途径或替代途径，以及 MBL 途径。

（一）经典激活途径 @微课

以抗原－抗体复合物为主要激活物质，抗体以 IgG 或 IgM 为主。从 C1 活化开始，引发级联酶促反应，最终发生细胞溶解作用等一系列效应的补体激活途径称为经典激活过程。整个过程分为识别、活化和膜攻击三个阶段。

1. 识别阶段　抗原和抗体结合后，抗体发生构象改变，使 Fc 段补体结合部位暴露，补体 C1 与之结合并被激活，这一过程称为补体激活的识别（启动）阶段。

C1 是由 C1q、C1r 和 C1s 分子组成的多聚体复合物。C1q 为六聚体，呈球形，每一亚单位的头部为与免疫复合物（IC，也称抗原－抗体复合物）中抗体的 Fc 段结合的部位。C1r 和 C1s 与 C1q 相连（图 5－2）。

当两个以上 C1q 头部被 IC 中的 IgG/IgM Fc 段结合、固定后，C1q 6 个亚单位的构象改变，导致 C1r 被裂解，形成 C1r 小片段即激活的 C1r 可裂解 C1s 成为 2 个片段，其中小片段的 C1s 具有蛋白酶活性，可酶解相应底物 C4 和 C2，进入活化阶段。

2. 活化阶段　即 C3 转化酶（$\overline{C4b2a}$）和 C5 转化酶（$\overline{C4b2a3b}$）形成阶段。C4 和 C2 都是 C1s 的天然底物。C1s 将 C4 裂解成 C4b 和 C4a 两个片段，C4b 与抗体结合的靶细胞膜结合。Mg^{2+} 存在时，C2 可与附着 C4b 的细胞表面结合，继而被 C1s 裂解为 C2b 和 C2a。C4b 与 C2a 在细胞膜表面结合形成 $\overline{C4b2a}$，即 C3 转化酶，该酶再

图 5－2　C1 分子结构示意图

将 C3 裂解为 C3a 和 C3b。与膜结合的 $\overline{C4b2a}$ 在衰变和失活前可活化多个 C3 分子。C3b 结合至 $\overline{C4b2a}$ 附着的邻近细胞膜上，形成 $\overline{C4b2a3b}$ 三分子复合物，即 C5 转化酶，C5 是此酶的天然底物。补体裂解过程中生成的小分子 C4a、C2b、C3a 释放到液相中，发挥各自的生物活性（图 5－3）。

图 5－3　经典激活途径

3. 膜攻击阶段 即形成膜攻击复合体（MAC），导致靶细胞溶解的阶段。在 C5 转化酶（C4b2a3b）的作用下，C5 被裂解成 C5a 和 C5b 两个片段。C5a 游离于液相。C5b 与 C6、C7 结合形成 C5b67 三分子复合物，插入靶细胞膜中。膜上的 C5b67 复合物吸附 C8 形成 C5b678 复合物，C5b678 复合物进一步催化单链 C9 分子聚合，共同组成 C5b6789 大分子膜攻击复合体（MAC）。MAC 贯穿整个靶细胞膜形成跨膜孔道，破坏局部磷脂双层而形成渗漏斑，或形成穿膜的亲水性孔道，电解质从细胞内逸出，水分大量内流，细胞膨胀而溶解（图 5-4）。

图 5-4 膜攻击阶段

（二）MBL 激活途径

MBL 激活途径是指血清中的甘露糖结合凝集素（MBL）直接识别多种病原微生物表面的 N 氨基半乳糖或甘露糖，从而活化补体的激活途径。该途径发生在病原微生物感染的早期，激活物即为含 N 氨基半乳糖或甘露糖基的病原微生物。

正常血清中 MBL 含量极低，在感染急性期，其水平会明显提高。具体激活过程为：MBL 首先与病原微生物的甘露糖残基结合，再与丝氨酸蛋白酶结合，形成 MBL 相关的丝氨酸蛋白酶（MASP-1、MASP-2）。MASP 具有与活化 C1q 同样的生物学活性，可水解 C4 和 C2，继而形成 C3 转化酶，其后的反应与经典途径相同（图 5-5）。

图 5-5 MBL 途径

（三）旁路激活途径

旁路激活途径又称为替代途径，该途径不需要 C1、C4、C2 参加，直接活化 C3，然后完成C5~C9 的连锁反应。参与的补体系统成分还有 B 因子、D 因子和 P 因子。该途径的活化不需要免疫复合物参与，其活化物质主要为脂多糖、酵母多糖、肽聚糖及凝聚的 IgA、IgG4 等（图 5-6）。旁路激活途径分为以下几个步骤。

1. C3 转化酶（C3bBb）的形成 在生理条件下，血清中的 C3 缓慢地自发水解产生少量的 C3b，

B 因子与 C3b 结合形成 C3bB 复合体。血清中的 D 因子将结合状态的 B 因子裂解成 Ba 和 Bb。大片段 Bb 附着于 C3b 形成 C3bBb复合体，即旁路途径 C3 转化酶。C3bBb易被迅速降解，但血清中的 P 因子（备解素）与 C3bBb结合成为 C3bBbP，而使其趋于稳定。C3bBbP可裂解 C3 生成 C3a 和 C3b。

2. C5 转化酶（C3bnBb）的形成 旁路途径的激活物（如细菌脂多糖等）存在时，为 C3b 和 C3bBb提供可结合的表面，并保护它们不被 I 因子（C3b 灭活因子）和 H 因子（C3b 灭活促进因子）迅速灭活，结合于细胞表面的 C3bBb或 C3bBbP，可使 C3 大量裂解，并与其裂解产物 C3b 结合形成多分子复合物 C3bnBb或 C3bnBbP，即替代途径 C5 转化酶。它像经典途径的 C4b2a3b一样，可将 C5 裂解成 C5a 和 C5b。后续的 C6～C9 激活过程及效应与经典途径相同。

3. C3b 正反馈环 旁路途径的激活过程也是补体系统的一个重要放大机制。在有激活物质存在的情况下，C3bBb能不断地裂解 C3，产生更多的 C3b 分子，C3b 又可在 B 因子、D 因子的参与下形成更多的 C3bBb，继而进一步使 C3 裂解产生 C3b。这样，C3b 既是 C3 转化酶的组成成分，又是 C3 转化酶的作用产物，由此形成了旁路途径的正反馈放大环路。此外，经典途径激活产生的 C3b 也能启动旁路途径，旁路途径 C3 转化酶对经典途径也起放大作用。

图 5－6 旁路激活途径

补体系统是机体的一种固有免疫防御机制。三条途径先后激活的顺序是旁路途径、MBL 途径和经典途径。三条途径的起点各异，但存在相互交叉，并具有共同的终末反应。旁路激活途径和 MBL 激活途径不需要抗原－抗体复合物参与，微生物细胞壁的脂多糖或甘露糖残基等即可直接激活补体。在初次微生物感染或感染早期，没有特异性抗体或量很少的情况下，旁路途径和 MBL 途径对机体的防御均具有重要意义。当经典途径和 MBL 途径活化后，通过放大机制也可激活旁路途径。所以，在体内生理条件下，三条途径密切相关，都以 C3 活化为中心。

二、补体激活的调节

补体系统激活是一种高度有序的级联反应，并产生多种生物学效应，对机体既有保护作用，又有损伤作用。正常情况下，体内有一系列调节机制可控制补体的激活，使之反应适度，以防止补体成分过度消耗和对自身组织造成损伤。这种调控可通过补体成分的自身衰变以及体内存在的多种调节因子来实现。

（一）自身衰变的调节

某些激活的补体成分极不稳定，易于衰变失活，这是补体激活过程中的一种重要调控机制。例如，液相中的 C3b、C4b 及 C5b，很快失去活性；与细胞膜结合的 C3b、C4b 及 C5b 也易衰变。不同激活途径中的 C3 转化酶和 C5 转化酶均易衰变失活，从而限制了后续补体成分的连锁反应。

（二）调节因子的作用

C1 抑制物可使 C1r、C1s 失去酶活性而不能裂解 C4 和 C2，即不能形成经典途径的 C3 转化酶。I 因子和 H 因子协同作用，破坏游离的或细胞膜上的 C3b；I 因子亦能裂解 C4b，由此抑制补体各激活途径。C4 结合蛋白抑制 C4b 和 C2 的结合，辅助 I 因子裂解 C4b，当这些因子缺陷时可出现相应临床病症。如遗传性 C1 抑制分子缺乏时，可发生遗传性血管神经性水肿。

第三节　补体系统的生物学作用

补体系统的功能分为两大方面。①补体激活后，在细胞膜上形成 MAC，导致靶细胞裂解。②补体在激活过程中产生水解片段，在免疫和炎症反应中发挥各种生物学效应。

一、溶解细胞作用

补体系统被激活后，可在靶细胞表面形成膜攻击复合物，导致靶细胞溶解，这种补体介导的细胞溶解是机体抵抗病原生物感染的重要机制。被溶解的靶细胞有细菌等病原生物，也有被病毒感染的组织细胞，有利于机体清除病原生物，发挥免疫防御功能。如果被溶解的靶细胞是机体自身细胞，则导致组织损伤，引起自身免疫病。

二、调理作用

补体 C3b 等片段是重要的调理素。C3b 一端与抗原－抗体复合物或靶细胞结合，另一端与带有 C3b 受体的吞噬细胞（中性粒细胞、巨噬细胞等）结合，借 C3b 将靶细胞与吞噬细胞连接起来，从而促进吞噬，这种作用称为补体的调理作用。调理作用在机体抗感染免疫中具有重要意义（图 5 - 7）。

图 5 - 7　补体调理作用

三、炎症介质作用

1. 过敏毒素作用 C3a、C4a 和 C5a 又被称为过敏毒素，可使肥大细胞、嗜碱性粒细胞脱颗粒，释放组胺等生物活性介质，引起毛细血管扩张、通透性增加、平滑肌痉挛、局部水肿等炎症反应。

2. 趋化作用 C5a 又有趋化作用，能吸引中性粒细胞、单核－巨噬细胞向炎症部位聚集，发挥吞噬作用，增强炎症反应。

四、清除免疫复合物

抗原－抗体复合物激活补体后，可通过 C3b 或 C4b 黏附于具有 C3b 受体（CR1）的红细胞、血小板或某些淋巴细胞上，形成较大的复合物，易被吞噬细胞吞噬和清除，称补体的免疫黏附作用。免疫黏附在抗感染免疫和免疫病理过程中具有重要意义（图 5－8）。

图 5－8 补体的免疫黏附作用

目标检测

答案解析

一、单选题

1. 补体系统的经典途径开始于（　　）

    A. C3b   B. C1 的活化   C. C3 的活化

    D. 抗原与抗体的结合   E. MBL 与甘露糖残基结合

2. 补体经典途径的主要激活物是（　　）

    A. 细菌脂多糖   B. 免疫复合物   C. 酵母多糖

    D. 肽聚糖   E. 凝聚的 IgA

3. 补体的生物学作用不包括（　　）

    A. 细胞毒作用   B. 调理作用   C. 溶解某些病毒的作用

    D. 炎症反应   E. ADCC

4. 关于补体，叙述错误的是（　）

    A. 肝细胞和巨噬细胞是补体的主要产生细胞

    B. D 因子与旁路途径的活化有关

    C. 过敏毒素抑制炎症反应

    D. C1q 与免疫复合物结合

    E. 红细胞 CR1 与 C3b 结合可促进 B 细胞增殖分化

5. 关于补体活化旁路途径，叙述正确是（　）

    A. 需要抗原、抗体的识别和反应

    B. 与经典途径具有相同的末端通路

    C. 需要经典途径的识别单位和活化单位的参与

    D. 首先被活化的补体成分是 C5

    E. 形成的 C3 转化酶与经典途径相同

6. 关于补体，叙述正确的是（　）

    A. 是一组具有酶活性的脂类物质

    B. 具有溶解细胞、促进吞噬的作用，但无炎性介质效应

    C. 参与免疫病理反应

    D. 对热稳定

    E. 在血清中，C1 含量为最高

7. 经典激活途径中，三个阶段的顺序是（　）

    A. 膜攻击阶段—识别阶段—活化阶段

    B. 活化阶段—识别阶段—膜攻击阶段

    C. 活化阶段—膜攻击阶段—识别阶段

    D. 识别阶段—膜攻击阶段—活化阶段

    E. 识别阶段—活化阶段—膜攻击阶段

8. 具有促进吞噬细胞吞噬作用的补体成分是（　）

    A. C5b   B. C3b   C. C3a   D. C5a   E. C2a

9. 在补体激活过程中，不被裂解为 a、b 两个片段的是（　）

    A. C3   B. C4   C. C2   D. B 因子   E. C7

10. 可引起肥大细胞脱颗粒的成分是（　）

    A. C1q   B. C2b   C. C4b   D. C5a   E. C3b

二、思考题

1. 补体系统有哪些生物学作用？

2. 试述补体的理化性质。

（王　露）

书网融合……

本章小结   微课   题库

第六章　适应性免疫应答

PPT

第一节　概　述

适应性免疫应答（adaptive immune response）又称为特异性免疫应答，是指 T、B 淋巴细胞接受相应抗原刺激后，自身活化、增殖、分化为效应细胞，产生一系列生物学效应的全过程。

一、适应性免疫应答的类型

适应性免疫应答的分类，因视角不同而有不同的表述。

1. 根据机体对抗原刺激的反应结果的不同，免疫应答可为分正免疫应答和负免疫应答。正免疫应答是指正常情况下对非己抗原的排异效应，如抗感染免疫或抗肿瘤免疫等；负免疫应答是指正常情况下，机体对自身成分的特异性不应答状态，即免疫耐受。

2. 根据免疫应答最终对机体产生后果的不同，免疫应答分为生理性和病理性免疫应答。若免疫应答最终有效地排除了抗原性异物，保证了机体内环境的相对稳定，即为生理性应答；若此过程对机体造成损伤，引起超敏反应或其他免疫性疾病，则为病理性免疫应答。无论正免疫应答还是负免疫应答，两者都是正常机体维持平衡的重要保护性反应。在异常情况下，机体可产生过高的免疫应答，造成超敏反应；若对非己抗原发生负应答，则失去抗感染和抗肿瘤能力，导致反复感染和肿瘤的发生；若对自身成分的耐受性遭到破坏，可造成自身免疫性疾病。上述免疫应答的类型及相互关系见表 6-1。

表 6-1　免疫应答的类型

类型	生理性应答	病理性应答
正免疫应答	抗感染免疫	超敏反应
	抗肿瘤免疫	自身免疫性疾病
负免疫应答	免疫耐受	反复感染、肿瘤

3. 根据介导免疫应答的主要淋巴细胞及效应机制的不同，可将其分为两种：一是主要由 B 细胞介

导，产生抗体的体液免疫；二是主要由 T 细胞介导，产生致敏 T 细胞的细胞免疫。

二、适应性免疫应答的基本过程

适应性免疫应答的基本过程分为三个阶段。

1. 抗原提呈和识别阶段　是指 APC 摄取、加工处理、提呈抗原和 T、B 细胞识别抗原的阶段。

2. 活化、增殖和分化阶段　是指 T、B 细胞识别抗原刺激后，活化、增殖、分化的阶段。B 细胞活化增殖并分化为浆细胞，合成分泌抗体；T 细胞活化增殖并分化为效应性 T 细胞。其中部分细胞可分化成为记忆细胞，机体再次遇到相同抗原刺激时，记忆细胞能迅速分化为免疫效应细胞。

3. 效应阶段　是指免疫应答产生的效应产物（抗体及效应 T 细胞）分别发挥体液免疫效应和细胞免疫效应的阶段。

三、适应性免疫应答的特点

1. 特异性　机体能精确地识别"自己"和"非己"，T、B 淋巴细胞通常对自身正常组织细胞产生天然免疫耐受，对非己抗原性异物产生免疫排斥反应。机体接受某种抗原刺激后，只能产生对该种抗原的特异性的免疫应答。

2. 放大性　机体的免疫系统对抗原的刺激所发生的免疫应答在一定条件下可以扩大，少量的抗原进入即可引起全身性的免疫应答。

3. 记忆性　在 T、B 淋巴细胞分化阶段，部分细胞可分化为记忆细胞。这些记忆细胞可在体内长期存活，当机体再次接触相同抗原刺激时，可迅速增殖分化为免疫效应细胞，产生相应免疫效应。

4. MHC 限制性　APC 对抗原的处理提呈以及 T 细胞对抗原的识别均需要自身相应的 MHC 分子参与。

第二节　B 细胞介导的体液免疫应答

B 细胞识别的抗原包括胸腺依赖性抗原（TD 抗原，TD - Ag）和非胸腺依赖性抗原（TI 抗原，TI - Ag）。B 细胞对 TD 抗原的应答需要 Th 细胞的辅助。

一、TD 抗原诱导的体液免疫应答过程

（一）识别阶段

1. APC 对外源性 TD - Ag 的处理　即 APC 对外源性 TD - Ag 提呈及 Th 细胞对抗原识别的过程（详见细胞免疫应答）。

2. B 细胞对抗原的识别　B 细胞通过其表面的 BCR 特异性识别并结合抗原。

（二）活化、增殖、分化阶段

1. CD4⁺Th 细胞的活化增殖阶段　TD - Ag 诱导机体产生体液免疫应答，必须有 CD4⁺Th 细胞协助。CD4⁺Th 细胞通过表面抗原受体与 APC 表面相应抗原肽 - MHC - Ⅱ类分子复合物结合后，可获得活化第一信号；通过细胞表面共刺激分子（CD28、LFA - 1）与 APC 表面相应共刺激分子配体（B7、ICAM - 1）互补结合后，可获得共刺激信号即活化第二信号，使 CD4⁺Th 细胞活化。活化的 CD4⁺Th 细胞表达 CD40L 和 IL - 2、IL - 4、IL - 12、IL - 13，IFN - γ 等多种细胞因子的受体，在相应细胞因子的作用下进一步活化。活化的 Th 细胞可产生大量以 IL - 4、IL - 5、IL - 6、IL - 10 和 IL - 13 为主的细胞

因子，为 B 细胞活化、增殖、分化提供微环境。

2. B 细胞活化、增殖、分化 B 细胞可通过其表面的 BCR 结合抗原，获得活化第一信号；在活化第一信号产生的基础上，B 细胞通过表面 CD40 等共刺激分子与活化的 CD4$^+$Th 细胞表面表达的 CD40L 等互补结合，可诱导产生 B 细胞活化第二信号，导致 B 细胞活化（图 6 - 1）。活化的 B 细胞可表达多种细胞因子的受体，为其增殖分化做好准备，也可分泌细胞因子参与免疫调节。

图 6 - 1　B 细胞与 Th 细胞间的相互作用

活化的 B 细胞通过其表面的 IL - 2、IL - 4、IL - 5、IL - 6 等细胞因子的受体，与活化的 CD4$^+$Th 细胞产生的IL - 2、IL - 4、IL - 5、IL - 6 等细胞因子结合作用后，可进一步增殖分化为浆细胞。在不同细胞因子的作用下，B 细胞分化为合成分泌不同类型抗体的浆细胞，浆细胞分泌的抗体发挥体液免疫效应。同时，部分 B 细胞停止分化，成为记忆 B 细胞。记忆 B 细胞再次与相同抗原接触后，可迅速增殖分化为浆细胞，分泌抗体，产生再次免疫应答。

（三）效应阶段

浆细胞通过分泌抗体，发挥体液免疫效应。抗体分子本身只具有识别作用，不具有杀伤或排异作用，体液免疫应答的最终效应必须借助机体的其他免疫细胞或分子的协同作用，才能达到排异的效果。体液免疫应答的效应作用详见后述。

二、TI 抗原诱导的体液免疫应答过程

细菌多糖、多聚鞭毛蛋白、脂多糖等属于 TI - Ag，能直接激活初始 B 细胞而无需 APC 和 Th 细胞辅助，不受 MHC 限制。TI - Ag 诱导所产生的抗体为 IgM 类，不能进行 Ig 类型转换，不能诱导记忆 B 细胞的形成，无再次应答反应。

三、抗体产生的一般规律

研究证实，TD 抗原初次和再次进入机体，其应答规律有非常大的差异。免疫应答抗体产生可分为四个阶段（图 6 - 2）。①潜伏期：是指从抗原进入体内到抗体产生之前的阶段，短者几天，长者数周。②对数期：是指抗体浓度呈指数增长的阶段。③平台期：是指抗体水平相对稳定的阶段。④下降期：是指抗体合成速度降低，血清中抗体水平逐渐下降的阶段。TD - Ag 初次进入机体引发的体液免疫应答称为初次应答（primary immune response）。初次应答后，机体再次接受相同抗原刺激产生的体液免疫应答

称为再次应答（secondary immune response）。两者有明显的区别（表6-2）。再次应答主要由记忆性T、B淋巴细胞介导产生。

图6-2　抗体产生的一般规律

表6-2　初次应答与再次应答的区别

区别点	初次应答	再次应答
潜伏期	长（5～10天）	短（2～3天）
抗体浓度	较低	较高
抗体维持时间	短，抗体水平下降迅速	长，抗体水平下降缓慢
抗体亲和力	较低	较高
抗体的类别	先产生IgM，后产生IgG	亦先产生IgM，但总量以IgG为主

掌握抗体产生的一般规律，对于传染性疾病的预防、诊断及治疗有着重要的医学意义。如在免疫动物提取抗体时，亦需要通过多次免疫来获取高效价的抗血清；在疫苗接种中制定最佳的接种方案或免疫程序，通过再次或多次加强免疫，使机体产生高效价、高亲和力、维持时间较长的抗体，以获得对某种传染病更强、更持久的免疫力；在临床免疫学诊断中，检测针对某种病原体的特异性IgM抗体可作为判断早期感染的指标；取患病早期和恢复期双份血清，对IgG类抗体或总抗体进行动态观察，抗体效价若增高4倍以上，具有诊断意义。

四、体液免疫的生物学作用

免疫应答的最终效应是将侵入机体的抗原性异物加以清除，即排异效应。但抗体分子本身只具有识别作用，并不具有杀伤或排除抗原作用，因此，体液免疫的最终效应必须借助机体的其他免疫细胞或分子的协同作用才能达到排除抗原的效果。

1. 中和作用　由于抗体分子有特异性识别作用，可与侵入机体的病毒或外毒素分子结合，阻断病毒进入细胞或中和外毒素分子的毒性作用，从而发挥抗体分子的保护作用。

2. 调理作用　单核-吞噬细胞系统以及中性粒细胞的表面均带有IgG Fc受体，细菌等病原体与相应抗体IgG结合后，抗体的Fc段可与吞噬细胞表面的Fc受体结合，从而促进吞噬细胞对病原体的吞噬，此作用称为抗体介导的调理作用。

3. 激活补体　IgG型或IgM型抗体可通过经典途径活化补体，溶解靶细胞。

4. 抗体依赖细胞介导的细胞毒作用（ADCC）　凡是细胞表面具有 IgG 的 Fc 段受体的吞噬细胞或具有杀伤活性的细胞都参与这种作用。目前认为，参与 ADCC 的细胞可有巨噬细胞、中性粒细胞和 NK 细胞等。

5. 抑制病原微生物黏附　分布在呼吸道、消化道等黏膜表面的 sIgA，能与细菌等病原微生物特异性结合，有效阻止入侵的病原微生物与黏膜细胞结合，发挥黏膜局部抗感染作用。

6. 免疫损伤　在异常情况下，IgE、IgG、IgM 等抗体可参与Ⅰ型、Ⅱ型、Ⅲ型超敏反应，引起机体免疫损伤。

第三节　T 细胞介导的细胞免疫应答

主要由 T 细胞介导的免疫应答简称为细胞免疫（cell mediated immunity），通常只由 TD - Ag 引起，而不能由 TI - Ag 诱导。发育成熟的 T 细胞在未与特异性抗原接触时，称初始 T 细胞。初始 T 细胞可通过其表面抗原受体 TCR 与 APC 表面的抗原肽 - MHC 分子特异性结合后，经活化、增殖、分化为效应 T 细胞，进而完成对抗原的清除以及对免疫应答的调节。其中部分 T 细胞分化为记忆 T（Tm）细胞。

一、细胞免疫的应答过程

（一）抗原提呈与识别阶段 🅔 微课

抗原的来源不同，一般分为两类：一类是外源性抗原，是指细菌、蛋白质等外来抗原，它们可通过胞吞、胞饮和受体介导内吞等作用进入 APC；另一类是内源性抗原，是指在 APC 内新合成的抗原（如病毒感染细胞合成的病毒蛋白、肿瘤细胞合成的肿瘤抗原等）。

1. 外源性抗原加工处理和提呈途径（MHC - Ⅱ类分子途径）　①外源性抗原被 APC 摄入胞质形成内体。②内体与溶酶体融合形成溶酶体/内体。③外源性抗原在溶酶体/内体被蛋白水解酶降解成小分子抗原肽。④抗原肽与高尔基体转运过来的在内质网合成的 MHC - Ⅱ类分子结合，形成抗原肽 - MHC - Ⅱ类分子复合物。⑤通过胞吐作用与细胞膜融合，使抗原肽 - MHC - Ⅱ类分子复合物表达于 APC 表面，供 CD4$^+$T 细胞识别。

2. 内源性抗原加工处理和提呈途径（MHC - Ⅰ类分子途径）　①内源性抗原在泛素的引导下，由胞质进入蛋白酶体。②蛋白酶体由多种蛋白水解酶组成，内源性抗原经其作用降解为抗原肽。③内源性抗原肽与内质网膜上的抗原加工相关转运体（transporter associated with antigen processing, TAP）结合，介导抗原肽进入内质网。④抗原肽与内质网中合成的 MHC - Ⅰ类分子结合，形成抗原肽 - MHC - Ⅰ类分子复合物。⑤抗原肽 - MHC - Ⅰ类分子复合物经高尔基体转运至 APC 表面，供 CD8$^+$T 细胞识别。

3. MHC 分子对抗原的交叉提呈途径　现已证实，MHC 对抗原的提呈存在交叉提呈现象。在某些情况下，外源性抗原可由 MHC - Ⅰ类分子提呈，而内源性抗原也能由 MHC - Ⅱ类分子提呈。但这种交叉提呈不是抗原提呈的主要形式。

4. T 淋巴细胞对抗原的识别　Th 细胞通过其 TCR 和 CD4 分子识别 APC 表面的抗原肽 - MHC - Ⅱ类分子复合物，CTL 通过其 TCR 和 CD8 分子识别靶细胞表面的抗原肽 - MHC - Ⅰ类分子复合物。

（二）活化、增殖、分化阶段

1. CD4$^+$Th 细胞的形成　CD4$^+$T 细胞通过表面抗原受体分子，与 APC 表面相应的抗原肽 - MHC - Ⅱ类分子复合物特异性结合，诱导 T 细胞活化第一信号的产生。APC（主要为 DC）和 CD4$^+$T 细胞表面的黏附分子作为共刺激分子，互为受体和配体（B7 与 CD28、LFA - 3 与 LFA - 2 等），相互作用后，可诱导产生共刺激信号，即 T 细胞活化第二信号，导致 CD4$^+$T 细胞活化（图6-3）。活化的 CD4$^+$T 细胞在以 IL-2 为主的细胞因子作用下分化为辅助性 T 细胞（Th1），其中部分 CD4$^+$T 细胞分化为长寿命的记忆 T 细胞。

图6-3　CD4$^+$T 细胞活化双信号

2. CD8$^+$CTL 的形成　CD8$^+$T 细胞的活化也需要双信号，即 CD8$^+$T 细胞通过表面抗原识别受体与 APC 表面相应抗原肽-MHC-Ⅰ类分子复合物特异性结合后，诱导产生 T 细胞活化第一信号；在活化第一信号产生的基础上，CD8$^+$T 细胞通过表面 CD28 与 APC 表面 B7 等共刺激分子间的相互作用，可诱导产生共刺激信号即 T 细胞活化第二信号（图6-4）。在双信号作用下，CD8$^+$T 细胞充分活化、增殖并分化为细胞毒 T 细胞（CTL）。

图6-4　CD8$^+$T 细胞活化双信号

二、细胞免疫的生物学作用

（一）Th1 细胞的效应功能

Th1 细胞通过释放 IL-2、IFN-γ、TNF-β 等多种细胞因子，作用于单核-巨噬细胞、淋巴细胞和中性粒细胞等，促进其杀伤病原体（表6-3）。

表6-3　CD4$^+$Th1 细胞释放的主要淋巴因子及其作用

细胞因子	主要作用
IL-2	①刺激 CD8$^+$CTL 增殖分化为致敏 T 细胞
	②刺激 CD4$^+$Th 细胞增殖分化，分泌 IL-2、TNF-β、IFN-γ
	③增强 NK 细胞、巨噬细胞的杀伤活性
	④诱导 LAK 和 TIL 的抗肿瘤活性

续表

细胞因子	主要作用
IFN - γ	①活化增强巨噬细胞的吞噬杀伤功能 ②活化 NK 细胞，增强其杀瘤和抗病毒作用 ③增强 MHC - Ⅱ类和Ⅰ类分子的表达，提高抗原提呈能力
TNF - β	①产生炎症作用和杀伤靶细胞 ②抗病毒作用 ③激活中性粒细胞、巨噬细胞，释放 IL - 1、IL - 6、IL - 8

（二）CTL 的效应功能

CTL 主要杀伤胞内寄生病原体（如病毒和某些胞内寄生菌等）的宿主细胞、肿瘤细胞等。CTL 对靶细胞的杀伤破坏作用具有抗原特异性，并受 MHC - Ⅰ类分子的限制，它们只能杀伤表达相应抗原的靶细胞，并且必须与靶细胞密切接触。CD8$^+$CTL 通过表面 TCR - CD3 复合受体分子和黏附分子（LFA - 1 等），与靶细胞表面相应抗原肽 - MHC - Ⅰ类分子复合物和黏附分子（ICAM - 1 等）密切结合、相互作用后，CTL 可通过分泌以下几种细胞毒性物质，使靶细胞溶解破坏或发生细胞凋亡。

1. 穿孔素（perforin） 又称 C9 相关蛋白（C9 related protein）或溶细胞素（cytolysin），是储存在 CTL 胞质颗粒内的一种蛋白类物质。当两种细胞密切接触、相互作用后，可激发 CTL 脱颗粒释放穿孔素。在 Ca^{2+}存在的条件下，穿孔素能插入靶细胞膜内，经多聚化作用形成管状多聚穿孔素（polyperforin），它在靶细胞膜上形成的穿膜管状通道的构型和作用与补体膜攻击复合物非常类似，它们可改变靶细胞渗透压，使大量水分伴随 Ca^{2+}进入细胞，而使 K$^+$和大分子物质（如蛋白质、核酸）从胞内流出，导致靶细胞溶解破坏。

2. 颗粒酶 也称丝氨酸蛋白酶，是储存在 CTL 胞质颗粒内的另一种物质，脱颗粒时可随穿孔素一起释放。纯化丝氨酸蛋白酶单独作用不能溶解杀伤靶细胞，只有当穿孔素在靶细胞膜上形成"孔道"后，它们才能进入靶细胞内，通过激活内切酶系统，使细胞 DNA 断裂，导致细胞凋亡。

3. Fas 抗原与 FasL 结合介导的细胞凋亡 Fas 抗原（CD95）是存在于多种细胞膜上的一种跨膜受体分子，CTL 表面的 FasL（CD95L）是 Fas 分子的配体。细胞表面 Fas 抗原与相应配体 FasL 结合，可导致细胞凋亡。目前认为，FasL 与靶细胞表面 Fas 分子（CD95）结合导致细胞凋亡是 CTL 介导细胞杀伤作用的另一途径。研究表明，CTL 激活后可高效表达 FasL。当 CTL 与相应靶细胞结合、相互作用时，可将 FasL 释放至胞外与靶细胞表面 Fas 分子结合，启动细胞死亡信号，导致 DNA 断裂，引发细胞凋亡。

CTL 杀伤溶解靶细胞后，本身不受损伤，它们与溶解破坏的靶细胞分离后，又可继续攻击、杀伤表达相应抗原的其他靶细胞。通常一个 CTL 在几小时内，可连续杀伤数十个靶细胞。这种由 CD8$^+$CTL 介导的特异性细胞毒作用，在清除病毒感染、抗肿瘤免疫监视和同种移植物排斥反应中具有重要意义（图6 - 5）。

图 6 – 5　CTL 杀伤靶细胞的过程

素质提升

牺牲小我，保卫大我

在适应性免疫应答过程中，活化的 T 细胞发挥效应后，可通过免疫调节作用，诱导活化的 T 细胞或活化的 B 细胞自行凋亡，通过牺牲自己，避免过度免疫应答导致的能量的不必要损耗、机体组织细胞损害及功能紊乱，彰显了免疫细胞"牺牲小我，保卫大我"的精神。

（三）细胞免疫的生物学效应

1. 抗感染作用　细胞免疫主要针对的是细胞内感染的病原体，如病毒、细胞内寄生菌（如结核分枝杆菌、麻风分枝杆菌、伤寒沙门菌等）、真菌及某些寄生虫感染等。

2. 抗肿瘤作用　CTL 可直接杀伤带有相应抗原的肿瘤细胞；细胞免疫过程中产生的某些细胞因子（如 TNF、IFN 等）在抗肿瘤免疫中具有一定的作用。

3. 免疫损伤　细胞免疫应答亦可导致Ⅳ型超敏反应、移植排斥反应及某些自身免疫性疾病的发生等异常免疫应答过程。

第四节　免疫调节与免疫耐受

一、免疫调节

免疫调节（immunoregulation）是指在遗传基因控制和神经 – 内分泌系统的参与下，在抗原刺激机体发生免疫应答过程中，免疫系统内部各种免疫细胞和免疫分子相互促进、相互制约，以及免疫系统与其他系统之间相互作而使机体产生最适应答，以维持机体免疫功能稳定的复杂生理过程。

（一）基因水平上的免疫调节

免疫应答受控于遗传因素，机体对抗原是否产生免疫应答及应答水平由个体遗传背景决定。免疫应答基因主要包括 MHC 和 TCR、BCR 的基因。

（二）细胞水平上的免疫调节

1. CD4$^+$Th 细胞的调节   Th1 细胞通过分泌 IL-2 和 IFN-γ 等细胞因子，介导产生细胞免疫效应；同时可抑制 Th0 细胞向 Th2 细胞分化，使体液免疫功能下降。Th2 细胞通过分泌 IL-4 和 IL-10 等细胞因子，增强体液免疫效应；同时可抑制 Th0 细胞向 Th1 细胞分化，导致细胞免疫功能下降。Th3 细胞可通过分泌 TGF-β，使特异性体液和细胞免疫应答以及吞噬细胞和 NK 细胞的吞噬杀伤功能显著下降。iTreg 细胞在免疫应答中诱导分化而成，主要通过分泌抑制性细胞因子 TGF-β、IL-10 来发挥免疫抑制作用。

2. CD8$^+$CTL 的调节   Tc 细胞可分为 Tc-1 细胞和 Tc-2 细胞两个亚群。Tc-1 细胞主要分泌 IL-2 和 IFN-γ 等细胞因子，可促进 Th1 细胞生成、增强细胞免疫功能，促使体液免疫应答能力下降。Tc-2 细胞主要分泌 IL-4 和 IL-10 等细胞因子，可促进 Th2 细胞生成，增强体液免疫功能，使细胞免疫应答能力下降。

3. NKT 细胞及 γδT 细胞对免疫应答的调节   NKT 细胞活化后，可使肿瘤细胞和病毒感染的细胞溶解破坏，也可分泌细胞因子而发挥免疫调节作用。胞内病原体感染刺激下，NKT 细胞分泌的细胞因子以 IL-12 和 IFN-γ 为主，增强细胞免疫应答能力；胞外病原体感染刺激下，NKT 细胞分泌的细胞因子以 IL-4 为主，增强体液免疫应答能力。γδT 细胞的免疫调节作用与 NKT 细胞类似。

4. 免疫细胞表面抑制性受体介导的负反馈调节作用   免疫细胞可表达激活性受体和抑制性受体两类受体。激活性受体胞质区含有免疫受体酪氨酸活化基序（ITAM），ITAM 中的酪氨酸磷酸化后，通过招募 PTK 参与启动激活信号的转导。抑制性受体胞内区含有免疫受体酪氨酸抑制基序（ITIM），其中，磷酸化酪氨酸识别蛋白酪氨酸磷酸酶（PTP）。招募 PTP 并活化后，可阻断激活信号在胞内的传递过程，对细胞活化产生抑制作用。

常见抑制性受体及作用：在生理条件下，NK 细胞表面杀伤抑制性受体即 KIR2DL/3DL 和 CD94/NKG2A 与组织细胞表面 HLA-I 类分子结合，可产生杀伤抑制作用，使正常组织细胞不被杀伤破坏，以维持机体内环境的平衡。只表达于活化 T 细胞表面的 CTLA-4 为抑制性受体，能与 APC 表面 B7 分子高亲和力结合，产生与 CD28 结合相反的作用，终止活化 T 细胞增殖分化。B 细胞表面的 FcγR-Ⅱ介导免疫抑制作用，终止 B 细胞增殖分化和产生抗体。

（三）分子水平上的免疫调节

1. 抗原对免疫应答的调节   抗原的性质可影响免疫反应的类型。如多糖和脂类抗原只能诱导产生体液免疫应答，且抗体多为低亲和性 IgM 类抗体。抗原的剂量和免疫途径也影响免疫应答的类型，如抗原剂量适当，经皮下或皮内免疫，可获得正免疫应答；如抗原量过高/过低，常可诱导产生免疫耐受。

2. 抗体负反馈调节   高浓度抗体能有效封闭抗原，并使之从体内迅速清除，从而降低或抑制抗原对免疫细胞的刺激作用；还能诱导机体产生抗独特型抗体，IgG 类抗独特型抗体通过其 Fc 段能与存在于同一 B 细胞表面的 FcγR-Ⅱ结合，而使 B 细胞表面 BCR 与 FcγR-Ⅱ交联，产生抑制信号，对 B 细胞产生负反馈调节。

3. 独特型-抗独特型网络调节   Jerne 于 1974 年提出，体内某种抗原特异性抗体（Ab1）数量足够大时，其 V 区独特型表位可诱导机体产生抗独特型抗体（Ab2）。独特型表位存在于抗体分子及 TCR/BCR 的互补结合区（CDR）和骨架区（FR）。独特性抗体有针对 CDR 的 Ab2β，其 V 区有类似于外源性抗原的表位，可增强机体对该抗原的应答；还有针对 FR 的 Ab2α，可封闭抗原与 TCR/BCR 或 Ab1 可变区的结合，抑制机体对抗原的应答。

（四）神经-内分泌-免疫系统相互调节

神经、内分泌、免疫三大系统在控制机体生命活动的过程中起重要作用。这三大系统通过相互刺激、相互制约构成的多维控制网络，对于维持机体的正常生理功能和健康具有极其重要的意义。

二、免疫耐受

（一）概述

免疫耐受（immunological tolerance）是指机体免疫系统接受某种抗原刺激后产生的特异性免疫无应答状态。免疫耐受与免疫抑制（immunosuppression）是截然不同的，免疫抑制是指先天的免疫系统缺陷或后天某些因素（感染、药物、放射线等）所致的免疫功能障碍导致机体对任何抗原都不反应或反应减弱的非特异性免疫无应答或应答减弱状态。

目前认为，免疫耐受是一种特殊形式的免疫应答，具有一般免疫应答的共性，即耐受需经抗原诱导产生，具有特异性和记忆性。正常免疫耐受机制的建立对维持机体自身稳定具有重要意义，自身耐受失调有可能会导致自身免疫性疾病。

（二）免疫耐受的机制

免疫耐受按形成时期的不同，分为中枢耐受和外周耐受。中枢耐受是指未成熟 T、B 淋巴细胞在中枢免疫器官中与自身抗原相互作用后形成的耐受。外周耐受是指成熟的 T、B 淋巴细胞在外周免疫器官中与抗原相互作用后形成的免疫不应答状态。研究表明，机体中枢免疫耐受主要针对共同的自身抗原，而外周自身免耐受主要针对组织特异性抗原。机体对自身抗原的免疫耐受主要在中枢免疫器官中完成。

（三）研究免疫耐受的意义

免疫耐受的研究在理论上和医学实践中均有重要意义。针对免疫耐受及其机制的研究，较好地解释了机体如何"识别"并清除"非己"成分，从而对自身抗原不应答的现象，还为阐明免疫应答的调节机制提供了依据，帮助我们理解免疫应答的形成机制。免疫耐受的诱导、维持和破坏与许多临床疾病的发生、发展和转归有关。对防治 I 型超敏反应、自身免疫性疾病和器官移植排斥反应，可考虑通过建立免疫耐受的途径来解决；而对某些传染性疾病和肿瘤等，则可通过打破免疫耐受，激发免疫应答来促进和加强机体对病原体、肿瘤的清除。某些肿瘤的临床实践已经获得了良好治疗效果。

目标检测

答案解析

一、单选题

1. 再次应答时，抗体产生的特征是（　　）

    A. IgM 显著增高　　　　B. IgG 显著增高　　　　C. IgD 显著增高

    D. 抗体特异性改变　　　E. 抗体亲和力下降

2. 下列过程中，不能列入免疫应答活动的是（　　）

    A. APC 对抗原的处理、提呈

    B. T 细胞对抗原的特异性识别

    C. T 细胞由双阳性细胞转为单阳性细胞

    D. B 细胞活化、增殖形成浆细胞

    E. Tc 对靶细胞的特异性杀伤

3. T 细胞活化的第二信号是指（　　）

    A. CD4 与 MHC – Ⅱ类分子间的相互作用

    B. CD8 与 MHC – Ⅰ类分子间的相互作用

    C. IL – 1 与相应受体间的相互作用

    D. IL – 2 与相应受体间的相互作用

    E. 协同刺激分子与相应受体间的相互作用

4. B 淋巴细胞表面主要的协同刺激分子是（　　）

    A. CD40　　　　　　　B. LFA – 2　　　　　　　C. CD40L

    D. B7　　　　　　　　E. CD28

5. 具有抗原提呈作用的细胞是（　　）

    A. T 淋巴细胞　　　　　B. B 淋巴细胞　　　　　C. NK 细胞

    D. LAK 细胞　　　　　E. Th 细胞

6. 下列属于体液免疫现象的是（　　）

    A. 对细胞内寄生菌的抗感染作用　　　　　　　B. 抗肿瘤免疫

    C. 移植排斥反应　　　　　　　　　　　　　　D. 迟发型超敏反应

    E. 细胞毒型超敏反应

7. 与细胞免疫无关的免疫反应是（　　）

    A. 毒素中和作用　　　　B. 抗肿瘤免疫作用　　　　C. 移植排斥反应

    D. 接触性皮炎　　　　　E. 结核空洞形成

8. 免疫应答过程不包括（　　）

    A. B 细胞在骨髓内的分化成熟　　　　　　　　B. B 细胞对抗原的特异性识别

    C. 巨噬细胞对抗原的处理和提呈　　　　　　　D. T、B 细胞的活化、增殖和分化

    E. 效应细胞和效应分子的产生和作用

9. 对肿瘤靶细胞具有特异性杀伤作用的细胞是（　　）

    A. 巨噬细胞　　　　　　B. 中性粒细胞　　　　　C. B 细胞

    D. CTL　　　　　　　　E. NK 细胞

10. T 细胞不具有的生物学作用是（　　）

    A. 直接杀伤靶细胞　　　B. 参与抗病毒免疫应答　　C. 介导 ADCC 效应

    D. 诱导免疫损伤　　　　E. 产生细胞因子，调节免疫应答

二、思考题

1. 简述细胞免疫应答的生物学作用。

2. 列表比较初次应答和再次应答的不同点。

（王　露）

书网融合……

本章小结　　　　　　　微课　　　　　　　题库

第七章　固有免疫应答

1. 通过本章学习，重点把握固有免疫系统的组成和主要生物学作用。
2. 能够理解固有免疫与适应性免疫间相辅相成的协作关系。

固有免疫应答（innate immune response）是生物体在进化过程中逐渐形成的，与生俱来的天然免疫防御功能，故也称先天免疫。因其免疫作用无特异性，又称非特异性免疫。固有免疫是机体抵抗病原体入侵的第一道防线，在感染初期即发挥作用，可对入侵的病原体迅速应答，发挥非特异抗感染作用，亦可参与对体内损伤、衰老或畸变细胞的清除。其主要特点是：①与生俱来，可由遗传获得；②无特异性；③发挥作用迅速；④无记忆性。

情境导入

情景描述　患者，男，50岁。5天前，颈部、胸部不慎被火烧伤，烧伤皮肤发红、疼痛、明显触痛。后出现皮肤水疱破溃，创面伴有大量渗出液，曾自行购买烧伤药膏涂抹。近日烧伤创面出现脓样物质，伴有剧烈疼痛，入院后经局部及全身用药后好转。

讨论　1. 烧伤后的皮肤为何容易出现感染？
　　　　2. 作为护理人员，应该如何指导患者正确护理伤口？

第一节　固有免疫系统的组成

固有免疫系统由屏障结构、固有免疫细胞和固有免疫分子组成。机体的皮肤、黏膜及体内某些特定组织构成了屏障结构；固有免疫细胞包括吞噬细胞、自然杀伤细胞、树突状细胞等；固有免疫分子是分布于体表或体内，能天然地识别或攻击病原体等危险因素的可溶性分子。

一、屏障结构及作用

1. 皮肤、黏膜屏障　由皮肤、腔道表面被覆的黏膜及其附属结构和分泌物组成，是人体抵抗外源性抗原入侵的第一道天然屏障，包括物理屏障、化学屏障、生物屏障。

（1）物理屏障　由皮肤和黏膜组织构成的物理屏障具有机械阻挡作用，在正常情况下可有效阻挡病原体入侵。同时，其借助黏膜上皮细胞的迅速更新及其附属结构和分泌液，均可有效清除病原体。如鼻毛、呼吸道黏膜上皮细胞纤毛的摆动及黏膜表面分泌液的冲刷作用等，均有助于清除黏膜表面的病原体。一旦皮肤破损或黏膜功能障碍，则易造成感染。

（2）化学屏障　皮肤及黏膜分泌物含有多种杀菌、抑菌物质。如汗腺分泌的乳酸、皮脂腺分泌的不饱和脂肪酸及胃液中的胃酸都呈酸性，可起到不同程度的抑菌或杀菌作用；唾液、泪液、乳汁及呼吸道、消化道和泌尿生殖道黏膜分泌液中的溶菌酶、抗菌肽、乳铁蛋白等也能抵抗或清除入侵的病原体。

（3）生物屏障　寄居在皮肤和黏膜表面的正常菌群可构成生物屏障，可与病原体竞争结合上皮细胞和营养物质,亦可通过分泌某些杀菌、抑菌物质(如唾液链球菌产生的 H_2O_2、大肠埃希菌产生的细菌素)对病原体产生防御制约作用。若不合理地大量或长期使用广谱抗生素,可使消化道正常菌群受到抑制,导致屏障作用削弱,而使致病菌趁机大量繁殖,引发菌群失调症,如葡萄球菌所致的假膜性肠炎。

2. 血-脑屏障 主要由毛细血管的内皮、基膜和星形胶质细胞的血管周足等构成。该屏障结构致密,能有效阻挡血液中的病原体和其他大分子物质进入脑组织及脑室,对中枢神经系统产生保护作用。婴幼儿因血-脑屏障尚未发育完善,容易发生中枢神经系统感染。

3. 胎盘屏障(血-胎屏障) 是存在于母胎界面,保护胎儿免受感染的一种防御结构,由母体子宫内膜的基蜕膜和胎儿的绒毛膜滋养层细胞共同构成。胎盘屏障可完成母胎间营养物质的交换,同时可防止母体内的病原体和有害物质进入胎儿体内,从而保护胎儿免遭宫内感染,保证胎儿正常发育。妊娠早期(前 3 个月)胎盘屏障尚未发育完善,此时母体若感染某些病原体,如乙型肝炎病毒、风疹病毒、巨细胞病毒及弓形虫等,或服用药物,病原体或药物可通过胎盘进入胎儿体内,可导致胎儿畸形甚至死胎。

二、固有免疫细胞及作用

固有免疫细胞主要包括吞噬细胞、自然杀伤细胞、树突状细胞、γδT 细胞、B1 细胞等(图 7-1)。

淋巴细胞(T、B 细胞)　　　树突状细胞

NK 细胞　　　单核 - 巨噬细胞　　　中性粒细胞

嗜酸性粒细胞　　　嗜碱性粒细胞　　　肥大细胞　　　红细胞　　　血小板

图 7-1 免疫细胞的种类

(一)吞噬细胞

人类的吞噬细胞有大吞噬细胞和小吞噬细胞两种。小吞噬细胞是外周血中的中性粒细胞。大吞噬细胞是血中的单核细胞和多种器官、组织中的巨噬细胞,两者构成单核-吞噬细胞系统。它们通过吞噬作用清除外来病原体,执行免疫防御作用;通过清除体内衰老、死亡的细胞,执行自稳功能;通过释放淋巴因子,执行免疫调节功能;通过抗体依赖细胞介导的细胞毒作用(antibody-dependent cell-mediated cytotoxicity,ADCC 效应),执行杀伤靶细胞(如肿瘤细胞)的功能;具有参与炎症反应和抗原提呈的功能。

（二）自然杀伤细胞

自然杀伤细胞（natural killer cell，NK 细胞）是机体重要的免疫细胞，不仅与抗肿瘤、抗病毒感染和免疫调节有关，而且在某些情况下参与超敏反应和自身免疫性疾病的发生。

1. 自然杀伤活性　NK 细胞的杀伤活性无 MHC 限制，不依赖抗体，因此称为自然杀伤活性。NK 细胞胞质丰富，含有较大的嗜天青颗粒，颗粒的含量与 NK 细胞的杀伤活性呈正相关。NK 细胞作用于靶细胞后杀伤作用出现早，在体外 1 小时、体内 4 小时即可见到杀伤效应。NK 细胞的靶细胞主要有某些肿瘤细胞（包括部分细胞系）、病毒感染细胞、某些自身组织细胞、寄生虫等，因此，NK 细胞是机体抗肿瘤、抗感染的重要免疫因素，也参与 Ⅱ 型超敏反应和移植物抗宿主反应。

（1）识别靶细胞　NK 细胞识别靶细胞是非特异性的，这与 CTL 识别靶细胞机制不同，但确切的机制尚未明了。现已知淋巴细胞功能相关抗原 - 1（LFA - 1）与靶细胞表面的细胞间黏附分子 - 1（ICAM - 1）参与 NK 细胞的识别过程，抗 LFA - 1 或抗 ICAM - 1 单克隆抗体可抑制 NK 细胞的杀伤活性。此外 CD2 与 LFA - 3（CD58）结合以及 CD56 也可能介导 NK 细胞与靶细胞的结合。

（2）杀伤介质　主要有穿孔素、NK 细胞毒因子和 TNF 等。

①穿孔素：是一种由 NK 细胞、CTL、LAK 细胞等杀伤细胞的胞质颗粒释放的杀伤靶细胞的介质。从胞质颗粒中纯化的穿孔素在体外能溶解多种肿瘤细胞，抗穿孔素抗体可抑制杀伤活性。IL - 2 可提高穿孔素基因的转录。IL - 6 可以促进 IL - 2 对穿孔素基因转录的诱导作用。丝氨酸酯酶可能有活化穿孔素的作用。

②NK 细胞毒因子：NK 细胞可释放可溶性 NK 细胞毒因子（NK cytotoxic factor，NKCF），靶细胞表面有 NKCF 受体，NKCF 与靶细胞结合后可选择性杀伤和裂解靶细胞。

③TNF：活化的 NK 细胞可释放 TNF - α 和 TNF - β。TNF 通过以下途径发挥作用：A. 改变靶细胞溶酶体的稳定性，导致多种水解酶外漏；B. 影响细胞膜磷脂代谢；C. 改变靶细胞糖代谢，使组织中 pH 降低；D. 活化靶细胞核酸内切酶，降解基因组 DNA，从而引起程序性细胞死亡等机制来杀伤靶细胞。TNF 引起细胞死亡的过程要明显慢于穿孔素溶解细胞的作用过程。

2. ADCC 效应　NK 细胞表面具有 FcγRⅢA，主要结合人 IgG1 和 IgG3 的 Fc 段（Cγ2、Cγ3 功能区），在针对靶细胞特异性 IgG 抗体的介导下可杀伤相应靶细胞。IL - 2 和 IFN - γ 明显增强 NK 细胞介导的 ADCC 效应。具有 ADCC 功能的细胞群除 NK 细胞外，还有单核细胞、巨噬细胞、嗜酸性粒细胞和中性粒细胞。

3. 分泌细胞因子　活化的 NK 细胞可合成和分泌多种细胞因子，发挥调节免疫和造血作用以及直接杀伤靶细胞的作用。

（三）树突状细胞

树突状细胞（dendritic cells，DC）因其成熟时伸出许多树突样或伪足样突起而得名。DC 是机体中功能最强的专职抗原提呈细胞，能高效地摄取、加工处理和提呈抗原。未成熟 DC 具有较强的迁移能力；成熟 DC 能有效激活初始 T 细胞，处于启动、调控并维持免疫应答的中心环节。

三、固有免疫分子及作用 🅔微课

1. 补体系统　是体内重要的防御系统，是参与固有免疫应答的最重要的免疫效应分子。当病原体侵入机体后，可通过旁路途径和 MBL 途径迅速激活补体，以便在感染早期发挥溶菌或病毒溶解的作用。当机体针对病原体产生特异性抗体后，所形成的抗原 - 抗体复合物可通过经典途径激活补体，更为有效地发挥抗感染作用。

2. 细胞因子　是构成机体免疫系统的重要的防御分子之一，可由机体免疫细胞和非免疫细胞分泌产生，发挥抗病毒、抗肿瘤、促进炎症反应、免疫调节等作用。

3. 溶菌酶　是一种蛋白分子，广泛分布于唾液、血液等各种体液、外分泌液和吞噬细胞溶酶体中。溶菌酶可破坏革兰阳性菌（G^+）细胞壁肽聚糖 $\beta-1,4-$糖苷键，导致细胞壁破裂，内容物逸出而使细菌溶解。革兰阴性菌（G^-）细胞壁肽聚糖外有一层外膜保护，故对其不敏感，但在补体与抗体存在的条件下，溶菌酶可溶解某些革兰阴性菌。溶菌酶还可与带负电荷的病毒蛋白直接结合，使病毒失活。因此，该酶具有抗菌、消炎、抗病毒等作用。

4. 防御素　是一组富含氨基酸的小分子多肽，并且耐受蛋白酶，具有广谱抗菌活性，对细菌、真菌和某些有包膜病毒具有直接杀伤作用。

5. 乙型溶素　是血清中一种对热较稳定的碱性多肽，在血浆凝固时由血小板释放。乙型溶素可作用于革兰阳性菌的细胞膜，产生非酶性破坏效应，但对革兰阴性菌无效。

第二节　固有免疫与适应性免疫的关系

一、固有免疫应答的作用时相

（一）瞬时固有免疫应答阶段

发生于感染 0~4 小时之内。当病原体入侵时，首先是皮肤、黏膜屏障发挥其即刻的免疫防御作用，抵挡病原体的入侵。当少量病原体突破机体屏障结构，侵入皮肤或黏膜下组织，可被局部存在的巨噬细胞及时吞噬清除。有些病原体可通过直接激活补体旁路途径而发挥补体的溶菌作用；某些补体裂解片段亦可促进肥大细胞以及感染部位的组织细胞释放炎性介质，如组胺、白三烯、前列腺素 D_2 等，发挥其趋化和活化吞噬细胞的作用，可致中性粒细胞活化、穿过血管壁浸润至感染部位以吞噬病原体，促进炎症反应。中性粒细胞浸润是细菌感染性炎症反应的重要特征，绝大多数病原体感染通常终止于此时相。

（二）早期固有免疫应答阶段

发生于感染后 4~96 小时之内。在脂多糖等某些细菌成分和细胞因子（IL-1、IL-6、TNF 等）的作用下，感染组织周围的巨噬细胞被募集到炎症反应部位，并被活化，以增强局部抗感染的能力。同时，促炎性细胞因子亦可直接作用于下丘脑的体温调节中枢而引起发热，并刺激肝细胞合成分泌一系列急性期蛋白，活化补体，增强调理作用和溶菌效应。此外，TNF 等活化血小板，诱使血栓形成，可有效地阻止局部病原生物体进入血流，防止菌血症发生。B1 细胞接受病原体表面的 LPS、荚膜多糖等多糖抗原刺激后，可在 48 小时内产生以 IgM 为主的抗菌抗体，在血清补体协同作用下，可对少数进入血流的表达上述共有多糖抗原的病原菌产生杀伤溶解作用。NK 细胞、NKT 细胞和 γδT 细胞可直接杀伤某些病毒感染细胞和寄生菌感染的细胞，在早期抗感染中均发挥重要作用。

（三）适应性免疫应答的诱导阶段

发生于感染 96 小时以后。活化的巨噬细胞和树突状细胞作为专职抗原提呈细胞，可将抗原加工处理为小分子多肽，并以 MHC-抗原肽的形式表达于细胞表面，同时表达协同刺激分子，后经淋巴或血液循环进入外周免疫器官，提呈抗原给特异性淋巴细胞，诱导机体产生适应性免疫应答。

二、固有免疫与适应性免疫间的调控

（一）固有免疫应答启动适应性免疫应答

巨噬细胞在吞噬、杀伤清除病原微生物等免疫反应性异物的同时，也启动了抗原加工和提呈的过程，刺激活化 T 细胞，从而启动适应性免疫应答。单核细胞亦可吞噬处理病原微生物，并在 GM‐CSF、IL‐14 等细胞因子的诱导下，分化为树突状细胞，提呈抗原，活化 T 细胞，参与适应性免疫应答的启动。

（二）固有免疫应答影响适应性免疫应答的类型

固有免疫细胞通过识别不同种类的病原体，可产生不同的细胞因子，调节特异性免疫细胞的分化，决定免疫应答的类型。如巨噬细胞接受胞内病原体刺激后，可产生以 IL‐12 和 IFN‐γ 为主的细胞因子，诱导 Th0 细胞分化为 Th1 细胞，介导细胞免疫应答。

（三）固有免疫应答协助适应性免疫应答发挥免疫效应

体液免疫应答通过分泌抗体产生免疫效应，但抗体只有在固有免疫细胞和固有免疫分子的参与下，通过调理吞噬、ADCC 和补体介导的溶菌效应等作用机制，才能有效杀伤清除病原体等免疫反应性异物。细胞免疫应答中的 CD4$^+$ 效应 Th1 细胞通过分泌细胞因子和表达 FasL 发挥免疫效应。其中，除 FasL 等途径可直接诱导靶细胞或其他细胞发生凋亡外，多数细胞因子通过活化吞噬细胞和 NK 细胞，增强其吞噬杀伤功能，从而有效清除入侵的病原体。

综上所述，固有免疫应答对入侵机体的病原体可发挥即刻的防御反应或将其清除，以防机体感染；若不能及时清除病原体，固有免疫应答又可以有效地启动和影响适应性免疫应答过程并参与适应性免疫应答的效应阶段，最终清除病原体。固有免疫和适应性免疫先后发生，互相协作，共同发挥抗感染免疫的作用。

素质提升

固有免疫和适应性免疫的关系

固有免疫和适应性免疫并不是孤立的，两种免疫相互促进，相互调节，在机体的抗感染过程中相辅相成，协同执行机体的免疫功能，在疾病的不同发展阶段分别发挥作用。两种免疫的相互关系，体现了事物之间普遍联系和不断发展的客观规律。同学们应在学习、掌握基本知识的同时，通过了解疾病发展过程中免疫状态的演变过程，培养自己观察和分析疾病发生发展规律的能力，促进个人正确的人生观、价值观的形成，提高科学思辨水平。

目标检测

答案解析

一、选择题

（一）单选题

1. 下列不属于固有免疫范畴的是 （   ）

    A. 皮肤与黏膜　　　　　　B. 正常菌群拮抗作用　　　　　　C. 补体

    D. 抗体　　　　　　　　　E. 溶菌酶

2. 机体的屏障结构不包括 （   ）

    A. 淋巴结　　　　　　　　B. 皮肤　　　　　　　　　　　　C. 黏膜

    D. 血‐脑屏障　　　　　　　E. 胎盘屏障

3. 关于 NK 细胞的生物学功能，说法不正确的是（　　）

    A. 自然杀伤活性   B. ADCC 效应   C. 加工、处理、提呈抗原

    D. 免疫调节   E. 直接杀伤靶细胞

4. 参与固有免疫的效应分子不包括（　　）

    A. 防御素   B. 补体系统   C. 细胞因子

    D. 溶菌酶   E. 外毒素

5. 关于固有免疫和适应性免疫的关系，叙述错误的是（　　）

    A. 固有免疫和适应性免疫无关

    B. 两种免疫相互促进，相互调节，形成机体免疫的统一体

    C. 固有免疫启动适应性免疫应答

    D. 固有免疫影响适应性免疫应答的类型

    E. 固有免疫协助适应性免疫应答发挥免疫效应

（二）多选题

6. 下列描述中，符合固有免疫特点的是（　　）

    A. 可由遗传获得   B. 无特异性   C. 发挥作用迅速

    D. 特异性   E. 有个体差异

7. 下列关于固有免疫的叙述中，正确的是（　　）

    A. 在种系发育和进化过程中形成

    B. 与生俱来，人皆有之

    C. 对某种病原菌的感染针对性强

    D. 与机体的组织结构和生理功能密切相关

    E. 对入侵的病原菌最先发挥作用

二、思考题

1. 简述固有免疫的组成和特点。

2. 简述固有免疫应答的生物学意义。

（张　丽）

书网融合⋯⋯

本章小结   微课   题库

第八章　超敏反应

学习目标

1. 通过本章学习，重点把掌握超敏反应的概念；Ⅰ型超敏反应的特点、发生机制、临床常见疾病。

2. 具备初步辨别Ⅰ型、Ⅱ型、Ⅲ型、Ⅳ型超敏反应特点的能力。

超敏反应是指机体对某些抗原初次应答后，再次接受相同抗原刺激时发生的一种以生理功能紊乱或组织细胞损伤为主的特异性免疫应答。超敏反应与免疫应答一样，具有特异性及记忆性等特点，不同之处是，超敏反应可以引起机体组织损伤或功能紊乱。因此，超敏反应实质上是一种病理性的免疫应答。

引起超敏反应的抗原称为变应原，它可以是完全抗原，也可以是半抗原。人群中，只有少数个体接触变应原后会发生超敏反应。容易发生超敏反应的人，临床上称为过敏体质者或特应性个体。根据发生机制和临床特征的不同，超敏反应分为4型（Ⅰ型、Ⅱ型、Ⅲ型、Ⅳ型），其中，Ⅰ型超敏反应最为常见。

情境导入

情景描述　患者，女，30岁。宫内孕38周，阴道间歇性流水23小时，被诊断为胎膜早破入院。入院10小时后经产道分娩一女婴，医嘱给予青霉素钠针80万U肌内注射，2次/日。护生给做皮试后，在等待观察时间不足的情况下，提前给予患者青霉素肌内注射，约1分钟后，患者面色苍白，口唇发绀，突然晕倒，血压降至80/30mmHg，脉搏细、弱。经紧急救治，患者面色转红润，生命体征渐平稳。

讨论　1. 根据患者症状，初步判断为何种疾病？

2. 此疾病发病的原因是什么？

第一节　Ⅰ型超敏反应 🅮微课

Ⅰ型超敏反应因其反应发生迅速，又称速发型超敏反应。此型超敏反应的特点如下为：①主要由IgE介导；②发作快，消退也快；③组胺、白三烯等生物活性介质发挥重要作用，补体不参与；④病变以机体生理功能紊乱为主，通常不发生组织细胞损伤；⑤发病与否有明显的个体差异和遗传倾向。

一、发生机制

Ⅰ型超敏反应的常见变应原有花粉、尘螨、霉菌孢子、寄生虫及代谢产物、昆虫毒液及动物皮屑等吸入性变应原，牛奶、鱼虾、鸡蛋等蛋白质含量丰富的食入性变应原以及青霉素、磺胺、普鲁卡因、免疫血清等药物性变应原。Ⅰ型超敏反应的发生机制可分为致敏阶段、发敏阶段和效应阶段（图8-1）。

变应原 ———→ 机体产生IgE

再次 ——→ 与肥大细胞、嗜碱性粒细胞结合

↓ 与肥大细胞、嗜碱性粒细胞上的IgE特异性结合

肥大细胞、嗜碱性粒细胞脱颗粒

释放活性介质

作用于靶器官

毛细血管通透性增强　　平滑肌收缩　　腺体分泌增加

图 8-1　Ⅰ型超敏反应发生机制

（一）致敏阶段

变应原进入机体，刺激某些 B 细胞产生 IgE。IgE 主要由鼻咽部、扁桃体、气管和胃肠道黏膜下固有层淋巴组织中的浆细胞产生，这些部位也正是变应原易于侵入和引发Ⅰ型超敏反应的部位。

过敏症患者血清 IgE 水平高于正常人 1000 ~ 10000 倍。IgE 是亲细胞性抗体，IgE 迅速以 Fc 段结合于肥大细胞及嗜碱性粒细胞细胞膜上的 IgE Fc 受体，使机体处于致敏状态。机体受变应原刺激两周后即可被致敏，此状态一般能持续半年以上。致敏期间如不再接触同种变应原，致敏状态可逐渐消失。

（二）发敏阶段

当相同变应原再次进入已致敏的机体，迅速与肥大细胞或嗜碱性粒细胞表面的 IgE Fab 段结合，二价或多价变应原能与两个以上相邻的 IgE 结合，使肥大细胞或嗜碱性粒细胞细胞膜上的 IgE Fc 受体发生桥联，从而使 IgE 受体聚集产生启动细胞活化的信号，激活细胞，引起细胞膜通透性增加，胞质内颗粒脱出，释放已合成的介质（原发介质）如组胺、激肽原酶、肝素、嗜酸性粒细胞趋化因子等；迅速生成和释放新介质（继发介质）如白三烯、前列腺素、血小板活化因子、细胞因子等。

（三）效应阶段

上述介质作用于靶器官和组织，引起局部或全身反应。病理变化如下。①平滑肌痉挛：以气管、支气管及胃肠道平滑肌为甚。②小血管扩张，毛细血管通透性增加：血浆外渗，表现为局部水肿及以嗜酸性粒细胞浸润为主的炎症。③黏膜腺体分泌增加：表现出相应的临床症状。

根据过敏反应发生的快慢和持续时间的长短，可分为早期相反应和晚期相反应。早期相反应通常在接触变应原后数秒内发生，可持续数小时，多属于功能紊乱，如能及时解除变应原的刺激，临床症状可迅速消退。晚期相反应发生在接触变应原刺激后 6 ~ 12 小时，可持续数天。反复发生的晚期相反应可导致组织损伤，表现为器质性病变。

二、临床常见疾病

（一）全身性过敏反应——休克

过敏性休克是最严重的一种过敏反应，机体再次注射变应原后数分钟之内，出现胸闷、气短、呼吸困难，面色苍白，出冷汗，手足发凉，脉搏细速，血压下降，意识障碍或昏迷，严重者抢救不及时可迅速死亡。

1. 药物过敏性休克　以青霉素过敏性休克最为常见。青霉素不稳定，溶解后易分解产生青霉烯酸

或青霉噻唑醛酸等半抗原，与组织蛋白结合后成为变应原，诱发过敏性休克。青霉素制剂在弱碱性溶液中易形成青霉烯酸，因此，使用青霉素应临用前配制，放置 2 小时后不宜使用。提高青霉素制剂质量、使用新鲜配制的青霉素溶液是预防青霉素过敏性休克的有效措施。其他药物如链霉素、头孢菌素、普鲁卡因、有机碘等也可引起过敏性休克。少数人在初次注射青霉素时也可发生过敏性休克，这部分患者可能与以往曾使用过被青霉素污染的注射器，皮肤、黏膜接触过青霉素或其降解物，吸入过青霉菌孢子等有关。

💡 素质提升

药物过敏性休克的防治

　　青霉素因价廉、高效而成为临床常用抗感染药物，但它的缺点是比较容易引发超敏反应，有些患者用药后反应强烈，可致药物过敏性休克，如抢救不力还会导致死亡。因此，护理人员给药过程中应严格用药规程，密切观察，一旦出现过敏症状，应立即进行抢救。入院评估时，一定要详细询问药物过敏史，避免治疗过程中过敏反应的发生；用药时做好抢救备案，一旦发生情况，应争分夺秒地抢救患者。作为未来的护理工作者，只有现在扎实学好专业知识，才能在未来的岗位上做好人民健康的守护神。在校学习期间，就要努力培养自己的职业素养，不断提升工作责任感及职业道德素质。

　　2. 血清过敏性休克　见于应用抗毒素紧急预防和治疗外毒素性疾病（如破伤风、白喉）时，当再次给患者注射破伤风抗毒素、白喉抗毒素等动物免疫血清时可引起过敏性休克，又称血清过敏症或再次注射血清病。

（二）呼吸道过敏反应

　　致敏个体再次吸入花粉、尘螨、真菌孢子、动物皮屑等变应原或呼吸道病原微生物感染后，可迅速引发过敏性支气管哮喘或过敏性鼻炎等疾病。

（三）消化道过敏反应

　　少数人进食鱼、虾、蟹、蛋等食物后，出现恶心、呕吐、腹痛、腹泻等症状，称过敏性胃肠炎。

（四）皮肤过敏反应

　　接触药物、食物、花粉、肠道寄生虫或冷热刺激、动物毒液等，可引起皮肤过敏反应，主要表现为荨麻疹、特应性皮炎（湿疹）和血管神经性水肿等。

三、防治原则

（一）查找变应原，避免再接触

　　临床寻找变应原最常用的方法是询问病史和进行变应原皮肤试验。避免接触变应原是最为行之有效的方法。变应原皮肤试验通常是将可能引起过敏反应的药物、生物制品或其他变应原稀释后，取 0.1ml 在受试者前臂内侧做皮内注射，15～20 分钟后观察结果。若局部注射皮肤出现红晕，风团直径＞1cm 为皮试阳性，说明个体处于对该变应原的致敏状态。但是有些变应原却难以避免接触，如动物免疫血清、花粉、尘螨、冷空气等，可进行特异性脱敏和减敏治疗。

（二）脱敏和减敏治疗

　　1. 脱敏治疗　注射动物的免疫血清时，采用小剂量、短间隔（20～30 分钟）、多次注射的方法，可以避免发生过敏反应，称脱敏治疗。其原理是小剂量变应原进入体内，可使有限数量的致敏靶细胞脱颗粒，释放少量生物活性介质，但不足以引起明显临床症状，同时，介质作用时间短，无累积效应。因此，短时间内小剂量多次注射变应原，可使体内致敏细胞分期分批脱敏，以至最终全部解除致敏状态。此时再大量注射抗毒素，就不会引起超敏反应。但这种脱敏作用是暂时的，经过一定时间后机体可重新恢复致敏状态。

2. 减敏治疗　对一些已查明变应原（如花粉、尘螨）却难以避免接触的呼吸道、皮肤过敏反应等，可采用小剂量、长间隔（1 周左右）、逐渐增量、多次皮下注射变应原的方法，达到减敏的目的。其作用机制可能与改变变应原进入机体的途径、诱导机体产生能与 IgE 竞争变应原的特异性 IgG 有关，这种特异性 IgG 抗体又称为封闭性抗体。

（三）药物治疗

用药物选择性地阻断或干扰过敏反应发生过程中的某些环节，可阻止或减轻超敏反应的发生。常用药物主要通过以下机制发挥作用。①抑制生物活性介质的合成与释放：色甘酸钠、酮替芬等可通过稳定细胞膜来抑制靶细胞脱颗粒，常用于支气管哮喘的预防与治疗。②拮抗生物活性介质的作用：如苯海拉明、氯苯那敏、阿司咪唑、氯雷他定等，通过与组胺竞争结合效应器官细胞膜上的组胺受体而发挥抗组胺作用。③改善效应器官反应性：如肾上腺素、麻黄碱和糖皮质激素可通过解除支气管痉挛、减少腺体分泌、收缩血管、升高血压来治疗过敏性休克；钙剂和维生素 C 可解除痉挛、降低毛细血管通透性。④抑制免疫功能：地塞米松、氢化可的松等可抑制免疫应答的发生。

第二节　Ⅱ型超敏反应

Ⅱ型超敏反应是由 IgG、IgM 类抗体与靶细胞表面相应的抗原结合后，在补体、吞噬细胞或 NK 细胞的参与下，引起的以细胞溶解或组织损伤为主的免疫病理反应，故又称细胞毒型或细胞溶解型超敏反应。此型超敏反应的特点是：①IgG 和 IgM 类抗体与靶细胞表面抗原或半抗原结合；②激活补体、单核–巨噬细胞及 NK 细胞参与反应，造成细胞损伤和溶解。

一、发生机制

（一）变应原及靶细胞

1. 变应原　药物性半抗原、微生物抗原、血型抗原、组织相容性抗原等。

2. 靶细胞　正常组织细胞（如输入的异型红细胞），改变的自身细胞，吸附有外来抗原、半抗原及免疫复合物的自身组织细胞，与外源性抗原具有共同抗原的自身细胞等，均可成为Ⅱ型超敏反应中被攻击杀伤的靶细胞。

（二）抗体、补体和效应细胞的作用

参与Ⅱ型超敏反应的抗体主要是 IgG 和 IgM，少数为 IgA。这些抗体与靶细胞表面的抗原或吸附的抗原、半抗原结合，或形成免疫复合物黏附于细胞表面，通过 3 条途径破坏靶细胞：①激活补体，溶解靶细胞；②激活巨噬细胞，发挥调理吞噬作用；③激活 NK 细胞，通过 ADCC 杀伤靶细胞（图 8 – 2，图 8 – 3）。

图 8 - 2 Ⅱ型超敏反应造成细胞损伤的各种机制

图 8 - 3 Ⅱ型超敏反应发生机制

二、临床常见疾病

(一) 输血反应

输血反应主要有溶血性和非溶血性输血反应两种，前者多发生于 ABO 血型不符的输血。受血者体内的血型抗体（IgM）与输入的异型红细胞表面的血型抗原结合，激活补体经典途径产生 MAC，引发红细胞溶解。患者出现寒战、意识障碍、血红蛋白尿（酱油尿）等症状，后果严重，甚至可导致死亡。后者是由于反复多次输血，可诱发受者体内产生抗白细胞或抗血小板抗体，出现白细胞输血反应和血小板减少，即非溶血性输血反应。

(二) 新生儿溶血病

多发生于孕妇为 Rh⁻ 血型。母亲初次妊娠时，因流产、胎盘出血或分娩时胎盘剥离，胎儿少量 Rh⁺ 红细胞可进入母体，刺激母体产生抗 Rh 的 IgG 类抗体并产生记忆细胞。再次妊娠胎儿仍为 Rh⁺ 时，母体抗 Rh 抗体通过胎盘进入胎儿体内，并与 Rh⁺ 红细胞结合，激活补体及相关细胞，导致红细胞破坏，引起流产、死产或新生儿溶血病。若在 Rh⁻ 血型初产妇分娩后72小时内注射抗 Rh 抗体，可阻断 Rh⁺ 红细胞对母体的致敏，从而预防再次妊娠时发生新生儿溶血病。母子间 ABO 血型不符，通过上述途径也可引起新生儿溶血病，常见于母亲是 O 型，胎儿是 A 型或 B 型者，但症状较轻，是引起新生儿黄疸的原因之一。

（三）免疫性血细胞减少症

1. 半抗原型　属药物过敏性血细胞减少症的常见类型。可通过以下两种方式起作用。一是多种药物半抗原（如青霉素、磺胺、奎宁、异烟肼、对氨基水杨酸、氨基比林、甲基多巴、氯霉素、苯海拉明等）与血细胞膜表面蛋白质结合，刺激机体产生针对药物的特异性抗体。此种抗体与结合于血细胞表面的药物结合，通过激活补体、调理吞噬及 ADCC 的作用途径，可导致药物所附着的血细胞溶解。二是药物半抗原与血浆中的蛋白质结合，形成完全抗原，刺激机体产生相应抗体，以抗原－抗体复合物的形式吸附到血细胞上，通过上述机制损伤血细胞。由于药物附着的血细胞不同，损伤血细胞的种类也有所差异，故可出现药物过敏性溶血性贫血、粒细胞减少症或血小板减少性紫癜等不同病症。

2. 自身抗原改变型　甲基多巴、吲哚美辛等药物或病毒等感染可造成红细胞膜成分改变，形成自身抗原，诱导自身抗体产生，引起自身免疫性溶血性贫血。

（四）急性肾小球肾炎和风湿性心肌炎

某些乙型溶血性链球菌 M 蛋白与人类肾小球基底膜有共同抗原（即异嗜性抗原），链球菌感染后刺激产生的抗 M 蛋白抗体也可与肾小球基底膜结合发生交叉反应，导致肾小球病变，此类肾炎称为抗基底膜型肾小球肾炎或肾毒性肾炎，占肾小球肾炎的 15% 左右。A 群链球菌与心肌细胞也有共同抗原，链球菌感染刺激产生的抗体若与心肌细胞发生交叉反应，可引起风湿性心肌炎（风湿热）。

（五）肺出血－肾炎综合征

病因目前尚不明确，可能的机制是病毒感染或吸入某些有机溶剂造成肺组织损伤，诱导机体产生抗肺泡基底膜的自身抗体，造成肺组织损伤。由于肺泡基底膜和肾小球基底膜有共同抗原成分，该抗体也能和肾小球基底膜发生反应，造成肾小球的损伤。临床表现为咯血、贫血及进行性肾衰竭。

（六）甲状腺功能亢进

该病是一种特殊类型的Ⅱ型超敏反应。患者体内产生一种能与甲状腺细胞表面 TSH（促甲状腺激素）受体结合的 IgG 型自身抗体，又称长效甲状腺刺激素，它与 TSH 受体结合后，可持续刺激甲状腺细胞分泌甲状腺素，导致甲状腺功能亢进。

第三节　Ⅲ型超敏反应

Ⅲ型超敏反应是中等大小可溶性免疫复合物（IC）沉积于局部或全身毛细血管基底膜后，引起血管及其周围的炎症，故又称血管炎型或免疫复合物型超敏反应。此型超敏反应的特点为：①主要由 IgG、IgM、IgA 介导；②中等大小的可溶性 IC 沉积是致病的关键；③激活补体后吸引中性粒细胞浸润，中性粒细胞释放溶酶体酶时引起组织损伤；④引起以血管炎和血管周围炎为主的病理改变。

一、发生机制

一般情况下，循环系统中出现 IC 是机体清除抗原的正常状态，不会导致组织的免疫性损伤。但在某些情况下，大量中等大小的可溶性 IC 可持续在血中循环，并沉淀在局部毛细血管壁，可引发血管和组织的炎性损伤（图 8 - 4）。

```
                抗原 ───→ 机体 ───→ 抗体（IgG、IgA、IgM）
                  │                    │
                  └──────────┬─────────┘
                             ↓
                    中等大小的可溶性IC
                             ↓
                    沉积于血管壁基底膜
                             ↓
                        激活补体
                             ↓
  嗜碱性粒细胞脱颗粒 ←─── C3a、C5a、C567 ───→ 激活凝血系统、
         │                   │                 血小板凝聚
         ↓                   ↓                    │
   释放血管活性物质        中性粒细胞浸润           ↓
         │                   │                  血栓形成
         ↓                   ↓                    │
   局部充血、水肿        吞噬IC、释放溶酶体酶        ↓
                             │             局部缺血、出血
                             ↓
                      局部组织坏死
```

图 8 - 4　Ⅲ型超敏反应发生机制

（一）中等大小可溶性免疫复合物的形成和沉积

IC 的形成与下列因素有关。

1. 抗原物质在体内的持续存在　如持久和反复的病原微生物感染、肿瘤细胞释放或脱落的抗原、系统性红斑狼疮的核抗原持久存在等。这些情况是形成一定数量 IC 持久存在的重要原因。

2. 抗原和抗体比例及抗原性质　颗粒性抗原、高亲和力抗体或抗原、抗体比例适宜时，常形成不溶性大分子 IC，易被单核 – 巨噬细胞吞噬清除；当可溶性抗原量过多，抗体亲和力低，量又不足时，形成可溶性小分子 IC，易从肾小球滤除；但如果可溶性抗原量稍微大于抗体量，且抗体为中等亲和力抗体时，常形成中等大小（约 19S）的可溶性 IC，既不易被吞噬也不易滤除，但易沉积致病。

3. 血管通透性增加　IC 激活补体产生 C3a、C5a，诱导嗜碱性粒细胞、血小板等释放血管活性物质，使血管通透性增加，有利于 IC 沉积在血管壁的血管内皮细胞之间。

中等大小可溶性 IC 易沉积在肾小球、关节、心肌等血压较高的毛细血管迂回曲折处或抗原进入部位，因此，这些部位是Ⅲ型超敏反应常见病变部位。

（二）中等大小可溶性免疫复合物的致病机制

IC 若长时间沉积于局部，可通过以下方式引起免疫损伤。

1. 激活补体产生趋化因子　C3a 和 C5a 可吸引中性粒细胞并使其释放多种溶酶体酶，在溶解破坏 IC 的同时，损伤血管基底膜及邻近组织。这种方式是引起炎症反应和组织损伤的主要原因。

2. 激活补体产生炎症介质　C3a、C5a 和 C4a 可诱导嗜碱性粒细胞和肥大细胞脱颗粒，释放组胺等炎症介质，使血管通透性增加，IC 进一步沉积，加重局部炎症反应。

3. 激活补体产生过敏毒素（C3a、C5a）及 C3b　引起血小板聚集，使血小板活化，促使释放组胺等炎性介质，使血管通透性增强，进而激活凝血系统，形成微血栓，造成局部缺血、出血。

二、临床常见疾病

（一）局部免疫复合物病

抗原物质在入侵局部与体内已产生的相应抗体结合形成 IC，导致局部病变。

1. Arthurs 反应　Arthurs 于 1903 年发现，给家兔皮下多次注射马血清后，注射局部出现红肿、出血和坏死等剧烈炎症反应，称 Arthurs 反应。其机制是多次注射异种蛋白刺激机体产生大量抗体，局部注射的抗原与相应抗体结合形成 IC，沉积在局部血管基底膜，导致病理损伤。

2. 人类局部免疫复合物病（类 Arthurs 反应）　1 型糖尿病患者需反复注射胰岛素，体内可产生过量抗胰岛素抗体，再次注射胰岛素可在局部出现类似 Arthurs 反应的变化。长期大量吸入植物性或动物性蛋白质以及真菌孢子，可引起变态反应性肺泡炎或间质性肺泡炎，也属此类反应。

（二）全身免疫复合物病

1. 初次注射血清病　治疗破伤风、白喉等外毒素性疾病时，需要早期大剂量注射抗毒素（动物免疫血清）。有些患者在注射后 1~2 周，出现发热、皮疹、淋巴结肿大、关节肿痛和蛋白尿等表现，称血清病。这是由于患者已产生的抗动物血清抗体与体内残留的抗毒素结合形成的 IC，沉积于皮肤、关节、肾小球等部位，引起Ⅲ型超敏反应。此情况多见于初次注射，血清病具有自限性，随着时间推移，抗原逐渐被清除，疾病可自行恢复。大剂量应用青霉素、磺胺等药物也可引起血清病样反应。

2. 肾小球肾炎　以 A 群链球菌感染后最多见。患者可在链球菌感染后 2~3 周后发病。这是链球菌可溶性抗原（M 蛋白）与相应抗体形成的中等大小可溶性 IC，沉积于肾小球基底膜，引起局部炎症损伤所致。葡萄球菌、肺炎链球菌、乙型肝炎病毒或疟原虫等感染后也可发生此类病变。

3. 类风湿关节炎　发病机制是在病毒或支原体持续感染的情况下，机体 IgG 类抗体发生变性，继而刺激机体产生抗变性 IgG 的 IgM 类自身抗体，即类风湿因子。类风湿因子与变性的 IgG 结合成中等大小可溶性 IC，沉积在关节滑膜毛细血管壁上，引起炎症损伤。

4. 系统性红斑狼疮　患者体内出现多种自身抗体，如抗核抗体（即抗各种核酸和核蛋白抗体的总称）。自身抗体与自身成分结合成中等大小可溶性 IC，沉积在全身多处血管基底膜，导致多组织、多器官免疫损伤，表现为全身多器官进行性损害，严重者可致死亡。

第四节　Ⅳ型超敏反应

Ⅳ型超敏反应是致敏 T 细胞受到抗原再次刺激造成的免疫病理过程，此型超敏反应特点为：①发生较慢，当机体再次接受相同抗原刺激后，通常需经 24~72 小时方出现炎症反应，又称迟发型超敏反应；②由 T 细胞介导；③病变多在变应原进入的机体部位发生；④组织学变化是以单个核细胞（淋巴细胞和单核细胞）浸润为主的炎症反应；⑤无明显的个体差异。

一、发生机制

（一）致敏阶段

引起Ⅳ型超敏反应的抗原主要有病原生物（胞内寄生菌、病毒、寄生虫、真菌）和人的细胞抗原（肿瘤细胞、移植细胞）等。进入体内的抗原经 APC 加工处理后，以抗原肽 – MHC – Ⅰ/Ⅱ类复合物的形式提呈给 CD8⁺T 细胞和 CD4⁺T 细胞，两者经活化、增殖、分化成为效应 Th1 细胞、Tc 细胞（CTL）和记忆 T 细胞，而使机体致敏。此阶段需 1~2 周。

（二）效应阶段

当致敏 T 细胞再次与 APC 或靶细胞表面相应抗原肽接触时，Th1 细胞释放 TNF - β、IFN - γ 和 IL - 2 等细胞因子，在发挥免疫作用的同时，造成局部以单核 - 巨噬细胞、淋巴细胞浸润为特征的炎症反应和组织损伤。CTL 通过释放穿孔素和颗粒酶，并通过 FasL/Fas 途径，引起靶细胞的溶解和凋亡。

Ⅳ型超敏反应无抗体和补体参加，由 T 淋巴细胞介导，故又称细胞介导型超敏反应。

二、临床常见疾病

（一）传染性超敏反应

胞内寄生病原体可使机体发生Ⅳ型超敏反应。细胞内感染的病原体（如胞内寄生菌、病毒、某些寄生虫和真菌等）可刺激机体产生细胞免疫应答，但在清除病原体或阻止病原体扩散的同时，可因产生迟发型超敏反应而致组织严重炎性损伤。例如，肺结核患者对结核分枝杆菌产生的迟发型超敏反应，可造成以大量单个核细胞浸润为主的炎症病变，病变组织出现干酪样坏死、肺空洞等，但病灶局限不易扩散。

（二）接触性皮炎

有些个体在接触了油漆、染料、塑料、农药、化妆品或磺胺药等小分子物质后，这些半抗原物质会与体内蛋白结合成完全抗原，经朗格汉斯细胞摄取并提呈给 T 细胞，使其活化、分化为致敏 T 细胞和记忆 T 细胞，使机体致敏。当该个体再次接触相同变应原 24 小时以后，接触部位出现红斑、丘疹、水疱等皮炎症状，48～96 小时达高峰，严重者可出现剥脱性皮炎。

（三）移植排斥反应

进行同种异体器官或组织移植后，由于供体、受体双方组织相容性抗原不完全相同，会发生排斥反应，最终导致移植物坏死脱落，称移植排斥反应。为减轻或延缓移植排斥反应，通常在移植术后需大剂量、长期使用免疫抑制剂。

超敏反应从发生机制上可分为Ⅰ型、Ⅱ型、Ⅲ型、Ⅳ型，但在实际中，同一变应原可引起不同的反应类型，而相似的临床表现也可由不同的变应原引起；临床上遇到的超敏反应性疾病常常不是单一型的，而往往是以某一型损伤为主的混合表现。

目标检测

答案解析

一、选择题

（一）单选题

1. 关于超敏反应，叙述正确的是（　　）
   - A. 均有个体差异
   - B. 是异常的免疫应答
   - C. 均可导致组织损伤
   - D. 均有补体参加
   - E. 均有效应 T 细胞参与

2. 关于Ⅱ型超敏反应，叙述错误的是（　　）
   - A. 参与的抗体为 IgG、IgM
   - B. 激活补体，引起细胞溶解
   - C. 抗体促进巨噬细胞的吞噬作用
   - D. 补体吸引中性粒细胞，释放溶酶体，引起炎症反应
   - E. NK 细胞参与引起细胞损伤

3. 参与Ⅰ型超敏反应的细胞是（　　）

    A. 中性粒细胞　　　　　　B. 致敏淋巴细胞　　　　　C. 巨噬细胞

    D. NK 细胞　　　　　　　E. 肥大细胞和嗜碱性粒细胞

4. 关于过敏性休克，叙述正确的是（　　）

    A. 由 IgA 介导　　　　　　B. 依赖于补体　　　　　　C. 由 IgM 介导

    D. 由 IgE 介导　　　　　　E. 由 IgG 介导

5. 由Ⅱ型超敏反应引起的疾病是（　　）

    A. 急性荨麻疹　　　　　　B. 过敏性胃肠炎　　　　　C. 新生儿溶血病

    D. 类风湿关节炎　　　　　E. 过敏性休克

6. 由Ⅳ型超敏反应引起的疾病是（　　）

    A. 移植排斥反应　　　　　B. 过敏性胃肠炎　　　　　C. 新生儿溶血病

    D. 类风湿关节炎　　　　　E. 甲状腺功能亢进

7. 由Ⅲ型超敏反应引起的疾病是（　　）

    A. 移植排斥反应　　　　　B. 过敏性胃肠炎　　　　　C. 新生儿溶血病

    D. 类风湿关节炎　　　　　E. 接触性皮炎

8. 有补体参与的超敏反应是（　　）

    A. Ⅰ型超敏反应　　　　　B. Ⅱ型超敏反应　　　　　C. Ⅲ型超敏反应

    D. Ⅳ型超敏反应　　　　　E. Ⅱ型超敏反应与Ⅲ型超敏反应

（二）多选题

9. 由Ⅰ型超敏反应引起的疾病是（　　）

    A. 急性荨麻疹　　　　　　B. 过敏性胃肠炎　　　　　C. 类风湿关节炎

    D. 新生儿溶血病　　　　　E. 过敏性休克

10. 关于Ⅰ型超敏反应，叙述错误的是（　　）

    A. 有补体参加　　　　　　B. 常造成组织细胞损伤　　C. 第一次接触过敏原即可发生

    D. 反应发生快，消退也快　E. 无明显的个体差异

二、思考题

简述Ⅰ型超敏反应的特点、发生机制及常见疾病。

（张　丽）

书网融合……

本章小结　　　　　　　微课　　　　　　　题库

第九章　免疫学应用

PPT

◉ 学习目标

1. 通过本章学习，重点把握人工免疫的概念、类型及特点；常用生物制品的特点及实际应用。

2. 学会运用所学的知识，认识到免疫预防在疾病预防中的重要性、必要性以及免疫治疗、检测在临床上的应用。

随着现代免疫学及分子生物学等相关学科的发展，免疫学理论和技术在预防医学、临床医学中得到了广泛应用，也取得了卓著的成效。新型疫苗、免疫治疗新方法的研究方兴未艾，显现出广阔的应用前景；免疫学检测技术的不断发展和完善，为疾病的诊断、预后判断、防治和药物疗效评价等提供了有效的方法和手段。

≫ 情境导入

情景描述　患儿，女，6岁。虽天真可爱，但看起来面色有些萎黄，最近吃饭也没有之前快。前日入学体检，被检出乙肝表面抗原（+），转氨酶高于正常。医生询问父母是否为患儿接种过乙肝疫苗，父母称当时因害怕打疫苗会引起不良反应，所以还有两针乙肝疫苗故意没有去接种。经医生解释接种疫苗的重要性后，患儿父母懊悔不已。

讨论　1. 孩子出生后，为什么要接种疫苗？

2. 学龄儿童需要接种哪些疫苗？

第一节　免疫预防 🄴 微课

免疫预防（immunoprophylaxis）是应用免疫学原理，采用人工免疫的方法，使机体获得特异性免疫能力，对疾病进行预防。机体获得特异性免疫保护的途径有两条。一是自然免疫，是指在自然状况下获得的免疫，分为自然主动免疫（如病原体感染）和自然被动免疫（如新生儿从母乳中获得 sIgA）。二是人工免疫（artificial immunization），它是用人工的方法将抗原（疫苗、类毒素等）或抗体（免疫血清、丙种球蛋白等）输入机体，建立特异性免疫保护以及预防疾病，也分为人工主动免疫和人工被动免疫两种（表9-1）。

表9-1　自然免疫与人工免疫的特点比较

比较项目	自然免疫	人工免疫
获得方式	自动获得	人为获得
分类	自然主动：患传染病、隐性感染	人工主动：疫苗、类毒素
	自然被动：经胎盘、初乳获得	人工被动：抗毒素、丙种球蛋白

免疫预防属于人工免疫，依据输注的成分不同而分为人工主动免疫（artificial active immunization）和人工被动免疫（artificial passive immunization）。两者有着本质的不同。

一、人工主动免疫

人工主动免疫是运用经处理的抗原来诱导机体产生特异性免疫的方法。通常将输注的抗原刺激物统称为"疫苗"。现代疫苗已突破预防感染范围，扩大到治疗，并发展了对肿瘤等非传染性疾病的预防新方法。

（一）疫苗的基本要求

1. 安全性 安全性是疫苗的最基本要求，灭活疫苗要彻底，并无其他微生物及无关蛋白分子、毒素的污染；减毒活疫苗要求遗传性状稳定，无回复突变及致癌性。

2. 高效性 疫苗还应具备有效性和较强的免疫原性，接种后能使大多数接种者产生免疫保护作用，增强群体的抗感染能力。

3. 实用性 疫苗还需要有实用性，接种程序简单、易于保存运输、接种后无明显不良反应。

（二）疫苗的种类

1. 灭活疫苗（inactivated vaccine） 又称死疫苗，是选用免疫原性强的病原体，经人工大量培养后用理化方法灭活制成。灭活疫苗在体内不能繁殖，故接种剂量大，需多次（2~3次）接种。灭活疫苗的优点是安全、易于保存。常见的灭活疫苗有伤寒、乙脑、百日咳、霍乱、流感、狂犬病等的疫苗。

2. 减毒活疫苗（live-attenuated vaccine） 是用人工定向变异的方法筛选出来的减毒或无毒力的活的病原微生物制成。减毒活疫苗接种类似于隐性感染，对机体免疫作用强，可以诱导体液免疫和细胞免疫，一般只需接种1次，免疫效果好且持久；但减毒活疫苗稳定性差，不易保存，有回复突变的可能。免疫缺陷者和孕妇不宜接种减毒活疫苗。常见的减毒活疫苗有麻疹、风疹、脊髓灰质炎、腮腺炎、水痘等的疫苗。

3. 类毒素（toxoid） 是用细菌的外毒素经0.3%~0.4%甲醛处理后制成，失去毒性，保留了免疫原性，接种后能诱导机体产生抗毒素。常用制剂有破伤风类毒素、白喉类毒素等。

4. 亚单位疫苗（subunit vaccine） 是提取病原微生物中可刺激机体产生保护性免疫的抗原成分，去除病原微生物中与激发保护性免疫无关的成分所制备的疫苗。如从乙型肝炎病毒表面抗原阳性者血浆中提取表面抗原，可制备乙型肝炎亚单位疫苗。

5. 基因工程疫苗 利用DNA重组技术将病原微生物中编码保护性免疫的抗原基因（目的基因）与载体重组后导入宿主细胞，目的基因表达产生大量抗原，制备成基因工程疫苗。如乙肝基因工程疫苗等。

（三）计划免疫

计划免疫（planed immunization）是根据特定传染病的疫情监测和人群免疫状况分析，按照规定的免疫程序有计划地进行人群免疫接种，以提高人群免疫水平，达到控制直至消灭相应传染病的重要措施。免疫程序的制定是实施计划免疫的重要内容，严格按照程序接种是有效控制传染病的重要手段。

免疫程序包括儿童基础免疫及成人和特殊职业、特殊地区人群的免疫程序。儿童基础免疫程序包括接种疫苗种类、次数、年龄或月龄、间隔时间、剂量等。目前，我国实施的儿童计划免疫程序见表9-2。

表9-2　我国儿童计划免疫程序

年龄	疫苗
出生时	卡介苗$_1$、乙肝疫苗$_1$
1个月	乙肝疫苗$_2$
2个月	脊髓灰质炎疫苗$_1$
3个月	脊髓灰质炎疫苗$_2$、百白破$_1$
4个月	脊髓灰质炎疫苗$_3$、百白破$_2$
5个月	百白破$_3$
6个月	乙肝疫苗$_3$、A群流脑$_1$
8个月	麻疹疫苗$_1$、乙脑疫苗
9个月	A群流脑$_2$
1.5~2岁	百白破$_4$、脊髓灰质炎疫苗$_4$、乙脑疫苗$_2$
4岁	脊髓灰质炎疫苗$_5$
7岁	卡介苗$_2$、麻疹疫苗$_2$、百破二联疫苗

注：疫苗后的数字表示接种次数。

💡 **素质提升**

预防接种宣传日

　　每年的4月25日，是全国预防接种宣传日。中华人民共和国成立之初，人均期望寿命只有35岁。20世纪50年代，脊髓灰质炎、白喉、麻疹、百日咳、乙脑等对人群特别是儿童危害重大的传染病广泛流行，具有发病率高、致残率高、死亡率高和周期性流行的特点。针对上述危害人民健康的重大卫生问题，国家采取了一系列重大举措来预防与控制传染病的发生与流行，其中最重要的就是开展预防接种。经过70多年的努力，我国在预防接种领域取得了显著成效。2019年，含呼吸道结核在内的传染病死亡人数从解放初期的第一位降至第十位。此外，预防接种不但在儿童中开展，也在成人、老年人群中开展，尤其是成人类疫苗，不断有新的品种推出，如可预防宫颈癌的HPV疫苗、预防带状疱疹的带状疱疹疫苗等。

二、人工被动免疫

　　人工被动免疫是给机体输注免疫效应物质（特异性抗体、细胞因子、免疫细胞等）制剂，直接发挥免疫作用，其获得免疫力迅速，多用于疾病的紧急预防或治疗。主要制剂如下。

（一）抗毒素

　　抗毒素（antitoxin）是用细菌外毒素或类毒素免疫动物制备的免疫血清，具有中和外毒素毒性的作用。一般临床所用抗毒素为免疫马血清，该制剂对人来说是异种蛋白，可诱发Ⅰ型超敏反应，使用前应做皮试。常用的有破伤风抗毒素及白喉抗毒素等。

（二）人免疫球蛋白制剂

　　1. 非特异性丙种球蛋白制剂　是从健康人血浆和胎盘血中分离制成的丙种球蛋白。多数成人已隐性或显性感染过麻疹病毒、脊髓灰质炎病毒、甲型肝炎病毒等病原体，血浆含有相应抗体，因此，该类制剂主要用于这些病毒性疾病的预防。

　　2. 特异性免疫球蛋白制剂　来源于恢复期患者血浆，含有针对某种病原体的高效价抗体，用于特定病原微生物感染的预防，如抗乙型肝炎病毒免疫球蛋白、SARS 患者恢复期血清等，免疫效果好，与一般抗毒素相比，对机体的保护时间更长。

人工主动免疫与人工被动免疫的比较见表 9-3。

表 9-3　人工主动免疫与人工被动免疫的比较

项目	人工主动免疫	人工被动免疫
输入物质	抗原	抗体为主
接种次数	多，1~3 次	少，1 次
免疫力产生时间	慢，2~3 周	立即生效
免疫力维持时间	长，数月至数年	短，2~3 周
用途	预防	紧急预防或治疗

第二节　免疫治疗

免疫治疗（immunotherapy）是指通过免疫制剂或免疫调节药物使机体获得免疫调节或免疫重建，以达到治疗疾病的目的。

免疫治疗的分类方法很多。根据其对机体免疫功能的影响，分为免疫增强疗法和免疫抑制疗法；根据治疗特异性，分为特异性免疫治疗和非特异性免疫治疗；根据治疗所用制剂，分为主动免疫治疗和被动免疫治疗。

一、免疫调节

免疫调节是指用物理、化学和生物学手段调节机体的免疫功能，使原有的免疫功能增强或减弱，主要包括免疫增强疗法和免疫抑制疗法。

（一）免疫增强疗法

利用增强、促进和调节机体免疫功能的生物或非生物制剂，通过不同方式增强机体的免疫功能，又称生物应答调节剂，主要包括治疗性疫苗、单克隆抗体、细胞因子、化学合成药物和中草药成分，此疗法适用于感染、肿瘤、免疫缺陷病等。临床常用的免疫增强剂主要有以下几种。

1. 抗毒素　是经类毒素免疫动物后提取纯化的多克隆抗体免疫血清，主要用于治疗和紧急预防外毒素所致的疾病。如白喉抗毒素、破伤风抗毒素等。

2. 丙种球蛋白　含有多种病原体的抗体，这些制剂主要用于预防麻疹、传染性肝炎等疾病以及治疗丙种球蛋白缺乏症患者。

3. 抗病毒免疫血清　是指经病毒的人工免疫或自然感染痊愈后的血清，如抗麻疹免疫血清、抗狂犬病免疫血清、抗乙型脑炎免疫血清和 SARS 患者恢复期血清等。这些血清可用于特定传染病的预防和治疗。

4. 细胞因子　是机体免疫细胞和一些非免疫细胞产生的一组具有广泛生物活性的调节因子，临床应用的细胞因子主要有干扰素（IFN）、白细胞介素 2（IL-2）、集落刺激因子（CSF）等。

5. 化学合成药物　一些化学合成药物具有明显的免疫刺激作用，能通过不同途径增强机体免疫功能。例如：①左旋咪唑（levomisole）能激活吞噬细胞、促进 T 细胞产生 IL-2 等细胞因子、增强 NK 细胞的活性等；②西咪替丁（cimetidine）可以阻止组胺对 Tr 细胞的活化作用，增强机体的免疫功能。

6. 微生物制剂　①卡介苗（BCG）具有很强的非特异性免疫刺激作用，目前已用于多种肿瘤的免疫治疗。②短小棒状杆菌可以非特异地增强机体免疫功能。BCG 和短小棒状杆菌都具有激活巨噬细胞和 NK 细胞等固有免疫细胞的作用。

7. 中药制剂　香菇、灵芝等的多糖成分有明显的非特异免疫增强作用，可以促进淋巴细胞的分裂、增殖并产生多种细胞因子。黄芪、人参、枸杞子、刺五加等都有明显的免疫增强作用。中药方剂，如某些补肾益精、活血化瘀、健脾益气类中药方剂有一定的免疫增强功能。

（二）免疫抑制疗法

免疫抑制疗法是以各种制剂与手段抑制免疫应答的治疗形式，包括：化学合成药物，如糖皮质激素、环磷酰胺、硫唑嘌呤；微生物制剂，如环孢素 A（cyclosporin A，CsA）和 FK – 506（土壤真菌产生，可选择性地作用于 T 细胞）等。此外，一些中药具有不同程度的免疫抑制作用，如雷公藤多苷是效果较为肯定的免疫抑制剂，能防治移植排斥反应。

二、免疫重建

免疫重建是将免疫功能正常个体的造血干细胞或淋巴细胞移植给患有免疫功能缺陷的个体，使后者的免疫功能得到全部或部分恢复。

（一）骨髓移植

骨髓移植是取患者自身或健康人的骨髓回输给患者，让骨髓中的干细胞进入患者体内定居、分化、繁殖，帮助患者恢复造血能力和产生免疫力的一种治疗方法，此法可治疗免疫缺陷病、再生障碍性贫血及白血病等。常用的骨髓移植主要有三种类型。

1. 自体骨髓移植　白血病患者大剂量照射或化疗后输入自体的骨髓细胞，其中的造血干细胞可以迅速增殖分化成为各系血细胞（包括淋巴细胞），重建机体的造血系统和免疫系统。

2. 异体骨髓移植　异体骨髓移植供者与受者的 HLA 配型必须相同才能成功，否则会发生排斥反应，其中最严重者为移植物抗宿主反应（GVHR）。

3. 脐血干细胞移植　脐血干细胞免疫原性较弱，来源方便，脐血干细胞移植可以部分代替同种异体骨髓移植。

（二）免疫效应细胞

1. 同种淋巴细胞被动转移（passive transfer of lymphocytes）　是将有细胞免疫力的供者淋巴细胞（主要是致敏的 T 淋巴细胞）输给受者，使之在其体内繁殖，以产生细胞免疫力。此法可治疗细胞免疫缺陷症。

2. 自体免疫效应细胞过继免疫疗法　目前以细胞为基础的免疫治疗已在临床开展用于肿瘤的治疗。其中，自身免疫效应细胞过继免疫疗法作为第三类医疗技术开展临床应用，该法取患者自体淋巴细胞，经体外增殖、激活后回输，使效应细胞在患者体内发挥抗肿瘤作用。

第三节　免疫学检测

免疫学检测即应用免疫学方法检测病原体、疾病相关因子或评估机体免疫功能状态。免疫学检测具有高度的特异性和敏感性，包括抗原和抗体检测、免疫细胞检测，在临床诊断、病情分析监测和预后判断等方面有重要意义。

一、抗原或抗体的检测

（一）抗原或抗体的检测原理

抗原或抗体的检测原理是基于抗原与相应抗体可发生特异性结合的特性。用已知的抗体与待检样品混合，经过一段作用时间，若有 IC 形成，则说明待检样品中有相应的抗原存在。同理，也可用已知的抗原检测样品中相应的抗体。

（二）抗原或抗体的检测方法

抗原或抗体的检测方法分为凝集反应、沉淀反应和免疫标记技术等。

1. 凝集反应（agglutination） 颗粒性抗原或吸附于反应颗粒表面的可溶性抗原（或抗体）与相应抗体（或抗原）结合，出现肉眼可见的凝集物的现象称为凝集反应。主要类型有以下几种。

（1）直接凝集反应 是指颗粒性抗原（细菌或红细胞）与相应抗体结合出现的凝集现象（图 9-1）。直接凝集反应有玻片法和试管法两种。玻片法为定性试验，可用于细菌鉴定和 ABO 血型鉴定。试管法为半定量检测试验，如肥达反应，用于伤寒病的特异性诊断。

抗体　　　　抗原　　　　　　　凝集

图 9-1　直接凝集反应

（2）间接凝集反应 是指将抗原（或抗体）结合在载体颗粒表面，与相应抗体（或抗原）反应出现凝集物的现象（图 9-2）。常用的载体颗粒有人"O"型血红细胞、绵羊及家兔红细胞、活性炭及聚苯乙烯乳胶颗粒等。如将能形成间接凝集反应的适宜浓度的抗原载体颗粒与相应抗体制成诊断试剂，并在两者结合以前加入待检的可溶性抗原，使原来可形成的凝集现象被抑制，这种反应称为间接凝集抑制反应（图 9-3）。如临床应用的妊娠免疫试验等。

抗体　　　　致敏颗粒　　　　　　凝集

图 9-2　间接凝集反应

抗体　　　　致敏颗粒　　可溶性抗原　　　凝集

图 9-3　间接凝集抑制反应

2. 沉淀反应（precipitation） 是指可溶性抗原（如血清蛋白质、细胞浸出液）与相应抗体在两者比例合适时结合，形成较大的不溶性 IC，从而出现肉眼可见的沉淀物的反应。基于沉淀反应原理的检测方法有多种。

（1）单向琼脂扩散试验　将一定量已知抗体混合于琼脂凝胶中制成琼脂板，在适当位置打孔后，将稀释成不同浓度的抗原依次加入各孔中，使其随着浓度梯度扩散。抗原在扩散过程中与凝胶中的抗体相遇，形成以抗原孔为中心的沉淀环，环的直径与抗原含量呈正相关。此法常用于测定血清 IgG、IgM、IgA 和补体的含量。

（2）双向琼脂扩散试验　将抗原与抗体分别置于琼脂凝胶的对应孔中，两者自由向四周扩散并相遇，在比例合适处形成沉淀线。如果反应体系含两种以上的抗原－抗体系统，则小孔间可出现两条以上的沉淀线。本法常用于抗原或抗体的定性检测、组成分析以及两种抗原的相关性分析（图 9－3）。

（3）对流免疫电泳（counter immunoelectrophoresis，CIEP）　是将双向扩散和电泳技术相结合的检测方法。将琼脂板放入电泳槽内，在电场中进行双向免疫扩散，于负极侧的孔内加入抗原，正极侧的孔内加入抗体。通电后，抗原带负电荷向正极泳动，抗体分子因分子量大，受琼脂中的电渗作用而向负极移动。向相对方向运动的抗原、抗体相遇后形成 IC，并在两孔间形成沉淀线。此反应的敏感性比双向琼脂扩散试验高，所需时间短。

3. 免疫标记技术　是用荧光素、酶或放射性核素等标记物标记抗体或抗原进行的抗原－抗体反应，是目前应用最广泛的免疫学检测技术之一。其优点是快速、可定性或定量测定，极大提高了免疫学检测的敏感性。它与显微技术结合能对组织或细胞内的待测物质进行精确定位。常用技术如下。

（1）免疫荧光技术（immunofluorescence）　以荧光素标记抗原或抗体，与相应的抗体或抗原反应，置于荧光显微镜下观察结果。较常用的荧光素有异硫氰酸荧光素（FITC）和藻红蛋白（PE）。主要方法有直接法和间接法。目前，免疫荧光技术广泛应用于细菌、病毒、螺旋体等感染疾病的诊断，也用于免疫细胞膜分子（CD 分子）的检测和自身免疫病的抗核抗体的检测。

（2）酶免疫技术（enzyme immunoassay，EIA）　是将抗原－抗体反应的特异性与酶对底物的高效催化作用结合起来，通过酶作用于底物后的显色判断试验结果的检测技术。常用的方法是酶联免疫吸附试验，常用的酶有辣根过氧化物酶（HRP）和碱性磷酸酶（AP）。

酶联免疫吸附试验（enzyme linked immunosorbent assay，ELISA）是 EIA 中应用最广的技术。其基本方法是将已知的抗原或抗体吸附在固相载体（聚苯乙烯微量反应板）表面，使抗原－抗体反应在固相表面进行。常用的方法有间接法（检测抗体）、夹心法（检测抗原）、竞争法（既可检测抗原，也可检测抗体）等。ELISA 具有敏感性高、操作简便、用途广泛等特点，目前在临床上多用于检测多种病原体的抗原或抗体、血液及其他体液中的微量蛋白成分、细胞因子等。

（3）放射免疫测定法（radioimmunoassay，RIA）　是应用放射性核素标记抗原或抗体进行免疫学检测的技术。通过测定抗原－抗体结合物的放射活性来判断结果。本测定法敏感性高，可用于测定极微量的痕迹抗原，常用于微量激素如胰岛素、甲状腺素、生长激素等、IgE 及血药浓度如吗啡、地高辛等药物的测定。

（4）化学发光免疫技术（chemiluminescence immunoassay，CLIA）　是将化学发光分析的高灵敏度和抗原－抗体反应的高度特异性相结合，而建立的检测抗原或抗体的技术。该方法的标记物为非放射性物质，还可以进行全自动化分析，具有快速、简便、灵敏、特异等特点，广泛应用于各种激素、药物及其他微量生物活性物质的测定。

（5）免疫金标记技术（immunogold labeling technique）　以胶体金颗粒为标记物检测未知的抗原或抗体。胶体金颗粒具有高电子密度的特性，当颗粒大量聚集时，肉眼可见红色或粉红色斑点。常用的方法有斑点免疫金渗滤试验和斑点免疫金层析试验。免疫金标记技术具有简单、快速、准确和无污染等优点。可利用斑点免疫金层析试验检测尿中的 HCG，作为妊娠的早期诊断。

二、免疫细胞功能检测

检测免疫细胞的数量及功能是检测机体免疫状态的重要手段，对免疫缺陷病、自身免疫病、肿瘤等的辅助诊断、判断预后、疗效观察等有帮助。主要检测方法有以下几种。

（一）T 细胞的检测

1. T 细胞亚群的检测　常用流式细胞仪（flowcytometry）检测 T 细胞亚群。外周血 T 淋巴细胞亚群平均正常值为：CD3$^+$T 细胞 60% ~ 80%，CD4$^+$T 细胞 55% ~ 60%，CD8$^+$T 细胞 20% ~ 30%，CD4$^+$T/CD8$^+$T 细胞一般为 2:1。

2. T 细胞功能测定

（1）T 细胞增殖试验　体外培养的 T 细胞经植物血凝素（PHA）、刀豆蛋白 A（Con – A）等丝裂原或抗 CD3 单克隆抗体等刺激后，可转化为淋巴母细胞。其转化率与该细胞的免疫功能呈正相关。

（2）细胞毒试验　CTL、NK 细胞对靶细胞有直接杀伤作用，可根据待检效应细胞的性质，选用相应的靶细胞，如肿瘤细胞、移植供体细胞等，测定其杀伤活性。

（二）B 细胞的检测

1. B 细胞增殖试验　B 细胞受 PWM 等刺激后，可发生增殖反应，孵育一定时间后，检测抗体形成细胞的数量。体液免疫功能缺损患者对 PWM 刺激的反应降低，产生抗体分泌细胞数显著减少。

2. 溶血空斑形成试验　其原理是取经绵羊红细胞免疫的脾脏淋巴细胞，与绵羊红细胞共育，然后加入补体，在补体的参与下，绵羊红细胞被溶解，形成空斑，通过计数空斑数反映产生特异性抗体形成细胞的数量。

免疫学检测技术是临床诊断的重要组成部分，根据疾病的特征选择合适的免疫检测指标，对疾病的特异性诊断、治疗方案的确定、疗效的监控、预后判定等均具有重要意义。

目标检测

答案解析

一、单选题

1. 患病后获得对该病的抵抗力属于（　　）

    A. 自然被动免疫　　　　　B. 自然主动免疫　　　　　C. 人工主动免疫

    D. 人工被动免疫　　　　　E. 过继免疫

2. 下列关于人工主动免疫的描述中，正确的是（　　）

    A. 输入抗原性物质　　　　B. 需较长潜伏期　　　　　C. 免疫力持久

    D. 多用于疾病预防　　　　E. 多用于紧急预防或治疗

3. 与死疫苗相比，活疫苗不具有的特点是（　　）

    A. 接种次数少　　　　　　B. 稳定性差　　　　　　　C. 免疫效果较好

    D. 容易保存　　　　　　　E. 易突变

4. 胎儿从母体获得 IgG 属于（　　）

    A. 过继免疫　　　　　　　B. 人工被动免疫　　　　　C. 自然被动免疫

    D. 人工主动免疫　　　　　E. 自然主动免疫

5. 下列可用免疫增强剂治疗的疾病是（ ）

    A. 恶性肿瘤和自身免疫病

    C. 恶性肿瘤和免疫缺陷病

    E. 免疫缺陷病和超敏反应

    B. 恶性肿瘤和超敏反应

    D. 恶性肿瘤和移植排斥反应

6. 下列不可用免疫抑制剂治疗的疾病是（ ）

    A. 艾滋病

    D. 超敏反应性疾病

    B. 类风湿关节炎

    E. 抗移植物排斥反应

    C. 系统性红斑狼疮

二、思考题

简述人工主动免疫和人工被动免疫的区别。

（余明明）

书网融合……

本章小结

微课

题库

第二篇　医学微生物学

第十章　细菌的生物学性状 ℮微课

PPT

◎ 学习目标

1. 通过本章学习，重点把握细菌的大小、形态、结构及在人体的分布；细菌生长繁殖条件与规律；细菌合成代谢产物及意义；正常菌群、消毒、灭菌的概念。
2. 学会运用细菌的形态学检查方法，解释细菌的常见变异现象及变异机制。

细菌属于原核细胞型微生物，由单细胞构成，体积小，结构简单，具有细胞壁和原始核质，无核膜和核仁，无真正意义上的细胞器。了解细菌的形态和结构，对于研究细菌的生理活动、致病性、免疫性以及鉴别细菌、诊断疾病和防治感染均具有重要意义。

≫ 情境导入

情景描述　一名护士为患者准备输液的过程中，突然发现注射用葡萄糖的瓶子底部有少许沉淀物，葡萄糖液呈现浑浊现象。

讨论　1. 该葡萄糖液还能使用吗？为什么？

2. 作为护理人员，工作中应如何避免药物制剂的污染？

第一节　细菌的形态与结构

一、细菌的大小与形态

细菌个体微小，需用显微镜放大数百倍至数千倍才能观察其形态结构，细菌大小通常以微米（μm）为单位。不同种类的细菌大小不一，同种细菌在不同生长时期的大小也存在差异。另外，环境条件也是影响细菌大小的因素之一。

细菌的形态多样，常见的有球形、杆形和螺形三种。因此，根据形态通常把细菌分为球菌、杆菌和螺形菌三大类（图10-1）。

1. 球菌　外观呈圆球形或近似球形，多数球菌直径在1μm左右。在标本或培养物中，球菌除形成分散的单个菌体外，有的还能形成独特的排列方式，如脑膜炎奈瑟菌成双排列，乙型溶血链球菌成链状排列，葡萄球菌成葡萄串状排列等。细菌的排列方式具有一定的鉴别意义。

2. 杆菌　种类较多，不同杆菌长短、粗细不一，形态、排列等特征也有差异。大的杆菌长3～

葡萄球菌　　　　　　　各种双球菌

链球菌　　　　四联球菌　　　　八叠球菌

球杆菌　　　　链杆菌　　　　弧菌　　　　螺菌

图 10 - 1　细菌的基本形态

10μm，如炭疽芽孢杆菌；中等大小的杆菌长 2 ~ 3μm，如大肠埃希菌；小的杆菌长仅 0.6 ~ 1.5μm，如布鲁菌。有的杆菌呈直杆状，有的菌体稍弯；菌体两端有的钝圆，有的平齐，有的尖细，有的末端膨大成棒状等。多数杆菌呈分散存在，也有的杆菌呈链状排列，称链杆菌；有的杆菌呈分枝生长趋势，称为分枝杆菌（如结核分枝杆菌）；有的菌体短小，近于椭圆形，称球杆菌。

3. 螺形菌　是指具有一个或数个弯曲的细菌。通常把只有一个弯曲，呈弧形或逗点状的细菌称为弧菌，如霍乱弧菌，弧菌菌体长 2 ~ 3μm；把有数个弯曲的细菌称为螺菌，如鼠咬热螺菌，螺菌菌体长 3 ~ 6μm。

二、细菌的结构

细菌为单细胞微生物，一个菌体即为一个细胞，其结构包括基本结构和特殊结构。基本结构是指所有细菌均具有的结构，包括细胞壁、细胞膜、细胞质和核质；特殊结构是某些细菌特有的结构，包括荚膜、鞭毛、菌毛和芽孢等。

（一）细菌的基本结构

1. 细胞壁　位于细菌细胞的最外层，是一种膜状结构，坚韧而富有弹性。细胞壁的主要功能有：①维持细菌的基本形态；②保护细菌抵抗低渗的外环境，让其能在通常低于自身内部渗透压的环境中生存；③细胞壁上有许多小孔，是菌体内外物质交换的通道，对细菌的代谢具有重要意义。

细胞壁的构造较为复杂，不同种类的细菌，其构造各有特点。若用革兰染色法可将细菌分为两大类，即革兰阳性菌和革兰阴性菌。这两类细菌的细胞壁构造存在较大差异，首先，它们的化学组分不一样；其次，各组分之间的构建形式也不一样。

革兰阳性菌的细胞壁主要由两种物质构成，即肽聚糖和磷壁酸，肽聚糖构成基本骨架，磷壁酸穿插于其中（图 10 - 2），整个细胞壁坚实而稳固；革兰阴性菌的细胞壁包括四种组分，即肽聚糖、脂蛋白、磷脂和脂多糖，通常把由脂蛋白、磷脂和脂多糖构成的部分称为外膜，所以革兰阴性菌的细胞壁也可以说由肽聚糖和外膜构成。革兰阴性菌细胞壁中的四种组分以分层的形式出现（图 10 - 3），而使整个细胞壁结构略显疏松，其牢固程度不如革兰阳性菌。

图 10 – 2　革兰阳性菌细胞壁结构示意图

图 10 – 3　革兰阴性菌细胞壁结构示意图

（1）细胞壁的基本成分　肽聚糖是细菌细胞壁的基本成分，为原核细胞所特有，它是一类复杂的糖肽多聚体，又称黏肽或糖肽。虽然革兰阳性菌和革兰阴性菌的细胞壁都含有肽聚糖，但其分子结构不同，含量及分布也存在较大差异。

革兰阳性菌的肽聚糖分子由聚糖骨架、四肽侧链和五肽交联桥连接而成。聚糖骨架是由 N – 乙酰葡萄糖胺和 N – 乙酰胞壁酸交替间隔排列，通过 β – 1,4 糖苷键连接而成；四肽侧链由 4 个氨基酸通过肽键连接而成，并从垂直面与聚糖链上的 N – 乙酰胞壁酸分子相连；五肽交联桥由 5 个甘氨酸组成，与相邻的四肽侧链连接，由于三种链状结构不在同一平面，构成了肽聚糖分子的三维立体空间结构（图 10 – 4a）。肽聚糖在革兰阳性菌细胞壁中的含量较高，多达 15 ~ 50 层，占细胞壁干重的 50% ~ 80%，构成了整个细胞壁的基本骨架。

革兰阴性菌的肽聚糖分子仅由聚糖骨架和四肽侧链连接而成，为简单的二维平面网状结构（图 10 –

4b）。其中的聚糖骨架与革兰阳性菌完全一样，而四肽侧链的氨基酸组成则与革兰阴性菌不同；革兰阴性菌的肽聚糖分子位于细胞壁的最里层（即靠近细胞膜的位置），且含量低，仅 1~3 层，占细胞壁干重的 10%~20%。

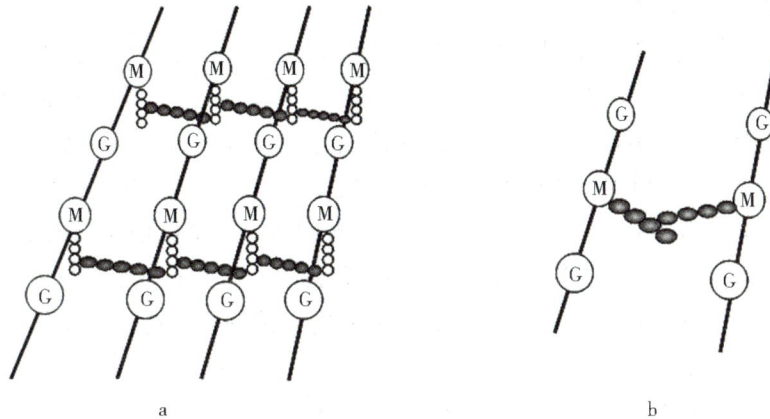

图 10-4　革兰阳性菌（a）与革兰阴性菌（b）肽聚糖结构示意图

（2）细胞壁的特殊成分　①磷壁酸：为革兰阳性菌细胞壁所特有，可分为壁磷壁酸和膜磷壁酸。壁磷壁酸穿插于肽聚糖层，一端与聚糖骨架中的胞壁酸连接，另一端游离于细胞壁外；膜磷壁酸又称为脂磷壁酸，一端连接于细胞膜，另一端穿过肽聚糖层延伸至细胞壁外。有些细菌的磷壁酸具有黏附宿主细胞的功能，与致病性有关。②外膜：革兰阴性菌的细胞壁结构较为复杂，除含有 1~3 层的肽聚糖分子外，尚有其特殊组分——外膜，约占细胞壁干重的 80%。外膜由脂蛋白、脂质双层和脂多糖三部分组成。脂多糖（lipopolysaccharide，LPS）是革兰阴性菌的内毒素成分，由脂质 A、核心多糖、特异性多糖三部分组成，脂质 A 是内毒素的毒性中心，因无种属特异性，而使不同细菌的内毒素具有相似的毒性作用。

革兰阳性菌和革兰阴性菌细胞壁结构的主要区别见表 10-1。

表 10-1　革兰阳性菌与革兰阴性菌细胞壁的差异

鉴别点	革兰阳性菌	革兰阴性菌
厚度	厚，20~80nm	薄，10~15nm
强度构建特点	较坚韧，磷壁酸穿插于肽聚糖中	较疏松，外膜覆盖于肽聚糖外
肽聚糖层数	多，15~50 层	少，1~3 层
肽聚糖含量	高，占 50%~80%	少，占 10%~20%
肽聚糖分子	三维立体空间结构	二维平面网状结构
肽聚糖分布	整个细胞壁	细胞壁内层

由于革兰阳性菌与革兰阴性菌的细胞壁结构显著不同，这两类细菌在染色性、免疫性、致病性及对药物的敏感性等方面都存在很大差异。如用革兰染色法染色后，革兰阳性菌显示蓝紫色，而革兰阴性菌则显示红色；革兰阳性菌对青霉素和溶菌酶敏感，而革兰阴性菌则不敏感，其原因在于青霉素可抑制肽聚糖分子中四肽侧链与五肽交联桥之间的连接，竞争细菌合成肽聚糖过程中所需的转肽酶。溶菌酶则可破坏肽聚糖分子中的聚糖骨架，革兰阳性菌由于整个细胞壁的基本骨架都是肽聚糖而容易遭到破坏，革兰阴性菌则由于细胞壁中肽聚糖的含量低且有外膜的保护作用而不易受影响。

2. 细胞膜　或称胞质膜，位于细胞壁与细胞质之间，是由磷脂双分子层和多种蛋白质组成的单位膜，厚约 7.5nm，柔韧致密，富有弹性。

细胞膜的主要功能如下。①与细胞壁共同完成细菌内外物质的转运。②细胞膜上具有多种与呼吸相关的酶，从而参与细菌的呼吸过程，与能量的产生、储存和利用有关。③细胞膜上的多种酶参与肽聚糖、磷壁酸、脂多糖等物质的生物合成作用。④细胞膜内陷、折叠形成囊状的中介体，参与细菌的呼吸、分裂繁殖和生物合成等过程。

3. 细胞质 为细胞膜包裹的溶胶状物质，也称细胞浆，由水、蛋白质、脂类、核酸及少量糖和无机盐组成。细胞质还含有多种酶系统，能合成菌体成分，产生供细菌生长繁殖所需的能量，是细菌新陈代谢的重要场所。细胞质含有多种重要超微结构，如核糖体、质粒、胞质颗粒等。

（1）核糖体 化学成分为 RNA 和蛋白质，所以核糖体也称为核蛋白体。一个菌体内，核糖体数量可达数万个，或游离于细胞质中，或被 mRNA 串成多聚核糖体，多聚核糖体是细菌合成蛋白质的场所。链霉素、红霉素等抗生素可与细菌核糖体结合，从而干扰蛋白质的合成而导致细菌死亡。

（2）质粒 为闭合环状双链 DNA 结构，是染色体外的遗传物质，具有自我复制、传代、转移等基本特征。质粒上所携带的基因数有限，且只控制基本生命活动以外的某些遗传性状，如 F 质粒控制细菌的致育性，R 质粒控制耐药性，Vi 质粒决定细菌的毒力强弱等。

（3）胞质颗粒 胞质含有多种颗粒，大多为储藏的营养物质。某些细菌具有特殊的胞质颗粒，如白喉棒状杆菌的细胞质含有一种主要由 RNA 和多偏磷酸盐组成的颗粒，其嗜碱性较强，用特殊染色法可将其染成与菌体其他部位不同的颜色，故称异染颗粒，该颗粒是白喉棒状杆菌鉴定的重要依据。

4. 核质 细菌的遗传物质是由一条双链环状 DNA 反复回旋盘绕而成的网状结构，裸露于细胞质中，多位于菌体中央，因其无核膜、核仁及有丝分裂器，故称核质或拟核。其功能与真核细胞的染色体相似，故习惯上亦称细菌染色体，核质控制着细菌的形态、结构、生长繁殖、致病性等主要性状。

（二）细菌的特殊结构

特殊结构是某些细菌所特有的结构，主要有荚膜、鞭毛、菌毛和芽孢。有的细菌仅有一种特殊结构，而有的细菌则具备一种以上的特殊结构。如产气荚膜梭菌既能形成荚膜，又能形成芽孢；一些大肠埃希菌既有鞭毛，又有菌毛，甚至还能形成荚膜。

1. 荚膜 是指存在于细菌细胞壁外，主要由黏液性物质构成的一层膜，厚度一般超过 $0.2\mu m$，厚度小于 $0.2\mu m$ 者称为微荚膜。肺炎链球菌具有典型荚膜，伤寒沙门菌、大肠埃希菌等则具有微荚膜。荚膜具有以下特性。①荚膜一般在营养条件良好的情况下形成。②荚膜非细菌生命活动所必需，若用物理方法去除荚膜或因环境改变导致荚膜丢失，细菌的基本生命活动不受影响。③荚膜的化学成分一般为多糖，少数为多肽，少数为透明质酸。④荚膜对碱性染料的亲和力低，普通染色法不易着色，在光学显微镜下仅显示为透明圈（图 10-5）。⑤荚膜与致病性有关：荚膜因具有黏性而使细菌易黏附于组织细胞表面，引起机体感染，荚膜能抵抗机体吞噬细胞的吞噬作用以及药物的杀菌作用，因而使细菌在人体内的侵袭力增强，所以荚膜是与细菌致病性密切相关的特殊结构。另外，根据荚膜的有无以及荚膜化学组成的差异，可对细菌进行鉴别与分型。

2. 鞭毛 是某些细菌菌体表面附着的细长、波状弯曲的丝状物，少的仅 1~2 根，多者可达数百根。鞭毛由蛋白质构成，长 5~20μm，直径 12~30nm，用特殊染色法能使鞭毛着色并增粗，能在普通光学显微镜下观察其形态。有鞭毛的细菌能运动，所以习惯上把鞭毛称为细菌的"运动器官"。鞭毛可作为细菌鉴别与分型的依据，根据鞭毛的着生方式，细菌可分为单毛菌、双毛菌、丛毛菌及周毛菌等（图 10-6）。另外，有些细菌的鞭毛与致病性有关，如霍乱弧菌靠其活泼的鞭毛运动可使菌体迅速到达肠上皮细胞表面定居并生长繁殖，产生毒素而致病。

图 10 - 5　细菌的荚膜

单毛菌　双毛菌　丛毛菌　周毛菌

图 10 - 6　细菌鞭毛分类示意图

3. 菌毛　是菌体表面比鞭毛更细、更短的丝状物，必须用电子显微镜才能观察到。多数革兰阴性菌及少数革兰阳性菌具有菌毛。

菌毛可分为普通菌毛和性菌毛两种。普通菌毛短而细，数量多，具有很强的黏附性，可以牢固地与呼吸道、消化道或泌尿生殖道的黏膜上皮细胞受体结合并定植，甚至侵入细胞内，引起机体感染，所以普通菌毛与细菌的致病性有关。性菌毛比普通菌毛长而粗，数量少，一般 1～4 根，直而硬，且为中空的管道结构，可以在细菌间进行接合并传递遗传物质（主要是质粒），如细菌耐药性的传递。

4. 芽孢　是某些细菌在营养缺乏等不利条件下，细胞质脱水浓缩而形成的由多层膜状结构包裹而成的圆形或卵圆形小体。芽孢的形成虽与环境条件有关，但最根本的是要具备能形成芽孢的基因，所以，并非所有的细菌都能形成芽孢，能形成芽孢的一般为革兰阳性菌，如炭疽芽孢杆菌、破伤风梭菌等。芽孢保存了细菌全部生命活动所必需的各种物质，如完整的核质、酶系统及核糖体等结构，但代谢缓慢，不能繁殖，所以芽孢不是繁殖结构，而是细菌的另外一种存在形式，通常把其视为细菌的休眠体。一个细菌繁殖体只能形成一个芽孢，芽孢成熟后可从菌体上脱落、游离，菌体随之崩解；在适宜条件下，芽孢又可以重新吸水膨胀，恢复形成繁殖体，一个芽孢也只能形成一个繁殖体。

芽孢具有透性低、折光性强、不易着色等特点。芽孢对理化因素的抵抗力极强，可在自然界中存活几年甚至数十年，若医疗用品被芽孢污染，用一般消毒灭菌方法难以将其杀灭，高压蒸汽灭菌法是杀灭芽孢的最有效方法。临床上把杀灭芽孢作为灭菌是否彻底的指标；另外，芽孢也可作为鉴别细菌的重要依据，因为不同细菌形成芽孢的大小、形态和位置不同（图 10 - 7），可据此对细菌进行鉴别。

图 10 - 7　细菌芽孢的形态和位置模式图

三、细菌的形态学检查

细菌形体微小，肉眼不能直接观察到，必须借助显微镜放大后才能观察。细菌的基本形态结构可用普通光学显微镜观察，而某些特殊结构或菌体内超微结构则需要用电子显微镜或其他类型显微镜（如暗视野显微镜、相差显微镜等）才能观察到。细菌的形态学检查包括不染色标本和染色标本的检查。

（一）不染色标本检查

细菌标本不经染色直接镜检可观察到活菌的形态及运动情况，常用悬滴法或压滴法，置普通光学显微镜或暗视野显微镜下观察，相差显微镜则可更清晰地观察细菌的运动性及细胞内某些结构。但因细菌体积微小且菌体半透明，不染色标本检查具有一定的局限性。经染色后可更加方便且更加清晰地观察到细菌的形态与结构，所以染色标本的检查应用更为广泛。

（二）染色标本检查

用合适的染色剂可把细菌染上颜色，经染色后的标本在普通显微镜下便能显示出清晰的形态与结构。因细菌等电点在 pH 2~5 之间，低于环境 pH，细菌本身一般带负电荷，易被带正电荷的碱性染料如亚甲蓝、碱性复红、结晶紫等染料染上颜色。根据染色过程中所用染料的种类不同，细菌染色法可分为单染色法和复染色法。

1. 单染色法　仅用一种染料进行染色，如亚甲蓝染色法。单染色法用于观察细菌的形态、大小和排列，但不能显示细菌的结构与染色性。

2. 复染色法　用两种或两种以上染料先后染色，既能观察细菌的大小、形态与排列，还能鉴别细菌。常用的复染色法有革兰染色法、抗酸染色法等。

（1）革兰染色法　由丹麦细菌学家 Gram 于 1884 年创建，至今仍在广泛应用。具体方法是：细菌涂片并固定后，先用碱性染料结晶紫初染，再加碘液媒染，使之生成结晶紫－碘复合物，此时各种细菌均被染成深紫色，然后用 95% 酒精脱色，最后用稀释复红或沙黄复染。经染色后可将细菌分为两大类，即革兰阳性菌和革兰阴性菌。不被酒精脱色仍保留紫色者为革兰阳性菌，能被酒精脱色后复染成红色者为革兰阴性菌。

革兰染色法在临床工作中具有重要意义。①鉴别细菌：用革兰染色法可将细菌分为两大类，即革兰阳性菌与革兰阴性菌。②指导临床用药：革兰阳性菌与革兰阴性菌对药物的敏感性不同，大多数革兰阳性菌对青霉素、红霉素、头孢菌素等抗生素敏感；而大多数革兰阴性菌对链霉素、氯霉素、庆大霉素等抗生素敏感。③分析致病性：大多数革兰阳性菌产生外毒素致病，而大多数革兰阴性菌主要以内毒素致病。

革兰染色法的原理有多种理论支持，但细菌细胞壁结构上的差异仍为导致染色结果不一样的主要原因。革兰阳性菌肽聚糖含量高，且整个细胞壁紧密而牢固，经初染及媒染之后渗入细胞质的染料不容易被酒精脱出而始终保持紫色；而革兰阴性菌细胞壁结构疏松且脂质含量高，细胞质中经初染后留下的染料易被酒精脱出，又重新染上复红或沙黄的颜色，即红色。

（2）抗酸染色法　主要用于结核分枝杆菌的染色。方法是：经固定后的细菌标本先用石炭酸复红加温染色，再用盐酸酒精脱色，最后用亚甲蓝复染。结核分枝杆菌能抵抗盐酸酒精的脱色而保留红色，称抗酸性细菌；不能抵抗脱色的细菌则被染成蓝色，称非抗酸性细菌。所以，抗酸染色具有鉴别意义。

革兰染色和抗酸染色是观察细菌形态、鉴别细菌的常用方法，而细菌的特殊结构如鞭毛、荚膜、芽孢以及细胞壁、异染颗粒等结构，用上述染色法不易着色，必须用特殊染色法才能染上颜色。如鞭毛用鞭毛染色法，芽孢用芽孢染色法等。特殊染色法对于细菌的鉴定及特殊结构的深入研究具有重要意义。

第二节　细菌的生长繁殖与代谢

细菌与其他生物一样，有着复杂的新陈代谢过程。在适宜的环境条件下，细菌充分吸收利用各种营养物质，合成自身组成成分，并进行分裂繁殖，同时不断排出代谢产物；环境条件不适合时，细菌的生长繁殖受到抑制甚至死亡。了解细菌的生长繁殖条件与规律，对于细菌的人工培养、分离鉴定以及对细菌的致病性、诊断方法等的研究均具有重要意义。

一、细菌的生长与繁殖

（一）细菌生长繁殖的条件

影响细菌生长繁殖的因素很多，包括营养物质、温度、酸碱度等。

1. 营养物质　水、无机盐、碳源及氮源是细菌生长繁殖的主要营养物质，某些细菌生长繁殖还需要生长因子，如维生素、某些氨基酸、嘌呤等。水是细菌细胞的重要组成成分，并为细菌的代谢提供液体介质环境；碳源包括 CO_2、碳酸盐等无机含碳化合物以及糖类、脂类等有机含碳化合物，碳源主要用于合成细菌的含碳化合物及其细胞骨架，并为细菌的生长繁殖提供能量；氮源是各种含氮化合物的总称，主要为细菌细胞合成生命大分子物质如蛋白质、核酸等提供氮元素；无机盐为细菌生长繁殖提供必需的各种金属元素和微量元素，以满足细菌的正常生理活动，主要包括氯化物、磷酸盐、硫酸盐以及含钙、镁、铁等元素的化合物。

2. 温度　温度是影响细菌生长繁殖的重要因素，病原菌最适宜的生长温度为 37℃，即人体的体温。低于该温度，细菌的生长繁殖速度减慢，极低温度下，细菌生长繁殖停止，但仍能存活，因此，保存菌种通常采取低温保存法；高于 37℃，细菌的生长繁殖受到抑制甚至死亡，因此，临床上常利用高温杀菌的原理进行消毒灭菌。个别细菌如鼠疫耶尔森菌在 28～30℃ 条件下生长最好，脑膜炎奈瑟菌低于30℃ 则不生长。

3. 酸碱度环境　pH 也影响着细菌的新陈代谢，多数病原菌的最适生长 pH 为7.2～7.6，近中性或弱碱性。而有的细菌则喜欢酸性或碱性环境，如结核分枝杆菌的最适生长 pH 为 6.5～6.8，霍乱弧菌则在 pH 值为 8.4～9.2 的碱性条件下生长良好。

4. 气体环境　影响细菌生长繁殖的气体主要是氧气和二氧化碳。多数细菌自身所产生的二氧化碳可满足其代谢所需；细菌对氧气的需求则随菌种的不同而有很大差异，根据细菌对氧气的需求不同可将其分为四类。

（1）**专性需氧菌**　具有完善的呼吸链，以分子氧作为最终氢受体来完成有氧呼吸，该类细菌必须在有氧的环境下才能生存，如结核分枝杆菌。

（2）**微需氧菌**　只能在低氧压（5%～6%）环境下正常生长繁殖，氧浓度超过10%则对其有抑制作用，如幽门螺杆菌、空肠弯曲菌等。

（3）**专性厌氧菌**　缺乏完善的呼吸酶系统，只能在无氧环境中生存，如破伤风梭菌、肉毒芽孢梭菌、脆弱类杆菌等。

（4）**兼性厌氧菌**　在有氧及无氧环境下都能生存，但以有氧时生长较好，大多数病原菌属于兼性厌氧菌，如葡萄球菌、伤寒沙门菌等。

（二）细菌生长繁殖的规律

1. 细菌个体的生长繁殖规律　细菌的繁殖方式为无性二分裂法。球菌沿一个或多个平面分裂，可形成链状、葡萄状等不同排列方式；杆菌一般沿横轴进行分裂。在适宜的环境下，绝大多数细菌的繁殖速度很快，20～30 分钟繁殖一代；个别细菌繁殖速度较慢，如结核分枝杆菌需 18～20 小时才能繁殖一代。

2. 细菌群体的生长繁殖规律　将一定数量的细菌接种于液体培养基中并在 37℃ 下培养，隔一定时间取样，检查细菌数量。以培养时间为横坐标，培养物中细菌数量的对数值为纵坐标，可绘制出一条曲线，即细菌的生长曲线（图10-8）。

曲线反映出细菌群体生长繁殖规律，即四个生长阶段。

（1）迟缓期　是细菌适应新环境的短暂过程，此期细菌生长缓慢，体积增大，数量不增加，是为繁殖而做准备的阶段。

（2）对数期　是细菌快速生长繁殖的阶段，此期细菌的基本形态、生理活性等都较为典型，研究细菌的生物学性状应选用此期的细菌。但此时的细菌对环境因素的影响也较为敏感。

图10-8　细菌的生长曲线

（3）稳定期　由于培养环境中营养物质的消耗及代谢产物的累积，细菌繁殖速度减慢，并不断有细菌死亡，繁殖数与死亡数基本相等，培养液中活菌数保持在相对稳定的水平。一些细菌的芽孢以及抗生素和外毒素等代谢产物多在此期产生。

（4）衰退期　细菌的繁殖速度越来越慢直至停止，细菌死亡数超过繁殖数，培养液中活菌数逐步减少。此期细菌形态显著改变，如变形、肿胀自溶等。

二、细菌的人工培养

细菌的人工培养是根据细菌生长繁殖的条件和规律，用人工方法为细菌提供营养物质和适宜的环境条件，让细菌快速生长繁殖，以达到各种研究目的。

（一）培养基

培养基是人工配制的适合细菌生长繁殖的营养基质。培养基按用途，可分为基础培养基、营养培养基、选择培养基、鉴别培养基和厌氧培养基等。基础培养基含有细菌生长的最基本营养成分，即碳源、氮源、无机盐和水，适合一般细菌生长，实验室广泛使用。基础培养基的配制比例通常为牛肉膏3g、蛋白胨10g、氯化钠5克g，加1000ml水溶解而成；其他培养基则是在基础培养基的基础上，根据用途的不同而添加不同的成分构成。

培养基按其物理性状，可分为液体培养基、半固体培养基和固体培养基。把各种营养成分加适量水溶解并灭菌，即为液体培养基，在液体培养基的基础上加入0.3%~0.5%的琼脂即为半固体培养基，加入2%~3%的琼脂则为固体培养基。液体培养基适合细菌的增量培养及代谢产物的测定，半固体培养基适合在鉴别细菌有无鞭毛时使用，固体培养基适合细菌的分离培养及其生物学性状的观察。

（二）细菌在培养基中的生长现象

将细菌接种到培养基中，一般经37℃培养18~24小时后，可肉眼观察到细菌的生长现象。不同细菌具有各自独特的生长现象，所以观察细菌的生长现象有助于细菌的鉴别。

1. 固体培养基中的生长现象　把细菌接种于固体培养基表面，培养后可形成肉眼可见的由单个细菌繁殖后形成的细菌群落，称菌落；多个菌落融合成片，则形成菌苔。不同细菌菌落的大小、形状、色泽、边缘、透明度、湿润度及在血琼脂平板上的溶血情况各不相同，因此，可根据菌落的特征对细菌进行初步鉴定。

2. 半固体培养基中的生长现象　用穿刺接种法将纯种细菌接种在半固体培养基中培养后，无鞭毛的细菌沿穿刺线生长，即线性生长，穿刺线周围的培养基仍保持原状；有鞭毛的细菌可向四周扩散生长，使培养基呈现放射状或云雾状。因此，观察细菌在半固体培养基中的生长现象可以鉴别细菌有无鞭毛，能否运动。

3. 液体培养基中的生长现象　多数细菌在液体培养基中出现均匀浑浊生长；有些细菌尤其厌氧菌

则易沉积于培养基底层分裂繁殖，出现沉淀生长；专性需氧菌在液体培养基中出现表面生长，即在液体表面形成菌膜。临床应用的澄清透明的药液或其他液体制剂若出现上述任何一种现象，则表明可能已被细菌污染，不能继续使用。

（三）人工培养细菌的意义

细菌的人工培养在医学领域有着重要用途。

1. 病原学诊断和治疗　从患者标本中分离并鉴定出细菌是诊断感染性疾病最可靠的依据；对细菌进行药物敏感试验，为感染性疾病的治疗提供合理的用药选择。

2. 生物制品的制备　利用细菌或其代谢产物可制备疫苗、类毒素、诊断用标准菌液等。疫苗及类毒素可用于某些传染病的预防，如卡介苗可预防结核，破伤风类毒素可预防破伤风；用于诊断伤寒的肥达试验则需要用到伤寒诊断菌液。

3. 细菌学研究　研究细菌的生理、遗传变异、致病性、免疫性和耐药性等，均需进行细菌的人工培养。

4. 基因工程　由于细菌结构简单、繁殖迅速、容易培养，故基因工程研究中常以细菌为载体，以达到规模化生产基因产物的目的。如将人或动物细胞中编码胰岛素的基因重组到细菌质粒上，再把该质粒导入大肠埃希菌，通过培养大肠埃希菌，从其培养液中获得大量胰岛素。乙肝疫苗的生产也应用了这一原理。

三、细菌的代谢产物及其意义

细菌与其他生物物种一样，进行着复杂的新陈代谢过程，包括分解代谢与合成代谢，故其代谢产物包括分解产物与合成产物两大类。细菌的代谢产物在临床诊断和治疗中具有重要意义。

（一）细菌的合成代谢产物及其意义

1. 与致病性有关的产物

（1）毒素　包括内毒素和外毒素两种。内毒素即革兰阴性菌细胞壁中的脂多糖成分，在菌体死亡崩解后游离出来，可致机体发热、白细胞升高、微循环障碍；外毒素是革兰阳性菌及少数革兰阴性菌在代谢过程中合成并释放至细胞外的一种毒性蛋白质，外毒素种类多，不同外毒素对机体具有不同的毒害作用。

（2）热原质　是由大多数革兰阴性菌和少数革兰阳性菌合成的，能引起人体或动物体发热反应的一类物质。热原质通过作用于下丘脑体温调节中枢，使体温调定点上移，从而导致机体出现发热反应。革兰阴性菌细胞壁中的脂多糖为热原质，当细菌裂解后释放；某些革兰阳性菌也可产生的致热性多糖为热原质。若注射液或其盛放器皿受热原质污染，可引起输液反应，因此，在制备和使用注射液等过程中必须严格无菌操作，防止细菌污染，保证无热原质存在。热原质耐高温高压，故高压蒸汽灭菌法不能将其破坏，玻璃器皿需经250℃高温干烤才能破坏热原质。蒸馏法是除去热原质的最好方法，吸附、过滤也可除去液体中的大部分热原质。

（3）侵袭性酶　是某些细菌产生的能增强其侵袭力的胞外酶。如金黄色葡萄球菌产生的血浆凝固酶能使菌体表面形成一层保护膜，对菌体起保护作用；链球菌产生的透明质酸酶能溶解人体组织中的透明质酸，破坏组织，利于细菌扩散。

2. 与疾病治疗有关的产物

（1）维生素　某些细菌能合成维生素，除供自身需要外，还能分泌到周围环境中，供人体吸收利用。例如，肠道内大肠埃希菌合成的维生素B、维生素K等可被人体吸收利用。

（2）抗生素　抗生素是某些微生物在代谢过程中产生的、能抑制和杀灭其他微生物和肿瘤细胞的物质。抗生素大多由放线菌和真菌产生，如青霉素、链霉素等；少数可由细菌产生，如多黏菌素、杆菌肽等。抗生素广泛应用于感染性疾病的治疗。

3. 与鉴别细菌有关的产物

（1）色素　某些细菌在适宜条件下生长时，能产生色素，不同细菌所产生的色素不同。色素可分为水溶性色素和脂溶性色素两类。水溶性色素能溶解到培养基或组织液中，使培养基或组织液呈现一定的颜色，如铜绿假单胞菌产生的绿色色素可使培养基或感染的脓液呈绿色；脂溶性色素不溶解于水，只存在于菌体，因而可让菌落着色，如金黄色葡萄球菌产生的金黄色色素能使菌落呈金黄色。

（2）细菌素　细菌素是某些细菌产生的具有一定抗菌作用的蛋白质，如葡萄球菌产生的葡萄球菌素、大肠埃希菌产生的大肠菌素等。细菌素通常抗菌谱较窄，一般不用于临床治疗。根据细菌素所具有的种和型的特异性，可进行细菌的分型和流行病学调查。

（二）细菌的分解代谢产物及其意义

不同细菌对糖和蛋白质的分解能力不同，产生的代谢产物也不一样，因而可根据细菌对某一营养物质代谢路径的不同，用生化反应检测其代谢产物，从而进行细菌的鉴定。细菌生化反应主要有糖代谢试验和蛋白质代谢试验两大类：糖代谢试验，如糖发酵试验、甲基红试验、VP 试验等；蛋白质代谢试验，如靛基质试验（或称吲哚试验）、硫化氢（H_2S）试验等。

第三节　细菌的分布与消毒灭菌

细菌广泛分布于土壤、水、空气等自然环境中，与人类的生产、生活息息相关，它们大多对人类有益，但也有一些细菌对人类具有感染性，是人类传染病的来源。人类的体表及其与外界相通的腔道中也有大量细菌存在，这些细菌正常情况下一般不引起疾病，但在一定条件下也会成为致病菌，可引起内源性感染。了解细菌在自然界及其人体的分布情况，有助于人类采取合理措施做好疾病的预防与控制工作。

一、细菌在自然界的分布

（一）空气中的细菌

空气中缺少细菌生长所必需的营养物质，且不具备稳定的温度、pH 等适宜条件，因此，空气是最不适合细菌生长繁殖的环境。但由于尘土飞扬、人和动物的呼吸道不断排出细菌等因素，空气中也存在着一定数量和种类的细菌，而且人类活动越多的地方，空气中的细菌数量越多，其中带有致病菌的可能性也越大。

空气中的病原菌主要引起呼吸道传染病，如结核分枝杆菌引起人类肺结核，脑膜炎奈瑟菌引起流行性脑脊髓膜炎等；空气中的非病原菌是培养基、生物制品、医药制剂的重要污染源。对手术室、病房等环境进行空气消毒，可有效控制医院感染的发生；对制剂室、实验室的空气进行消毒，可减少医药制剂等物品的污染。

（二）土壤中的细菌

土壤中营养物质丰富，且温度、pH 等因素相对稳定，所以土壤是最适合细菌生长繁殖的自然环境，土壤中细菌的种类较多、数量较大。

土壤中以非致病菌为主，少数致病菌的存在也往往来源于人类及动物的排泄物或尸体的污染，且大多致病菌的繁殖体在土壤中只能短期存活，只有少数致病菌的繁殖体能转化为芽孢并以芽孢的形式在土壤中长期存活。芽孢抵抗力极强，能在土壤中存活几年甚至几十年，芽孢若通过合适途径（如创伤）进入人体，则可转化为细菌繁殖体并引发疾病。如破伤风梭菌的芽孢进入伤口后可导致破伤风，所以被泥土污染的伤口或创面应及时进行消毒、清创等处理，防止发生芽孢菌感染。

（三）水中的细菌

水中细菌的数量及种类依水质不同而有较大差异，未受污染的水含致病菌的可能性较小，而富营养化的水或受人类及动物排泄物污染的水则带有致病菌的可能性较大。水中常见的病原菌有伤寒杆菌、痢疾杆菌、霍乱弧菌等消化道细菌。加强粪便管理，保证饮水水源的卫生，对预防和控制消化道传染病具有重要意义。

二、细菌在正常人体的分布

人自出生以后，由于与外界环境的接触，身体上慢慢形成多种细菌寄居的现象，这些细菌有的只是暂时停留，有的则长期定居，与人类形成稳定而平衡的依存关系，甚至相伴终生。它们主要分布在人体的皮肤以及口腔、呼吸道、肠道、泌尿生殖道等腔道的黏膜表面，而人体皮下组织、肌肉、内脏器官、骨骼、血液等内部环境则是无菌的。人体各部位的菌群分布如下（表10-2）。

表10-2 人体各部位的正常菌群

部位	主要细菌种类
皮肤	葡萄球菌、类白喉棒状杆菌、铜绿假单胞菌、非致病性分枝杆菌、痤疮丙酸杆菌、白假丝酵母菌
口腔	葡萄球菌、甲型和丙型链球菌、肺炎链球菌、非致病性奈瑟菌、乳杆菌、类白喉棒状杆菌、梭菌、螺旋体
鼻咽腔	葡萄球菌、甲型和丙型链球菌、肺炎链球菌、非致病性奈瑟菌、类杆菌、铜绿假单胞菌
外耳道	葡萄球菌、类白喉棒状杆菌、铜绿假单胞菌、非致病性分枝杆菌
胃	一般无菌
肠道	大肠埃希菌、产气肠杆菌、变形杆菌、铜绿假单胞菌、葡萄球菌、肠球菌、类杆菌、产气荚膜梭菌、破伤风梭菌、双歧杆菌、乳杆菌、白假丝酵母菌
尿道	葡萄球菌、类白喉棒状杆菌、非致病性分枝杆菌
阴道	乳杆菌、大肠埃希菌、类白喉棒状杆菌、白假丝酵母菌

（一）人体正常菌群及其意义

1. 正常菌群的概念　正常菌群是指长期寄居在人体体表以及与外界相通的腔道中，一般情况下不会对机体造成损害的大量细菌群体以及其他微生物，也称正常微生物群。

2. 正常菌群的生理意义　一般情况下，正常菌群不但对身体不造成损害，反而会带来一定的好处。对身体有利的方面即其生理意义，主要体现在以下几个方面。

（1）营养作用　正常菌群参与机体的营养合成、物质代谢、生物转化等过程。如肠道中的大肠埃希菌合成的 B 族和 K 族维生素，可被人体吸收利用，是人体维生素来源的重要渠道，对保障机体健康有很大好处。

（2）生物拮抗作用　正常菌群通过竞争营养或产生细菌素等方式，可对入侵的病原菌产生生物拮抗作用。如唾液链球菌产生的过氧化氢可抑制脑膜炎奈瑟菌的生长繁殖；大肠埃希菌产生的大肠菌素对痢疾杆菌也有抑制作用。

（3）免疫作用　正常菌群能促进机体免疫器官的发育和成熟，也可刺激免疫系统发生免疫应答，产生的免疫效应物质对具有交叉抗原的病原菌具有抑制和杀灭作用。

（4）其他作用　正常菌群的某些种类如双歧杆菌、乳酸杆菌等可以促进机体的生长发育，具有抗衰老和抑制肿瘤的作用。

素质提升

微生物是人类的朋友

　　微生物具有个体微小、结构简单，但繁殖迅速、分布广泛、种类繁多、容易变异等特点，且大部分微生物对人类而言是有益的、必需的。无论是自然界还是人类的生活，都离不开微生物。近年来，微生物被广泛应用于农业、工业、医药等领域。作为一名当代医学生，应该学习微生物"虽然微小，但能为人类服务"的精神，要树立正确的人生观、价值观，要树立"人无大小，均可贡献自己力量"的坚定信念，力争为促进人类健康事业而不断进取。

3. 正常菌群的病理意义　　在一定条件下，正常菌群与人体之间的平衡关系被打破，或者正常菌群各种群之间发生了数量及比例的较大变化，其中的某些细菌可能趁机突破机体的防御机能，在体内大量生长繁殖而引起疾病，这些细菌称为机会致病菌。正常菌群成为致病菌的条件通常有以下几种。

　　（1）寄居位置改变　　由于某种原因，正常菌群中某些细菌离开了原来的寄居位置，进入了机体的无菌部位，如大肠埃希菌的正常寄居部位是肠道，若进入泌尿道、腹腔、血液等可分别引起泌尿道感染、腹膜炎或败血症等。

　　（2）机体免疫力下降　　机体因使用糖皮质激素、抗肿瘤药物、放射治疗或患某些疾病如艾滋病、慢性消耗性疾病时，免疫力下降，此时正常菌群中的某些细菌如克雷伯菌等可引起感染并导致疾病的发生。

　　（3）菌群失调与菌群失调症　　正常菌群中各种细菌的种类和数量发生较大变化时，称菌群失调。严重的菌群失调可引起疾病，称菌群失调症，其本质为内源性感染。菌群失调症是在治疗第一种感染性疾病的过程中引起的第二种感染，因而又称二重感染。

　　临床上，菌群失调常见于长期大量应用广谱抗生素的患者，由于正常菌群中的敏感菌被杀灭，原来数量少但对抗生素耐药的菌株借机大量繁殖而导致感染发生，因此，合理使用抗生素对预防菌群失调与菌群失调症有着重要的医学意义。

三、消毒与灭菌及其运用

　　采用物理、化学及生物学的方法，清除环境或人体体表的病原微生物，可有效阻断病原菌的传播，减少或避免感染性疾病的发生，对于保障人类健康具有重要意义。

　　杀灭物体上病原微生物的方法，称消毒。消毒是护理工作中极其重要而又频繁的工作。例如，在对人体进行肌内注射或静脉注射前，必须对穿刺部位进行皮肤消毒，患者用过的体温计也要进行及时消毒等。杀灭物体上包括芽孢在内的所有微生物的方法，称灭菌。杀灭芽孢是判断灭菌是否彻底的重要指标。凡需要进入人体无菌部位的医疗器械或其他物品，都需要进行灭菌处理。例如，外科手术中所用的镊子、钳子等工具都要进行严格的灭菌处理。物体中无活的微生物存在，称无菌；防止微生物进入机体或物品的方法，称无菌操作，进行无菌操作是防止感染发生的一项重要操作。医护人员必须加强无菌观念，正确熟练地掌握无菌操作，严守操作规程，以保证患者及自身的安全。防止或抑制微生物在物体中生长繁殖的方法，称防腐。例如，低温保存食物或生物制品，是物理防腐法的运用；在某些食品中加入防腐剂来抑制细菌生长繁殖，属于化学防腐法的运用。

（一）物理消毒灭菌法

　　物理消毒灭菌法是医学实践中常用的方法，包括热力消毒灭菌法、辐射消毒灭菌法等方法。

1. 热力消毒灭菌法　　利用高温可使细菌的蛋白质凝固变性、酶失活，以达到杀灭细菌的目的。热力消毒灭菌法分干热法和湿热法两种。同一热力温度下，湿热法比干热法具有更好的效果。

（1）干热消毒灭菌法　包括焚烧、烧灼及干烤等方法。①焚烧法：是用直接点燃或在焚烧炉内焚烧的方法来灭菌。这是一种简单、迅速、彻底的灭菌法，常用于无保留价值的污染物品的处理，如动植物尸体、污染的纸张、传染性疾病患者用过的敷料等。②烧灼法：是直接用火焰灭菌。实验室常用酒精灯火焰来烧灼接种环、镊子、试管口、瓶口以及搪瓷容器等进行灭菌。③干烤法：是把耐高温物品如金属、玻璃、陶瓷、油脂及各种粉剂等放置于烤箱中，通电升温至 120 ~ 140℃，维持 10 ~ 20 分钟可达到消毒效果；升温至 160 ~ 170℃，维持 2 小时则可达到灭菌效果。该法适用于高温下不变质、不蒸发物品的灭菌。

（2）湿热消毒灭菌法　包括煮沸法、巴氏消毒法、流通蒸汽消毒法、间歇灭菌法、高压蒸汽灭菌法等。①煮沸法：将物品置于水中煮沸（100℃）5 ~ 10 分钟，可杀灭细菌繁殖体及其他微生物，达到消毒效果；煮沸 1 ~ 2 小时可杀灭细菌芽孢，即灭菌。若在水中加入 1% ~ 2% 碳酸氢钠，沸点可提高到 105℃，除增强杀菌作用外，还可以防止金属器械生锈。此法最为简便、经济，适用于耐潮湿物品的消毒灭菌，如注射器、刀剪、餐具等的消毒灭菌。②高压蒸汽灭菌法：在高压蒸汽灭菌锅的高温、高压作用下，可杀灭包括芽孢在内的所有微生物。此法是最常用、最有效的灭菌法，适用于耐高温、耐潮湿物品的灭菌，如手术器械、敷料、注射液、培养皿、普通培养基等。高压蒸汽灭菌法所需压力为 103.4kPa（1.05kg/cm²），温度为 121.3℃，维持 15 ~ 20 分钟可达到灭菌效果。常用的高压蒸汽灭菌器有手提式、卧式和预真空式等。③巴氏消毒法：由法国学者 Pasteur 创建，是以较低温度杀灭液体中的病原菌或特定微生物，避免不耐热成分被破坏的消毒方法。加热温度、时间为 61.1 ~ 62.8℃ 30 分钟或 71.7℃ 15 ~ 30 秒，此法主要用于不耐高温食品的消毒，如牛奶、酒类和饮料等。④流通蒸汽消毒法：是利用蒸笼或阿诺蒸锅产生的蒸汽进行消毒的方法。在 100℃ 下，蒸 15 ~ 30 分钟可杀死细菌繁殖体，但不能杀死芽孢，所以此法仅能达到消毒的效果。⑤间歇灭菌法：把经过流通蒸汽消毒的物品置于 37℃ 的温箱中过夜，使芽孢发育为繁殖体，次日再经流通蒸汽加热，如此连续三次，可以达到灭菌的目的。此法常用于不耐高温物品如营养培养基的灭菌。

2. 辐射消毒灭菌法

（1）紫外线　紫外线的波长在 200 ~ 300nm 时，可通过干扰细菌 DNA 的正常碱基配对而导致细菌变异或死亡，从而到达杀菌的目的。波长在 265 ~ 266nm 范围内的紫外线，杀菌力最强。用紫外线对室内空气消毒时，距离为 1 ~ 2.5m，时间为 30 ~ 180 分钟。紫外线穿透力很弱，不能穿过一般薄纸、玻璃、尘埃，因此只适用于患者床铺等物体表面以及手术室、烧伤病房、无菌制剂室、微生物接种室等的空气的消毒。

杀菌波长的紫外线对人体皮肤和眼睛有一定的损伤作用，可引起紫外线皮炎和眼炎，因此，使用紫外线消毒时应远离光源，必须靠近时，应戴墨镜或遮盖皮肤，做好防护措施。

日光含紫外线，将患者的衣服、被褥、书报等在日光下暴晒数小时，可杀死物体表面的大部分微生物，从而达到消毒的作用。

（2）微波　指波长 1 ~ 1000mm 的电磁波，可穿透玻璃、陶瓷和薄塑料等物品，但不能穿透金属。此法适用于食品、餐具、检验室用品、耐热非金属器械、医疗药品等的消毒。微波主要通过热效应达到杀菌效果，但由于热效应不均匀，消毒效果不稳定。

（3）电离辐射　包括 X 射线、γ 射线和高速电子等。电离辐射能破坏细菌的 DNA 结构，从而导致细菌等微生物死亡。电离辐射穿透力强，不会使物品升温，也不会破坏物品中各成分的分子结构，因此比较适用于塑料制品、中药、食品及生物制品的消毒。

（二）化学消毒灭菌法

很多化学药物能影响细菌等微生物的理化特性及生命活动，利用这些化学药物可达到防腐、消毒甚至灭菌的目的。用于消毒的化学药品称为化学消毒剂，消毒剂种类较多，包括重金属盐类、氧化剂类、醇类、醛类、酸碱类等。

1. 化学消毒剂的分类　根据杀灭微生物的效能，可将化学消毒剂分为三类。

（1）低效消毒剂　可杀灭大多数细菌的繁殖体及亲脂性病毒，包括高锰酸钾、氯己定和季铵盐类消毒剂等，多用于皮肤、黏膜、地面、物体表面等的消毒。

（2）中效消毒剂　能杀灭除细菌的芽孢以外的各种微生物，包括含碘消毒剂和醇类消毒剂。常用的有碘酊、碘伏、乙醇和异丙醇等，多用于皮肤、医疗器材、体温计、物体表面等的消毒。

（3）高效消毒剂　能杀灭包括芽孢在内的所有微生物，包括过氧化物消毒剂、醛类消毒剂和环氧乙烷等，适用于不耐高温医疗用品的消毒，如内镜、塑料手术器材等。

2. 化学消毒剂的作用机制　化学消毒剂的杀菌机制主要包括以下三方面。

（1）使菌体蛋白质凝固变性　如重金属盐类、醇类、醛类、酸碱类等。

（2）干扰酶系统　导致细菌代谢障碍而死亡，如重金属盐类、氧化剂类等。

（3）破坏菌体细胞壁或细胞膜结构　改变其通透性，使菌体破裂、溶解。如表面活性剂、酚类等。

化学消毒剂没有生物选择性，在杀灭微生物的同时，对人体的组织细胞也有损伤作用，因此只能外用，且浓度不能太高。

3. 消毒剂的种类、浓度及用途　消毒剂的种类较多，不同消毒剂的浓度不一样，消毒效果及使用范围也各不相同。常用消毒剂的浓度、使用范围如下（表10-3）。

表 10-3　常用消毒剂的种类、浓度与用途

类别	浓度、名称	用途
酚类	3%～5%石炭酸 2%来苏尔	地面、器具表面消毒，皮肤、物体表面消毒
醇类	70%～75%乙醇	皮肤、温度计消毒
重金属盐类	0.05%～0.1%升汞 0.1%硫柳汞 1%硝酸银或1%～5%蛋白银	非金属器皿的消毒，皮肤、黏膜、小创伤消毒，新生儿滴眼，预防淋病奈瑟菌感染
氧化剂及卤素类	0.1%高锰酸钾 3%过氧化氢 0.2%～0.3%过氧乙酸 2.0%～2.5%碘酒 0.5%～1%碘伏 0.2～0.5 ppm 氯 10%～20%漂白粉	皮肤、尿道和蔬菜水果的消毒 创口、皮肤和黏膜消毒 塑料、玻璃器材消毒 皮肤消毒 皮肤、黏膜消毒 饮水及游泳池消毒 地面、厕所与排泄物消毒
表面活性剂	0.05%～0.1%新洁尔灭 0.05%～0.1%杜米芬	皮肤、黏膜消毒，浸泡手术器械 皮肤、创口、物体表面消毒
烷化剂	10%甲醛 50mg/L 环氧乙烷 2%戊二醛	物体表面、空气消毒 手术器械、敷料等的消毒 精密仪器、内镜等的消毒
染料	2%～4%龙胆紫	浅表创伤消毒
酸碱类	5～10ml/m³ 醋酸加等量水蒸发 1:4～1:8 石灰水	空气消毒 地面、排泄物消毒

4. 影响消毒剂消毒效果的因素　消毒剂的消毒效果受消毒剂本身性质的影响，还受微生物种类、环境温度、pH 等因素的影响。

（1）消毒剂的性质、浓度和作用时间　不同种类的消毒剂，其杀菌效果各不相同，配制浓度各异。

如高锰酸钾为低效消毒剂，环氧乙烷为高效消毒剂；乙醇的配制浓度为70%～75%，碘附的配制浓度仅为0.5%～1%。消毒剂的浓度越高，作用时间越长，其杀菌效果越好；但浓度高于75%的乙醇，杀菌效果差甚至无杀菌作用。

（2）细菌的种类及生活状态　不同种类的细菌对消毒剂的敏感程度不一样，即使同一种类的细菌，在不同的生活状态下，对消毒剂的抵抗力也存在差异。例如，细菌的芽孢比繁殖体抵抗力强，幼龄细菌比老龄细菌对消毒剂敏感，有荚膜的细菌比无荚膜细菌抵抗力强。细菌的数量越多，杀菌所需的时间越长。

（3）环境因素　如温度、pH、有机物的存在等也影响消毒剂的消毒效果。温度升高，消毒剂的消毒效果会相应提高，温度降低，消毒效果减弱。例如，2%戊二醛杀灭炭疽芽孢杆菌时，20℃需要15分钟，而56℃仅需要1分钟；不同消毒剂受pH的影响不同，如新洁尔灭在高pH时消毒效果更好，酸类消毒剂则在低pH环境中消毒效果更好；环境中有机物的存在往往削弱消毒效果，如混合在血液、脓液、痰、排泄物中的微生物更难以杀灭，需要选择受有机物影响小的消毒剂并提高消毒剂浓度，才能达到理想效果。

第四节　细菌的遗传与变异

细菌为原核细胞型微生物，与其他物种一样，具有遗传与变异的生命特征。细菌的形态结构、生理代谢、致病性、耐药性、抗原性等性状都由遗传控制。遗传使细菌的性状保持相对稳定，代代相传，使其种属得以保存；变异使细菌的某些生物学性状发生改变甚至产生新变种，变种的新特性又靠遗传得以巩固，从而使物种得以发展和进化。

一、细菌的遗传物质

细菌遗传变异的物质基础为DNA，包括染色体DNA及染色体以外与遗传变异有关的所有DNA分子。

1. 染色体　细菌染色体为环状双螺旋结构的DNA分子，缺乏组蛋白，无核膜和核仁，在菌体内高度盘旋缠绕成丝团状，附着在中介体或细胞膜上。染色体DNA是细菌的主要遗传物质，决定着细菌的生长繁殖及其他主要生物学性状。

2. 质粒　质粒是细菌染色体以外的遗传物质，是环状闭合的双链DNA。质粒具有自我复制功能，可在细菌之间进行转移，还可自行丢失或经紫外线等理化因素处理后消除。随着质粒的丢失与消除，质粒赋予细菌的性状亦随之消失。质粒基因一般为细菌基本生命活动的非必需基因，只控制细菌的某些遗传性状，如致育性、耐药性、致病性、某些生化特性等。

质粒的种类较多，根据质粒基因所编码的主要生物学性状，将质粒分为多种类型。如控制性菌毛的F质粒（fertility plasmid），控制耐药性的R质粒（resistance plasmid）等。通常一种质粒决定一种性状，但也有的质粒带有多个基因，决定多个性状，如某些耐药性质粒除带有耐药基因外，还带有毒力基因，故此种质粒既编码细菌的耐药性，又编码细菌的致病性。

3. 噬菌体　噬菌体是一类个体微小、结构简单的非细胞型微生物，能侵染各类细胞型微生物（细菌、放线菌、螺旋体、真菌等）。因感染细菌后能导致细菌裂解，故名噬菌体。噬菌体的形态多为蝌蚪形（图10-9）。在微生物分类上，噬菌体归属于病毒。噬菌体种类繁多，具有严格的胞内寄生性和宿主特异性。噬菌体感染细菌后能把自身基因整合于细菌染色体，因而成了细菌遗传变异的重要物质基础。

图 10－9　蝌蚪形噬菌体结构示意图

根据噬菌体与宿主的相互关系，噬菌体可分成两种类型，即毒性噬菌体和温和噬菌体。其中，温和噬菌体又称为溶原性噬菌体。

（1）毒性噬菌体　若噬菌体感染细菌后在细菌细胞内复制增殖，产生许多子代噬菌体，并最终导致细菌裂解死亡，此种噬菌体称为毒性噬菌体。毒性噬菌体从吸附于细菌并最终导致细菌溶解的整个过程，称噬菌体的复制周期或溶菌周期。

（2）温和噬菌体　若噬菌体感染细菌后不进行独立复制，而是把自己的基因与宿主染色体整合，噬菌体 DNA 随细菌 DNA 复制而复制，并随细菌的分裂而传代。因细菌内不产生子代噬菌体，细菌亦不被裂解，故将此类噬菌体称为温和噬菌体。整合在细菌染色体中的噬菌体基因组称为前噬菌体，相应细菌则称为溶原性细菌，此时两者处于溶原状态。

4. 转位因子　转位因子是指可以在细菌的基因组（染色体、质粒、前噬菌体）中从一个位置转移到另一个位置的独特 DNA 片段，有时也形象地把他们称为"跳跃基因"或"移动基因"。转位因子通过位移改变了遗传物质的核苷酸序列，从而导致细菌的变异。

二、细菌的变异机制及类型

细菌的变异分为遗传型和非遗传型变异两种。前者是细菌的基因结构发生改变，故又称基因型变异；后者是细菌在一定的环境条件影响下产生的性状变异，其基因结构未改变，又称表型变异。基因型变异可稳定地遗传给后代，而表型变异则不能遗传。细菌实现遗传型变异的方式主要有基因突变、基因的转移与重组。

（一）基因突变

突变是细菌遗传物质的结构发生突然而稳定的改变，导致细菌性状的遗传型变异。若细菌 DNA 上核苷酸序列的改变仅为一个或几个碱基的置换、插入或丢失，出现的突变只影响一个或几个基因，引起较少的性状变异，称小突变或点突变；若涉及大段的 DNA 改变，称大突变或染色体畸变。

（二）基因的转移与重组

基因的转移与重组也是导致细菌变异的重要原因。某遗传物质由供体菌转入受体菌的过程称为基因转移，转移的基因与受体菌 DNA 整合在一起则称为重组。通过基因的转移与重组，受体菌获得供体菌的某些遗传特性。外源性遗传物质包括供体菌染色体 DNA 片段、质粒 DNA 及噬菌体基因等。细菌主要通过转化、接合、转导、溶原性转换等方式来实现基因的转移与重组。

1. 转化　是指供体菌游离的 DNA 片段被受体菌直接摄取，使受体菌获得新的遗传性状的过程。转化的 DNA 片段可以用人工方法从供体菌中抽提而得到，也可以是细菌死亡裂解后释放的游离 DNA 片段。转化现象首先在肺炎链球菌中得到证实，在经典转化试验（即肺炎链球菌转化试验）中，具有强致病力的肺炎链球菌死亡后释放的荚膜基因可转入无荚膜肺炎链球菌，从而使无荚膜肺炎链球菌转变为有荚膜肺炎链球菌，并因此获得致病力。

2. 接合 是细菌通过性菌毛相互连接沟通，将遗传物质（主要是质粒 DNA）从供体菌转移给受体菌的过程。能通过接合方式转移的质粒主要有 F 质粒、R 质粒、Col 质粒和毒力质粒等。接合主要发生在革兰阴性菌之间，近年发现革兰阳性菌如粪肠球菌也存在接合系统。

3. 转导 是以噬菌体为载体，将供体菌的一段 DNA 转移到受体菌内，使受体菌获得新的性状。转导分为普遍性转导和局限性转导两种类型。

（1）普遍性转导 前噬菌体基因从细菌染色体上完整脱离并进行增殖时，在装配阶段偶尔会发生错误，误将细菌的部分 DNA 片段装入噬菌体的头部，从而形成转导噬菌体。当该转导噬菌体再感染另一宿主菌时，则把原细菌 DNA 片段带入受体菌，从而实现了细菌基因的转移。被误包装的 DNA 片段可以是供体菌染色体上的任何一部分，故将这种转导称为普遍性转导。

（2）局限性转导 发生在前噬菌体基因组从细菌染色体上脱离时，误把邻近的细菌 DNA 片段带走，这一 DNA 片段则随噬菌体一起进入新的细菌，从而实现细菌基因的转移。所转导的只限于供体菌 DNA 上的特定基因（即位于前噬菌体基因组两侧的基因），故称局限性转导。

普遍性转导与局限性转导都是噬菌体在繁殖过程中出现差错所致，但由于差错发生的时段不同，其结果也不一样。两种转导的主要区别如下（表 10 - 4）。

表 10 - 4 普遍性转导与局限性转导的区别

项目	普遍性转导	局限性转导
转导形成原因	噬菌体包装错误	前噬菌体偏差脱离
转导的遗传物质	供体菌任何 DNA 片段	供体菌特定 DNA 片段
转导的后果	完全转导或流产转导	受体菌获得特定遗传性状
转导成功率	相对低	相对高

4. 溶原性转换 处于溶原状态下的某些细菌由于获得了噬菌体 DNA 片段，发生自身基因型和性状的改变，这种现象称为溶原性转换。如无毒的白喉棒状杆菌受噬菌体感染后，可转化为产生白喉外毒素的有毒菌株；同样，金黄色葡萄球菌也可因溶原性转换而具有产生某种毒素的能力。

三、细菌变异的应用

细菌常见的变异现象有形态结构变异、菌落变异、毒力变异、耐药性变异、抗原性变异等。细菌的变异现象与临床工作中疾病的诊断、治疗及预防有着密切的关系，细菌变异的机制也被用于致癌物的测定及基因工程。

（一）在疾病的诊断、治疗与预防中的应用

1. 在疾病诊断方面 很多感染性疾病需要进行病原学诊断，而细菌的变异让其形态结构变得不够典型，甚至连代谢特征、抗原特异性都发生了改变，这给细菌的鉴定工作带来了很大麻烦，故在临床细菌学检查中不仅要熟悉细菌的典型特性，还要了解细菌的变异规律。如金黄色葡萄球菌耐药菌株所产生的色素大多由原来的金黄色变为灰白色，许多血浆凝固酶阴性的葡萄球菌也成为致病菌，这不仅给诊断和治疗带来了困难，而且对判断葡萄球菌致病性的指标也产生了影响。

2. 在疾病治疗方面 由于抗生素的广泛使用，细菌的耐药现象不断增多。金黄色葡萄球菌耐青霉素菌株普遍存在，耐甲氧西林菌株亦逐年上升。临床分离的细菌中，耐药菌株日益增多，甚至出现了对抗生素的多重耐药性菌株，而且有些耐药菌株还同时带有编码毒力的基因，其致病性也得到了增强。细

菌耐药性的变异给疾病的治疗带来了很大的困难。

3. 在疾病预防方面　细菌的毒力变异既有从弱到强的变异，也有从强到弱的变异。我们可以充分利用细菌毒力从强变弱的原理，用人工的方法使细菌毒力减弱，保留其免疫原性，制备成预防疾病的各种疫苗，为传染病的预防做贡献。如法国科学家卡氏和介氏曾将有毒的牛型结核分枝杆菌接种在含有胆汁、甘油、马铃薯的培养基上，经过 13 年的长期培养，其间连续传代 230 次，最终获得了一株毒力减弱但仍保留免疫原性的变异株，即卡介苗（Bacille Calmette – Guerin，BCG），该疫苗在结核病的预防中已发挥了重要作用。

（二）在测定致癌物质中的应用

一般认为肿瘤的发生是多因素综合作用的结果，但细胞内遗传物质的改变可能是最根本的原因。凡能诱导细菌发生基因突变的物质都有可能是致癌物质，因此，通过检测某物质是否能诱导细菌发生基因变异，便可知其是否具有致癌性。

（三）在基因工程中的应用

利用细菌的质粒或噬菌体作为载体，可将目的基因转移至受体菌中，并在受体菌中得到表达。目前，已能通过基因工程技术大量生产胰岛素、干扰素、各种生长激素、IL – 2 等细胞因子以及乙肝疫苗；利用基因工程技术治疗基因缺陷性疾病的研究也已在探索中。

目标检测

答案解析

一、选择题

（一）单选题

1. 细菌的测量单位常用（　　）

    A. mm　　　　　　　　　　B. μm　　　　　　　　　　C. m

    D. nm　　　　　　　　　　E. cm

2. 维持细菌基本形态的主要结构是（　　）

    A. 细胞壁　　　　　　　　B. 细胞膜　　　　　　　　C. 细胞质

    D. 芽孢　　　　　　　　　E. 荚膜

3. 革兰阳性菌与革兰阴性菌细胞壁共有的成分是（　　）

    A. 肽聚糖　　　　　　　　B. 脂蛋白　　　　　　　　C. 磷壁酸

    D. 脂质 A　　　　　　　　E. 脂多糖

4. 可在细菌之间传递质粒的结构是（　　）

    A. 普通菌毛　　　　　　　B. 鞭毛　　　　　　　　　C. 性菌毛

    D. 荚膜　　　　　　　　　E. 外膜

5. 细菌的"运动器官"是（　　）

    A. 普通菌毛　　　　　　　B. 鞭毛　　　　　　　　　C. 性菌毛

    D. 荚膜　　　　　　　　　E. 芽孢

6. 大多数病原菌生长繁殖的最适 pH 为（　　）

    A. pH 6.5 ~ 6.8　　　　　B. pH 7.2 ~ 7.6　　　　　C. pH 7.8 ~ 8.4

    D. pH 8.2 ~ 9.0　　　　　E. pH 8.5 ~ 9.5

7. 大多数病原菌生长的最适温度是（　　）

    A. 28～30℃　　　　　　　B. 32℃　　　　　　　　C. 35℃

    D. 37℃　　　　　　　　　E. 38～40℃

8. 细菌生长过程中，生物学性状最典型的时期是（　　）

    A. 迟缓期　　　　　　　　B. 对数期　　　　　　　C. 减数期

    D. 稳定期　　　　　　　　E. 衰退期

9. 高压蒸汽灭菌采用的温度是（　　）

    A. 61.2℃　　　　　　　　B. 71.3℃　　　　　　　C. 100℃

    D. 121.3℃　　　　　　　 E. 180℃

10. 灭菌效果最好的方法是（　　）

    A. 煮沸法　　　　　　　　B. 流通蒸汽法　　　　　C. 间歇灭菌法

    D. 紫外线杀菌法　　　　　E. 高压蒸汽灭菌法

11. 人体无细菌分布的部位是（　　）

    A. 口腔　　　　　　　　　B. 鼻腔　　　　　　　　C. 皮肤

    D. 血液　　　　　　　　　E. 肠道

12. 营养培养基的灭菌可采用的方法是（　　）

    A. 煮沸法　　　　　　　　B. 流通蒸汽法　　　　　C. 间歇灭菌法

    D. 巴氏消毒法　　　　　　E. 高压蒸汽灭菌法

13. 细菌的主要遗传物质是（　　）

    A. 染色体　　　　　　　　B. 质粒　　　　　　　　C. 转座子

    D. 噬菌体　　　　　　　　E. 其他

14. 与细菌耐药性有关的质粒是（　　）

    A. F 质粒　　　　　　　　B. R 质粒　　　　　　　C. Col 质粒

    D. ST 质粒　　　　　　　E. Vi 质粒

15. 与性菌毛形成有关的质粒是（　　）

    A. F 质粒　　　　　　　　B. R 质粒　　　　　　　C. Col 质粒

    D. ST 质粒　　　　　　　E. Vi 质粒

（二）多选题

16. 细菌的基本形态有（　　）

    A. 球形　　　　　　　　　B. 杆形　　　　　　　　C. 螺形

    D. 蝌蚪形　　　　　　　　E. 六边形

17. 细菌的基本结构包括（　　）

    A. 细胞壁　　　　　　　　B. 细胞膜　　　　　　　C. 细胞质

    D. 核质　　　　　　　　　E. 荚膜

18. 细菌的特殊结构包括（　　）

    A. 荚膜　　　　　　　　　B. 菌毛　　　　　　　　C. 鞭毛

    D. 芽孢　　　　　　　　　E. 核糖体

19. 对消毒效果有影响的因素有（　　）

    A. 消毒剂浓度　　　　　　B. 作用时间　　　　　　C. 温度

    D. 酸碱度　　　　　　　　E. 环境中有机物的存在

20. 采用巴氏消毒的物品是（ ）

A. 牛奶
B. 饮料
C. 酒类
D. 塑料制品
E. 注射器

二、思考题

1. 列表比较革兰阳性菌与革兰阴性菌细胞壁的结构差异。
2. 什么是正常菌群？简述其生理及病理意义。

（曾　程）

书网融合……

本章小结　　　　　微课　　　　　题库

第十一章 细菌的致病性与感染

PPT

学习目标

1. 通过本章学习，重点把握细菌的致病性、细菌感染的类型。
2. 学会区别内毒素和外毒素的主要特征、制定预防和控制医院感染的措施和方案，具有安全工作意识和工作责任心。

细菌能引起机体感染的能力称为致病性（pathogenicity）。具有致病性的细菌称为致病菌或病原菌。细菌的致病性是对特定宿主而言的，有的细菌只对人类有致病性，有的只对某些动物有致病性，有的对两者皆可致病。不同致病菌对宿主可引起不同的病理过程及不同的疾病，如霍乱弧菌能引起人类的烈性传染病霍乱，而破伤风梭菌则可引起破伤风，这是由细菌的种属特性决定的。而细菌最终能否引起疾病，与细菌的致病因素、机体的免疫力和外界环境因素等密切相关。

病原体突破机体的防御功能侵入组织器官，造成不同程度的组织结构改变或生理功能紊乱的病理过程称为感染（infection），也称传染。不同细菌或同种细菌的不同型或株的致病能力各不相同，故引起感染的类型也不相同。

情境导入

情景描述　患者，女，23岁。在家中自然分娩后产下一女婴，其丈夫用家中剪刀剪断女婴脐带接生。数日后，女婴因感染破伤风而死亡。

讨论　1. 破伤风梭菌的致病性由哪些因素决定？
2. 破伤风属于哪种感染类型？

第一节　细菌的致病性

病原菌的致病性主要取决于细菌的毒力、侵入数量和侵入途径。

一、细菌的毒力

细菌致病性的强弱程度称为毒力（virulence），各种致病菌的毒力不一致，并可随不同宿主而异；同种细菌也常因菌型、菌株的不同而有一定的毒力差异。毒力常用半数致死量（LD_{50}）或半数感染量（ID_{50}）表示，即在规定时间内，通过一定的感染途径能使一定体重或年龄的某种动物半数死亡或感染所需要的最小细菌数或毒素量。常与细菌的毒力成反比。

构成细菌毒力的物质基础是侵袭力和毒素。

（一）侵袭力（invasiveness）

病原菌突破机体的防御机制进入机体，在体内定居、生长繁殖及扩散的能力称为侵袭力。侵袭力主要由菌体表面结构和侵袭性酶类决定。

1. 菌体表面结构

（1）黏附素　细菌黏附于特异的组织细胞上是其造成机体感染的首要条件。黏附素是细菌表面具有黏附作用的蛋白质，根据其来源可分为菌毛黏附素和非菌毛黏附素两类。菌毛黏附素由细菌菌毛分泌，存在于菌毛顶端，如淋病奈瑟菌和大肠埃希菌的菌毛黏附素。非菌毛黏附素是细菌表面的其他组分，如革兰阴性菌的外膜蛋白质、革兰阳性菌的细胞壁成分等。不同的黏附素可与宿主细胞表面相应的黏附素受体发生特异性结合，使细菌黏附于宿主细胞，继而在局部定居、繁殖、扩散，引起感染。

（2）荚膜　细菌的荚膜与其致病性密切相关，它能保护菌体抗吞噬和抗体液中的杀菌物质，使病原菌能在宿主体内迅速繁殖和扩散，产生病变。例如，将有荚膜的肺炎链球菌注射至小鼠腹腔，细菌大量繁殖，小鼠常于注射后 24 小时内死亡；但若接种无荚膜的菌株，细菌则易被小鼠体内的吞噬细胞所杀灭，其致病力明显减弱。此外，某些细菌表面有类似荚膜的物质，如 A 族链球菌的 M 蛋白、伤寒沙门菌的 Vi 抗原、金黄色葡萄球菌的 A 蛋白和大肠埃希菌的 K 抗原等，统称微荚膜，其功能与荚膜相同。

2. 侵袭性酶类

某些细菌在代谢过程中释放具有协助细菌抗吞噬，促使细菌由侵入部位向周围和深层组织扩散的胞外酶类称为侵袭性酶类。如致病性葡萄球菌产生的血浆凝固酶，能促使可溶的纤维蛋白原变为不溶的纤维蛋白，沉积在菌体表面，保护细菌不易被吞噬细胞吞噬，从而有利于细菌在局部繁殖；A 族链球菌产生的透明质酸酶、链激酶、链道酶，均能促进细菌在组织中的扩散。此外，有的细菌还能产生蛋白分解酶、磷酸酶、DNA 酶、脂酶等，这些酶都与细菌的侵袭力有关。

（二）毒素

毒素（toxin）是细菌在代谢过程中合成的对机体有毒性作用的物质。按来源、化学性质和毒性作用等的不同，可将细菌毒素分为外毒素和内毒素两类。

1. 外毒素（exotoxin）

是细菌在代谢过程中合成并分泌到菌体细胞外的毒性物质，主要由革兰阳性菌产生，如金黄色葡萄球菌、肉毒梭菌、破伤风梭菌、白喉棒状杆菌等；少数革兰阴性菌也可产生外毒素，如铜绿假单胞菌、霍乱弧菌、痢疾志贺菌、鼠疫耶尔森菌等。大多数外毒素由细菌分泌到菌体外，但少数细菌的外毒素存在于菌体内，只有当细菌裂解后才释放到胞外，如产毒型大肠埃希菌产生的外毒素。外毒素的特性如下。

（1）化学成分大多是蛋白质，对理化因素不稳定，易被热、酸、蛋白酶等破坏。大部分外毒素加热 60~80℃，30 分钟即可被破坏。

（2）多数外毒素由 A 和 B 两个亚单位组成：A 亚单位是毒素的活性部分，决定毒素的毒性效应；B 亚单位无毒性但免疫原性强，能与宿主靶细胞表面的特异受体结合，介导 A 亚单位进入靶细胞。

（3）毒性作用强：如肉毒梭菌产生的肉毒毒素，1mg 即可杀死 2 亿只小鼠，毒性比氰化钾强 10000 倍，是目前已知毒性最强的毒物。

（4）免疫原性强：外毒素可刺激机体产生特异性抗体即抗毒素，抗毒素能特异性地中和外毒素的毒性作用。外毒素经 0.3%~0.4% 甲醛处理后脱去毒性，但仍保留免疫原性而制成的生物制品称为类毒素（toxoid）。类毒素注入机体后，亦可刺激机体产生特异性抗体，故类毒素可制成疫苗，用于人工主动免疫，预防疾病。

（5）对组织器官的作用有高度选择性：外毒素通过与特定的靶细胞表面受体结合，引起特殊的临床病变。例如，破伤风痉挛毒素作用于脊髓前角运动神经细胞，引起肌肉的强直性痉挛。根据外毒素对宿主细胞的亲和性及作用机制的不同，可将其分为神经毒素、细胞毒素、肠毒素三大类（表 11-1）。

表 11-1 细菌外毒素的种类及作用机制

类型	产生细菌	外毒素	作用机制	所致疾病
神经毒素	破伤风梭菌	痉挛毒素	阻断神经元之间抑制性神经递质的释放	破伤风
	肉毒梭菌	肉毒毒素	抑制胆碱能运动神经释放乙酰胆碱	肉毒中毒
细胞毒素	白喉棒状杆菌	白喉毒素	抑制敏感细胞蛋白质的合成	白喉
	A 族链球菌	致热外毒素	扩张血管，破坏毛细血管内皮细胞	猩红热
	产气荚膜梭菌	α 毒素	分解细胞膜卵磷脂	气性坏疽
	金黄色葡萄球菌	表皮剥脱毒素	表皮与真皮脱离	烫伤样皮肤综合征
		毒性休克综合征毒素-1	增加对内毒素作用的敏感性	毒性休克综合征
肠毒素	霍乱弧菌	肠毒素	活化肠黏膜腺苷酸环化酶，增高细胞内 cAMP 水平	霍乱
	肠产毒型大肠埃希菌	肠毒素	耐热肠毒素使细胞内 cGMP 水平增高；不耐热肠毒素与霍乱肠毒素相同	腹泻
	产气荚膜梭菌	肠毒素	同霍乱肠毒素	食物中毒
	金黄色葡萄球菌	肠毒素	作用于呕吐中枢，引发呕吐	食物中毒

2. 内毒素（endotoxin）　是革兰阴性菌细胞壁中的脂多糖（LPS），一般是在细菌死亡、裂解后才能释放出来。螺旋体、支原体、衣原体、立克次体等的细胞壁中也有内毒素样物质，具有内毒素的活性。

内毒素的化学成分为脂多糖，由 O 特异性多糖、非特异性核心多糖和脂质 A 组成，其中，脂质 A 是内毒素的毒性中心。内毒素对理化因素稳定，耐热，需加热至 160℃2～4 小时或用强碱、强酸、强氧化剂煮沸 30 分钟才被破坏。内毒素的抗原性弱，可刺激机体产生特异性抗体，但无中和作用，不能用甲醛处理制成类毒素。

内毒素毒性作用相对较弱，且对组织器官无选择性。不同的革兰阴性菌产生的内毒素，其生物学作用基本相同，因此，其所引起的病理变化和临床表现大致相似。

（1）发热反应　极微量内毒素（1～5ng/kg）即可使人体体温升高，引起发热反应。其机制是内毒素作为外源性致热原，刺激中性粒细胞和巨噬细胞等产生 IL-1、IL-6 和TNF-β 等内源性致热原，刺激下丘脑体温调节中枢，引起发热。

（2）白细胞反应　内毒素进入血液循环并急剧增加，使大量中性粒细胞移行并黏附于毛细血管壁，导致血中白细胞数骤减。数小时后，脂多糖可诱生中性粒细胞释放细胞因子，刺激骨髓，从而释放大量中性粒细胞入血，使白细胞数量增多。

（3）内毒素血症与内毒素休克　血液中有革兰阴性菌大量繁殖，或病灶中细菌释放大量内毒素入血时，可导致内毒素血症。内毒素可引起小血管的功能紊乱，从而造成微循环障碍及低血压，组织器官毛细血管灌注不足、缺氧、酸中毒等，严重时导致患者休克。

（4）弥散性血管内凝血（disseminated intravascular coagulation，DIC）　高浓度的内毒素可活化凝血系统，使血液凝固，形成广泛的微血栓，导致凝血因子大量地消耗和减少。同时，内毒素可直接激活、促进纤溶系统，使血管内的凝血又被溶解，进而引起广泛性出血或渗血，如皮肤黏膜出血、咯血、便血等，严重者可因重要器官出血、功能衰竭而死亡。

素质提升

从全细胞百白破到无细胞百白破

20 世纪 90 年代，我国用于计划免疫的是无细胞百白破三联疫苗（DtaP），代替了原来的全细胞百白破三联疫苗（DtwP），二者的区别主要在百日咳疫苗上。这两种疫苗的免疫效果是一样的，但全细胞疫苗因含有内毒素的反应成分，对极少数儿童可能引起或诱发神经系统麻痹反应，是当时的一个世界性的难题。我国有两位科学家，一位是北京生研所的刘德铮，另一位是兰州生研所的何长民，经过不懈努力，他们分别牵头采用不同的工艺研制出符合 WHO 标准的无细胞百日咳疫苗，解决了这个世界性难题，是百日咳疫苗史上的一个里程碑。1989 年，刚成立的中国生物制品总公司推广采用戊二醛减毒的方法生产疫苗，这就是现在用于计划免疫接种的无细胞百白破疫苗。中国疫苗学家们用他们顽强的拼搏精神，不光为当时的中国，也为现在的我们树立了"中国科研自信"。

细菌外毒素与内毒素的主要区别如表 11-2 所示。

表 11-2　细菌外毒素与内毒素的主要区别

区别要点	外毒素	内毒素
来源	革兰阳性菌和少数革兰阴性菌	革兰阴性菌
存在部位	从活菌分泌出，少数细菌崩解后释出	细胞壁成分，菌体裂解后释放
化学成分	蛋白质	脂多糖
稳定性	对理化因素不稳定，不耐热；60~80℃，30 分钟即可被破坏	抗酸、抗碱、耐热；160℃，2~4 小时被破坏
毒性作用	强，对组织器官有较强选择性，引起特殊临床表现	较弱，无组织器官特异性，各种细菌内毒素引起的毒性效应相似
免疫原性	强，易刺激机体产生抗毒素，可经甲醛脱毒制成类毒素	弱，刺激机体产生的中和抗体作用弱，不能制成类毒素

二、细菌的侵入数量

病原菌侵入宿主体内后要引起感染，除了要有一定的毒力外，还必须有足够的侵入数量。造成感染所需病原菌数量的多少，与病原菌的毒力强弱以及机体的免疫力高低有关。一般情况下，细菌毒力越强，引起感染所需病原菌数量越少，反之则所需数量越多。如毒力很强的鼠疫耶尔森菌，仅需几个细菌侵入机体即可引起鼠疫；而毒力较弱的沙门菌，则需摄入数亿个细菌才能致病。

三、细菌的侵入途径

病原菌不仅需要具有一定的毒力和足够的数量，还需要有适当的侵入途径才能引起机体感染。细菌侵入的途径如下。

1. 经呼吸道　因吸入带有病原菌的空气飞沫、尘埃等造成感染。如结核分枝杆菌、白喉棒状杆菌、百日咳鲍特菌等。

2. 经消化道　因误饮、误食被病原菌污染的水源、食物或使用被病原菌污染的餐具等引起感染。如伤寒沙门菌、霍乱弧菌、志贺菌、副溶血性弧菌等。

3. 经皮肤创伤　病原菌通过破损的皮肤、黏膜侵入人体而引起感染。如金黄色葡萄球菌、破伤风梭菌、铜绿假单胞菌等。

4. 经接触传播　病原菌通过人与人之间的直接或间接接触而引起感染。性接触传播是其中最常见的一种方式。如淋病奈瑟菌。

5. 节肢动物媒介传播　病原菌通过节肢动物（虱、蚊、蚤、螨等）的叮咬而传播。如鼠疫耶尔森菌。

不同细菌的侵入途径不同，大多数细菌只有一种特定的侵入途径，如破伤风梭菌、霍乱弧菌等。也有部分细菌可通过多种途径造成感染，如金黄色葡萄球菌可通过皮肤创伤引起伤口化脓性感染，也可通过消化道引起食物中毒。切断病原菌的传播途径，对控制感染的发生有重要意义。

第二节　感染的来源与类型 📱微课

一、感染的来源

（一）外源性感染（exogenous infection）

外源性感染是指病原菌来自宿主体外的感染，多见于毒力较强的病原菌引起的传染病。外源性感染的传染源包括以下几种。

1. 患者　为主要传染源。其在患病或潜伏期都可能具有传染性。因此，对患者早发现、早隔离、早治疗是控制和消灭传染病的重要途径。

2. 带菌者　有些人感染了某种病原菌但不出现临床症状，称健康带菌者。有些传染病患者恢复后的一段时间内仍继续排菌，称恢复期带菌者。由于带菌者没有临床症状，不易被人们察觉，其危害往往更甚于患者。

3. 病畜和带菌动物　有些病原菌可以导致人畜共患疾病，病畜或带菌动物可将病原体传播给人。如鼠伤寒沙门菌、猪霍乱沙门菌、炭疽芽孢杆菌、鼠疫耶尔森菌、布鲁菌等。

（二）内源性感染（endogenous infection）

内源性感染是指病原菌来自宿主体表或体内的感染，多由机体的机会致病菌引起。机体免疫力下降、长期使用广谱抗生素或免疫抑制剂时，可导致内源性感染的发生。如器官移植、晚期癌症等患者易发生内源性感染。

二、感染的类型

感染的发生、发展和结局是机体与病原菌相互作用、相互较量的复杂过程。根据双方力量的对比和作用结果，可将感染的类型分为隐性感染、显性感染和带菌状态等。这几种类型并非一成不变，可随双方力量的消长而出现动态变化。

（一）隐性感染（inapparent infection）

当宿主免疫力较强或侵入的病原菌毒力较弱、数量较少时，感染对机体造成的损害较轻，不出现或出现不明显的临床症状，称隐性感染或亚临床感染。大多数传染病的流行中，感染人群90%以上表现为隐性感染。隐性感染后机体通常可获得特异性免疫力，以防御同种病原菌的再次感染。

（二）显性感染（apparent infection）

当宿主免疫力较弱或侵入的病原菌毒力较强、数量较多时，感染导致机体的组织细胞受到不同程度的病理损伤，生理功能发生异常，出现一系列明显的临床症状和体征，这种感染称为显性感染。

1. 根据病情的缓急程度不同　可分为急性感染和慢性感染。

（1）急性感染（acute infection）　发病急，病程较短，一般持续数日至数周，痊愈后宿主体内病原菌随即消失。如霍乱、流行性脑脊髓膜炎、大叶性肺炎等。

（2）慢性感染（chronic infection）　发病缓慢，病程较长，常持续数月至数年，多见于胞内菌引起的感染。如肺结核、麻风等。

2. 根据感染的部位及性质不同　可分为局部感染和全身感染。

（1）局部感染（local infection）　病原菌侵入宿主体内，仅局限于某一部位生长繁殖，引起局部病变。如化脓性球菌所致的疖、痈等。

（2）全身感染（generalized infection）　病原菌及其毒性代谢产物通过血液向全身扩散，引起全身症状。临床上常见的有以下五种。

①毒血症（toxemia）：病原菌只在宿主体内局部生长繁殖，不入血，其产生的外毒素入血，并随血流到达易感的组织细胞，引起特殊的毒性症状，如破伤风、白喉等。

②内毒素血症（endotoxemia）：革兰阴性菌入血并大量繁殖，待其死亡裂解后释放出大量的内毒素，或病灶中的大量革兰阴性菌死亡裂解后释放出的内毒素入血所致。在严重革兰阴性菌感染时，常发生内毒素血症。

③菌血症（bacteriemia）：病原菌由原发部位一时性或间断性地侵入血流，但在血中不繁殖，只是通过血液循环到达体内适宜部位后再生长繁殖而致病。无全身中毒症状，在血液中可查到细菌，如伤寒早期出现的菌血症。

④败血症（septicemia）：病原菌侵入血流并在其中大量繁殖，产生毒性代谢产物，引起全身中毒症状，表现为高热、皮肤黏膜瘀斑、肝脾大甚至肾衰竭等。革兰阳性菌和革兰阴性菌均可引起败血症，如炭疽芽孢杆菌、鼠疫耶尔森菌等。

⑤脓毒血症（pyosepticemia）：化脓性细菌由原发病灶侵入血流后，在其中大量繁殖，并通过血液循环扩散至机体其他组织器官，产生新的化脓性病灶。如金黄色葡萄球菌感染严重时引起的脓毒血症，可导致多发性肝脓肿、皮下脓肿和肾脓肿等。

（三）带菌状态（carrier state）

在隐性或显性感染痊愈后，病原菌并未立即消失，而是在宿主体内继续存留一段时间，与机体免疫力处于相对平衡状态，称带菌状态。处于带菌状态的人称为带菌者（carrier）。带菌者虽无临床症状，但会经常或间歇向外排出病原菌，因而是医学上重要的传染源之一，如伤寒、白喉等病后常可出现带菌者。及时发现、有效治疗带菌者，对控制传染病的流行具有重要意义。

第三节　医院感染

医院感染（hospital infection）又称为医院内感染或医院内获得性感染，是指各类在医院中活动的人群（患者、陪护人员、探视者及医院工作人员等）于医院内所获得的感染。医院感染强调必须发生在医院内，包括在医院内感染处于潜伏期、出院后发病的感染，但不包括入院时已处于潜伏期、住院期间发病的感染。

一、概述

医院人口密集、流动性大，是各种病原微生物相对较为集中的场所，为医院感染的发生和疾病的传播提供了外部条件。同时，随着临床实践中医疗手段的不断更新、抗生素和激素等各类药物及侵入性诊疗技术的广泛应用，医院感染率不断升高。医院感染的危害不仅体现在影响医疗质量，增加患者的发病率、死亡率及医务人员工作量，加重患者的痛苦，降低病床周转率等方面，还会给患者及社会造成重大的经济损失。因此，医院感染成为目前医院面临的突出的公共卫生问题之一，对医院感染的监测、预防和控制具有非常重要的临床意义。

引起医院感染的病原微生物以细菌为主，还包括真菌、病毒、支原体、衣原体等，以革兰阴性菌最常见。常为耐药菌株，甚至为多重耐药菌株，既有致病性微生物，也有机会致病性微生物，但主要是机会致病性微生物（表 11 - 3）。

表 11 - 3　医院感染常见的微生物

感染类型	微生物名称
呼吸道感染	分枝杆菌、肺炎链球菌、流感嗜血杆菌、克雷伯杆菌、鲍曼不动杆菌、呼吸道病毒等
胃肠道感染	沙门菌、志贺菌、病毒等
泌尿道感染	大肠埃希菌、肠球菌、变形杆菌、克雷伯杆菌、铜绿假单胞菌、白假丝酵母菌等
皮肤创伤感染	金黄色葡萄球菌、铜绿假单胞菌、肠球菌、大肠埃希菌、厌氧菌等

二、医院感染的来源与途径

（一）感染的来源

1. 内源性感染　也称自身感染，是指患者在医院内由于医疗检查、治疗或其他原因，体表或体内的正常菌群转变为机会致病菌所引起的感染。内源性感染是医院感染中最常见的类型。

2. 外源性感染　是指病原体来自宿主体外的感染，由医院内其他人群携带的或医院环境中存在的病原体侵入宿主所导致。外源性感染可通过以下方式获得。

（1）交叉感染　医院内患者、家属、陪护人员、探视者以及医护人员之间通过咳嗽、说话、经手密切接触等直接感染，或者通过空气、水、生活用品等间接感染。

（2）医源性感染　患者在医院内常需接受各种诊疗措施，在疾病的诊断、治疗、预防过程中，若出现消毒灭菌不彻底或操作不当等，可导致患者被污染的医疗器具、药品、生物制品、血液制品等感染。例如，外科手术、输血、各种侵入性诊疗手段等均有可能引起医源性感染。

（二）传播途径

1. 接触传播　是医院感染主要的传播途径，包括直接接触传播、间接接触传播和飞沫传播。如近距离说话、咳嗽、打喷嚏、握手等方式均可造成病原体在人群中的传染。

2. 空气传播　主要指微生物气溶胶以空气为媒介进行传播。一般认为，距感染源 1～2m 或以上的传播才能界定为空气传播。如湿化器、雾化器等产生的雾粒被微生物污染，又如口腔科由于牙钻及带水钻动时产生的带菌水雾，以及空调系统形成的气溶胶被嗜肺军团菌污染。

3. 媒介物传播　是病原体以食物、饮水、医疗器具、药品、血制品等为媒介进行传播的方式。

4. 昆虫传播　医院内的蚊、蝇、蚤等可作为某些病原体的中间宿主或储存宿主，可通过叮咬等方式传播病原体。

多数医院感染可通过多途径传播。例如，支气管镜、胃镜、留置导尿管、伤口引流管等侵入性检查和治疗时发生的医院感染，既能通过接触传播，也可以通过媒介物传播。

三、医院感染的预防与控制

易感人群、环境和病原微生物是医院感染发生的主要因素，控制引起医院感染的因素是预防和控制医院感染最有效的措施。

（一）加强对医院感染的监控

目前，控制医院感染已成为医院管理的一个重要环节。应建立和完善监控医院感染的相关规章制度，加强对医护人员医院感染相关业务的培训。

（二）严格消毒灭菌

消毒灭菌是医护工作中防止微生物造成医院感染的必要措施。在临床实际工作中，应严格执行无菌操作技术，主要包括：①强调医护人员手部皮肤的清洁和消毒，手术时规范穿戴无菌手术衣、口罩等；②对各种无菌制剂、医疗用具特别是侵入性诊疗器械，都要切实做好消毒灭菌工作；③对医院的病房、治疗室、药房、手术室、传染病区等环境，都要实行消毒灭菌质量监控；④做好医院污水、污物、废弃物的净化处理和消毒等。

（三）做好隔离预防

切断病原微生物的传播途径，防止病原体从患者或带菌者传给其他人群，是医院感染隔离预防最重要的措施。在制定隔离措施时，应考虑病原微生物的种类和宿主的特点。

（四）合理使用抗生素

抗生素使用不当是造成医院感染的原因之一。使用抗生素时，要根据抗生素的适应证、禁忌证和不良反应等合理使用抗生素，并加强对耐药菌株的监控，从而降低医院感染率。

目标检测

答案解析

一、选择题

（一）单选题

1. 细菌的外毒素可以分为（　　）
   - A. 神经毒素、细胞毒素、肠毒素
   - B. 神经毒素、类毒素、肠毒素
   - C. 类毒素、细胞毒素、肠毒素
   - D. 神经毒素、细胞毒素、内毒素
   - E. 类毒素、细胞毒素、内毒素

2. 下列与细胞致病性无关的是（　　）
   - A. 荚膜
   - B. 菌毛
   - C. 脂多糖
   - D. 血浆凝固酶
   - E. 异染颗粒

3. 细菌外毒素的特性不包括（　　）
   - A. 化学本质是蛋白质
   - B. 毒性作用强
   - C. 多由革兰阳性菌产生
   - D. B 亚单位为毒性单位
   - E. 具有组织器官选择性

4. 细菌的毒性主要取决于（　　）
   - A. 侵入数量和侵入途径
   - B. 侵袭力的大小和侵入途径
   - C. 毒素的强弱
   - D. 侵袭力的大小和毒素的强弱
   - E. 侵入数量和毒素的强弱

5. 细菌一时性或间断性入血，在血中不繁殖所引起的全身性感染是（ ）

    A. 败血症   B. 菌血症   C. 内毒素血症

    D. 脓毒血症   E. 毒血症

6. 关于带菌者，叙述正确的是（ ）

    A. 感染后，体内病原菌虽未被彻底清除，但无症状并不断向体外排菌者

    B. 体内带有正常菌群，不断向体外排菌者

    C. 病原菌潜伏在体内，有症状，可传染他人者

    D. 体内带有条件致病菌，不断向体外排菌者

    E. 感染后，出现明显临床症状，不断向体外排菌者

7. 革兰阴性菌细胞壁中的脂多糖成分属于（ ）

    A. 内毒素   B. 外毒素   C. 侵袭性酶

    D. 蛋白质   E. 类毒素

8. 肉毒毒素是目前已知毒性最强的有毒物，它是一种（ ）

    A. 内毒素   B. 肠毒素   C. 神经毒素

    D. 细胞毒素   E. 类毒素

9. 在传染病的流行期间，一种容易被忽视的重要传染源是（ ）

    A. 急性期患者   B. 带菌者   C. 恢复期患者

    D. 患病的动物   E. 带菌动物

10. 破伤风梭菌在伤口局部繁殖，不入血，其产生的破伤风痉挛毒素入血造成感染，该感染属于（ ）

    A. 毒血症   B. 菌血症   C. 内毒素血症

    D. 脓毒血症   E. 败血症

（二）多选题

11. 医院感染的对象有（ ）

    A. 住院患者   B. 门诊患者   C. 护士

    D. 医生   E. 陪护人员

12. 细菌内毒素的特性有（ ）

    A. 可引起 DIC   B. 耐热

    C. 不耐高温   D. 毒性作用无组织器官选择性

    E. 多由革兰阳性菌产生

二、思考题

1. 简述细菌致病因素。

2. 比较细菌内毒素和外毒素的主要区别。

（芦 珂）

书网融合……

      本章小结   微课   题库

第十二章 化脓性球菌

PPT

学习目标

1. 通过本章学习，重点把握化脓性球菌的致病物质和所致疾病。
2. 能根据化脓性球菌的致病性，理解不同化脓性细菌的致病物质与所致疾病间的关系。

化脓性球菌（pyogenic coccus）是指能引起化脓性炎症的一类球形细菌，临床上也称病原性球菌（pathogenic coccus）。按革兰染色的不同，又可分为革兰阳性球菌（如葡萄球菌、链球菌、肺炎链球菌等）和革兰阴性球菌（如脑膜炎奈瑟菌、淋病奈瑟菌等）。

情境导入

情景描述 6月中旬，某中学17名学生在学校食堂进午餐3小时后，陆续出现呕吐、恶心、腹痛、腹泻、头晕、头痛等症状，尤以呕吐症状最为明显，有些还伴有发热，经实施补液、抗感染和对症治疗后，病情都得到了有效控制，所有患者于3天内痊愈。患者呕吐物及剩余食物标本中，检测出金黄色葡萄球菌肠毒素。

讨论 1. 根据症状及微生物学检查，初步判断为何种疾病？

2. 判断依据是什么？

3. 为避免此类事件，如何进行健康宣教？

第一节 葡萄球菌属 微课

葡萄球菌属（*Staphylococcus*）的细菌广泛分布于空气、水、土壤、人和动物的皮肤及其与外界相通的腔道中，位于人体的葡萄球菌多数为正常菌群。有些人可携带致病菌株，尤以医护人员携带率高，是医院内交叉感染的重要传染源。致病性葡萄球菌可引起皮肤、黏膜多种组织的化脓性炎症，是常见的化脓性球菌。

一、生物学性状

1. 形态染色 革兰阳性球菌，直径约1μm，葡萄串状排列（图12-1），无芽孢、鞭毛，一般不形成荚膜，体内菌株有时可见荚膜，衰老死亡后常呈革兰阴性。

2. 培养特性和生化反应 营养要求不高，在普通培养基上生长良好，在含有血液的培养基中生长更佳。需氧或兼性厌氧。过氧化氢酶试验阳性，可与链球菌相区分。多数葡萄球菌能分解葡萄糖、麦芽糖和蔗糖，致病性菌株能分解甘露醇。在液体培养基中呈均匀浑浊生长，在普通琼脂平板上形成圆形凸起、边缘整齐、表面光滑湿润、中等大小的菌落，可产生脂溶性色素，不同菌株可产生不同的色素，如金黄色、白色、柠檬色。在血琼脂平板上的菌落较大，金黄色葡萄球菌的菌落周围可形成宽大透明的溶血环（β溶血）。

图 12－1　葡萄球菌（电镜）

3. 抗原构造

（1）葡萄球菌 A 蛋白（SPA）　是存在于细胞壁的一种表面蛋白质，能与人 IgG 的 Fc 段结合，因而可用含 SPA 的葡萄球菌作为载体，结合特异性抗体，进行协同凝集试验，检测多种微生物抗原。SPA 与 IgG 结合后形成的复合物具有抗吞噬作用、引起超敏反应、促进细胞分裂、损伤血小板等多种生物学活性。

（2）多糖抗原　为磷壁酸，是半抗原。

4. 分类　根据色素和生化反应的不同分为三种，其主要生物学性状如下（表 12－1）。

表 12－1　三种葡萄球菌的主要生物学性状

性状	金黄色葡萄球菌	表皮葡萄球菌	腐生葡萄球菌
菌落色素	金黄色	白色	白色或柠檬色
甘露醇分解	+	－	－
血浆凝固酶	+	－	－
α 溶素	+	－	－
耐热核酸酶	+	－	－
致病性	强	弱或无	无

5. 抵抗力　葡萄球菌是抵抗力最强的无芽孢细菌，80℃ 30 分钟死亡，耐高盐，对甲紫、红霉素较敏感，易产生耐药性，耐青霉素 G 的葡萄球菌高占比达 90% 以上，其中，耐甲氧西林金黄色葡萄球菌尤为重要，已成为院内感染常见的致病菌。

二、致病性与免疫性

1. 致病物质　金黄色葡萄球菌致病性强，有多种致病物质，主要包括一些酶和外毒素。

（1）血浆凝固酶　能使含有抗凝剂的人或兔血浆发生凝固，因其可致血浆纤维蛋白沉积于菌体表面，起阻碍吞噬细胞吞噬和保护细菌免受杀菌物质伤害的作用。它是鉴定葡萄球菌有无致病性的标志性物质，也是葡萄球菌感染后易局限和形成血栓的原因所在。

（2）葡萄球菌溶血素　是一种外毒素，化学成分为蛋白质，对人类致病的主要是 α 溶血素，除对红细胞有溶血作用外，还能杀伤白细胞、血小板、成纤维细胞、肝细胞等，导致局部组织缺血和坏死。

（3）杀白细胞素　能损伤人和动物的中性粒细胞和巨噬细胞，导致机体免疫防御能力降低，此毒素有免疫原性，产生的抗体能阻止葡萄球菌感染的复发。白细胞的死亡成分可以形成脓栓，加重组织损伤。

（4）肠毒素　耐热，100℃ 30分钟不被破坏，也不受胃液中蛋白酶的影响。肠毒素可引起以呕吐为主要症状的急性胃肠炎，即食物中毒。

（5）表皮剥脱毒素　又称表皮溶解毒素，是一种蛋白质，具有免疫原性，经甲醛处理后脱毒而成为类毒素。可引起烫伤样皮肤综合征（即剥脱性皮炎）。

（6）毒性休克综合征毒素－1（toxic shock syndrome toxin－1，TSST－1）　可引起发热、休克及脱屑性皮疹。TSST－1能增强机体对内毒素的敏感性，引起毒性休克综合征，可导致机体多器官的功能紊乱。

2. 所致疾病

（1）侵袭性疾病　主要引起化脓性炎症。金黄色葡萄球菌可通过多种途径侵入机体，导致局部组织或器官的多种感染甚至全身性感染。

①皮肤及软组织感染：如毛囊炎、疖、痈、睑腺炎、甲沟炎、伤口化脓等。其脓汁呈黄色且较为黏稠，病灶多局限，与周围组织界限明显。

②内脏器官感染：如肺炎、中耳炎、胸膜炎、心内膜炎等。

③全身性感染：若外力挤压疖、痈，切开未成熟脓肿，可导致细菌扩散，引起败血症、脓毒血症等。

（2）毒素性疾病　是由其产生的外毒素所引起的中毒性疾病。

①食物中毒：进食含有葡萄球菌肠毒素的食物而引起。一般潜伏期为1~6小时，可出现头晕、呕吐、腹泻等症状，发病1~2天后可自行恢复，预后良好。该菌引起的食物中毒是夏秋季节常见的胃肠道疾病。

②烫伤样皮肤综合征：由表皮剥脱毒素引起，多见于婴幼儿和免疫功能低下的成人，初起有红斑、起皱，继而形成水疱，至表皮脱落。

③毒性休克综合征（TSS）：由TSST－1引起，主要表现为高热、低血压、皮疹伴有脱屑和休克等。

过去一直认为凝固酶阴性葡萄球菌不致病，现已证实它们是导致医院感染的重要病原菌，主要引起创伤感染、泌尿系统感染、细菌性心内膜炎、败血症及瓣膜修复术等的术后感染，其中以表皮葡萄球菌最常见。

3. 免疫性　人类对其有一定的天然免疫力，但患病后所获免疫力不强，难以防止再次感染。

第二节　链球菌属

链球菌属（*Streptococcus*）是另一类常见的化脓性球菌，广泛分布于自然界和人体的鼻咽部、胃肠道等处，大多为人体正常菌群，少数为致病性链球菌，可引起人类多种感染及超敏反应性疾病。

一、链球菌

（一）生物学性状

1. 形态与染色　球形或卵圆形，链状排列，菌体直径0.6~1μm，链的长短与细菌种型及生长环境有关。在液体培养基中呈长链（图12－2），固体培养基中常呈短链。在临床标本中分离到的细菌则以成对或短链状多见。无芽孢，无鞭毛，有菌毛样结构。

图 12 - 2 链球菌（电镜）

2. 培养特性与生化反应 需氧或兼性厌氧。营养要求较高，在含有葡萄糖、血清或血液的培养基中才能生长。最适生长温度为 37℃，最适 pH 为 7.4 ~ 7.6。在血琼脂平板上经 18 ~ 24 小时培养，可形成灰白色、圆形、凸起、光滑、透明或半透明的小菌落，不同菌株有不同的溶血现象。在血清肉汤中呈长链，呈絮状沉于管底，液体澄清。能分解葡萄糖，产酸不产气，但不分解菊糖，不被胆汁或 10% 去氧胆酸钠溶解，故菊糖发酵和胆汁溶解试验常被用于甲型溶血性链球菌和肺炎链球菌的鉴别。

3. 分类

（1）按溶血现象分类 见表 12 - 2。

表 12 - 2 链球菌按溶血现象分型表

名称	菌落特征	致病力	所致疾病
甲型（α）溶血性链球菌（又称草绿色链球菌）	菌落周围有 1 ~ 2mm 宽、草绿色溶血环，称 α 溶血	较弱，为呼吸道正常菌群，条件致病菌	龋齿、亚急性细菌性心内膜炎
乙型（β）溶血性链球菌（又称溶血性链球菌）	菌落周围形成 2 ~ 4mm 宽、边界清晰、完全透明的无色溶血环，称 β 溶血	致病力强	皮肤感染、咽炎、风湿热、肾炎
丙型（γ）链球菌（又称不溶血性链球菌）	菌落周围无溶血环	一般无致病力	偶尔引起疾病

（2）按抗原结构分类 根据链球菌细胞壁多糖成分（C 抗原）的不同，可将其分为 A ~ H、K ~ V 20 个群，对人致病的链球菌 90% 属于 A 群，但近年 B 群链球菌引起的疾病有增多趋势。

4. 抵抗力 本菌抵抗力不强。在干燥的痰、尘埃及液体中生存数周至数月；60℃，30 分钟可被杀死；对一般消毒剂敏感。乙型溶血性链球菌对青霉素、红霉素和磺胺等药物敏感。

（二）致病性与免疫性

1. 致病物质

（1）菌体表面结构 存在于链球菌胞壁中的脂磷壁酸（LTA）是该菌与皮肤和呼吸道黏膜等上皮细胞吸附的主要因素；存在于菌细胞壁中的 M 蛋白，具有抗吞噬作用。此外，M 蛋白与心肌、肾小球基底膜具有共同抗原，故与某些超敏反应性疾病有关。

（2）外毒素 A 群链球菌可产生多种外毒素。

①致热外毒素：又称猩红热毒素，免疫原性强，对机体具致热及致皮疹作用。

②链球菌溶素：由乙型溶血性链球菌产生，有两种类型。A. 链球菌溶素 O（SLO）：是一种含 - SH 的蛋白质毒素，对红细胞的溶解作用比对其他细胞强；免疫原性强，链球菌感染后 2 ~ 3 周，85% ~ 90% 的患者血液中可出现 SLO 的抗体；还能破坏白细胞和血小板，对心脏有急性毒性作用。B. 链球菌

溶素 S（SLS）：无免疫原性，对氧稳定，对热和酸敏感。动物实验证明，SLS 能引起血管内溶血及肾小管坏死，能抑制白细胞活性。

风湿热患者血清中 SLO 抗体显著增高，故临床上抗链球菌溶血素 O 试验（ASO test）常用于风湿热的辅助诊断。

（3）侵袭性酶类　A 群链球菌能产生多种侵袭性的胞外酶。

①透明质酸酶：能分解疏松结缔组织基质中的透明质酸，使细菌易在组织中扩散，故又称扩散因子。

②链激酶（streptokinase，SK）：能使血浆中的纤维蛋白溶酶原转化成纤维蛋白溶酶，可溶解血块或阻止血液凝固，有利于细菌扩散。重组链激酶已用于治疗急性心肌梗死患者。

③链道酶（streptodornase，SD）：又称链球菌 DNA 酶，能分解脓液中黏稠的 DNA，使脓汁稀薄，促进细菌扩散。

2. 所致疾病　A 群链球菌引起的感染占人类链球菌感染性疾病的90%。其传染源为患者和带菌者。主要可引起以下三类疾病。

（1）急性化脓性炎症　经皮肤伤口感染，可引起丹毒、蜂窝组织炎、痈等。化脓病灶与周围组织界限不清，脓汁稀薄、带血色。此外，细菌还可沿淋巴管扩散，引起淋巴管炎及淋巴结炎；经呼吸道感染，引起咽喉炎、扁桃体炎、鼻窦炎等。当机体抵抗力低下时，细菌易侵入血流，引起败血症。

（2）中毒性疾病　猩红热毒素所致的猩红热是一种急性呼吸道传染病。临床特征为发热、咽峡炎、全身弥漫性鲜红色皮疹，疹退后会有明显的脱屑。少数患者出现心肾损害。

（3）超敏反应性疾病　某些 A 群链球菌急性感染2～3周后，可发生风湿热、急性肾小球肾炎等超敏反应性疾病。

其他群链球菌在一定条件下也可致病，如甲型溶血性链球菌可引起亚急性细菌性心内膜炎；B 群链球菌可致新生儿败血症、脑膜炎；变异链球菌与龋齿关系密切。

3. 免疫性　人体感染链球菌后，可获得一定的免疫力，主要是抗 M 蛋白抗体。链球菌感染几周至几个月内，可在血清中测出此抗体，一般可维持1～2年，有的甚至持续10～30年．主要是增强吞噬细胞的吞噬功能。猩红热病后能建立牢固的同型抗毒素免疫。

二、肺炎链球菌

肺炎链球菌（*S. pneumoniae*），俗称肺炎球菌（pneumococcus）。常寄居于正常人鼻咽腔中，多数不致病，仅少数有致病力，可引起大叶性肺炎、中耳炎、鼻窦炎等。

（一）生物学性状

革兰阳性球菌，菌体呈矛头状，直径0.5～1.5μm，常成双排列，钝端相对。在痰、脓汁中亦有单个或短链状排列。无鞭毛，无芽孢。有毒菌株在机体内形成荚膜，人工培养后其荚膜逐渐消失。本菌营养要求高，须在含血液或血清的培养基上才能生长。细菌可产生自溶酶，因此，培养48小时后的菌落常因部分自溶使中央凹陷呈脐窝状；在液体培养基中呈浑浊生长。对理化因素抵抗力较弱，对一般消毒剂敏感。荚膜株抗干燥力较强。

（二）致病性

肺炎链球菌的致病物质主要是荚膜。荚膜有抗吞噬作用，失去荚膜，细菌就失去致病力。临床上，肺炎链球菌主要引起大叶性肺炎。该菌寄生在正常人的口腔及鼻咽腔，一般不致病，当机体免疫力下降时才致病。肺炎后可继发胸膜炎、脓胸，也可引起中耳炎、乳突炎、败血症和脑膜炎等。

第三节 奈瑟菌属

奈瑟菌属（*Neisseria*）为革兰阴性双球菌，对人致病的主要有脑膜炎奈瑟菌和淋病奈瑟菌两种。

一、脑膜炎奈瑟菌

脑膜炎奈瑟菌（*N. meningitidis*），俗称脑膜炎球菌（meningococcus），是流行性脑脊髓膜炎（流脑）的病原体。

（一）生物学性状

1. 形态与染色 革兰阴性球菌，菌体呈肾型，常成双排列，两菌接触面平坦或略向内凹陷（图12 - 3）。直径 $0.6 \sim 0.8 \mu m$，无鞭毛，不形成芽孢。在患者脑脊液涂片中，多位于中性粒细胞内。人工培养的细菌多呈卵圆形或球形，排列不规则。新分离菌株有荚膜和菌毛。

图 12 - 3 脑膜炎奈瑟菌

2. 培养特性及生化反应 本菌对营养的要求较高。最常用的是巧克力色血琼脂培养基。专性需氧。形成直径 $1.0 \sim 1.5 mm$ 的无色、透明、圆形似露滴状的菌落，无溶血现象。本菌绝大多数能分解葡萄糖或麦芽糖，产酸不产气。利用其能分解麦芽糖的特点，可与淋病奈瑟菌相区别。

3. 分类 根据荚膜多糖抗原的不同，可将其分为 13 个血清群。对人致病的多为 A、B、C 群，我国流行的 95% 为 A 群。

4. 抵抗力 对理化因素抵抗力弱，对干燥、热及寒冷等极为敏感，在室温下 3 小时即死亡，常用消毒剂可迅速将其杀死。对磺胺、青霉素、链霉素、氯霉素等敏感。对磺胺易产生耐药性。

（二）致病性和免疫性

1. 致病物质 有菌毛、荚膜和内毒素 - 脂寡糖。脂寡糖（lipooligosaccharide，LOS）是脑膜炎奈瑟菌的主要致病物质。其作用于小血管和毛细血管，引起坏死、出血。

2. 所致疾病 人是唯一易感者，主要通过飞沫传播，带菌者为重要的传染源。6 个月至 2 岁的儿童因免疫力弱，是易感人群，发病率较高。当病原菌侵入鼻咽腔后，免疫力强者无症状或仅有轻微的呼吸道炎症而引起咽喉疼痛；免疫力低下者，细菌可侵入血流，引起菌血症或败血症，患者表现为突然恶寒、高热、恶心、呕吐，皮肤或黏膜出现出血点或出血斑。细菌突破血 - 脑屏障侵犯脑脊髓膜，引起化脓性炎症，即流行性脑脊髓膜炎，患者表现为剧烈头痛、喷射状呕吐、颈项强直等脑膜刺激症状及脑脊液的变化。严重者有微循环障碍、DIC、肾上腺出血甚至中毒性休克，预后不良。

3. 免疫性 机体感染后，可获得一定的免疫力，以体液免疫为主，再感染的可能性较小。母体的

IgG 类抗体可通过胎盘进入胎儿体内，故 6 个月以内的婴儿极少患流脑。

素质提升

我国流脑的流行与防治

脑膜炎奈瑟菌分为 A、B、C 等 13 个血清群。我国流脑病例多为 A 群脑膜炎奈瑟菌所致，但 C 群流脑易传播，隐性感染比例高，而且起主要的传染源作用。接种流脑疫苗是预防流脑发病与控制暴发或流行的有效措施。近年来，为有效控制流脑的发病率，我国扩大了国家免疫规划，即由原来的 6~18 个月的儿童免费接种 A 群流脑疫苗，扩大到 3~6 岁儿童免费接种 A+C 群双价流脑疫苗。由于计划免疫的实施，这些年来我国流脑发病率一直处于较低水平，但流脑死亡数与死亡率一直居全国法定报告传染病前列。为此，我国在积极展开流脑预防接种的同时，还加强了疫情监测等系列防控措施，仅国家级流脑监测哨点就有 40 多个。一旦发生流脑疫情，会由当地卫生行政部门组织专家进行综合评估，确定疫苗使用种类。这些都充分显示了党和政府对人民健康的重视和投入。

二、淋病奈瑟菌

淋病奈瑟菌（*N. gonorrhoeae*），俗称淋球菌（*gonococcus*），是淋病的病原体。淋病是目前国内发病率最高的性传播疾病。人是淋球菌唯一的宿主。

（一）生物学性状

1. 形态与染色　淋球菌的形态染色似脑膜炎奈瑟菌。急性淋病患者的细菌大多位于中性粒细胞内，而慢性患者则多在细胞外。无鞭毛、无芽孢、有菌毛，部分菌株有荚膜。

2. 培养特性与生化反应　需氧，初次分离时需供给 5%~10% CO_2，营养要求高，常用巧克力色血琼脂培养基。只分解葡萄糖，产酸不产气，不分解其他糖类。

3. 抵抗力　淋球菌对热、冷、干燥极为敏感。对磺胺、青霉素敏感，但易产生耐药性。

（二）致病性与免疫性

1. 致病物质　主要为菌毛、内毒素等。

2. 所致疾病　淋球菌主要通过性接触传播，淋病患者或无症状携带者是本病的传染源。患者分泌物污染的衣物、毛巾、浴盆等均有传染性。男性感染可发生尿道炎、前列腺炎及附睾炎，排出的尿液带有黄色而黏稠的脓汁，并伴有尿痛症状。女性感染可引起阴道炎、宫颈炎，排出黏液性、脓性分泌物，以后可发展为盆腔炎，导致不育症。当母体患有淋病时，胎儿可通过产道感染而发生淋病性眼结膜炎，俗称脓漏眼。

3. 免疫性　人类普遍易感。多数患者可自愈，并出现 IgM、IgG、sIgA，但免疫并不能持久，再次感染的现象普遍存在。

第四节　化脓性球菌感染的标本采集及防治原则

一、标本采集及注意事项

应根据感染部位的不同，采集不同的标本。采集标本前应明确检查目的，严格按要求操作，如采集前应先准备好标本盛放容器，贴好标签等。

1. 血液 正常人体的血液是无菌的，当某些化脓性感染引起菌血症或败血症时，血液中便可出现细菌。采取血液必须在抗生素使用之前进行。通常用肉汤培养基50ml，静脉采血3～5ml，床边接种注入培养基瓶中，立即送检。

2. 脓汁 对已经破溃或暴露于体表的开放性病灶，应先清洗消毒病灶周围，拭去表面的分泌物，再采取较深部的脓液或分泌物，立即装入无菌试管内送检，以供涂片、培养等多种检查。采集标本必须在每次换药或用药之前。对深部或其他闭锁性脓肿，应以无菌方法穿刺抽取脓液。对疑为淋病的泌尿生殖道脓性分泌物标本，应防止干燥和低温，采集后置于含有液体培养基的试管内，立即送检。

3. 咽拭子 常用于检查脑膜炎奈瑟菌的带菌者及链球菌引起的呼吸道炎症。取材应于抗菌治疗之前早晨起床后，患者先以清水漱口，以无菌棉拭子在咽后壁、扁桃体、悬雍垂的后侧反复涂抹数次，如肉眼发现咽部有明显炎症，应多涂擦。棉拭子不应接触口腔黏膜及舌面。取后应置于无菌试管内送检。

4. 痰液 对疑为大叶性肺炎患者，可于使用抗菌药物治疗之前取铁锈色痰送检。

5. 脑脊液 正常脑脊液是无菌的。脑膜炎奈瑟菌、肺炎链球菌、B群链球菌等多种病原性球菌，均可引起化脓性脑膜炎。脑脊液的细菌学检查是确诊各种脑膜炎的最可靠方法。由临床医师以无菌操作穿刺抽取脑脊液3～5ml，置于无菌试管中送检。脑膜炎奈瑟菌抵抗力极弱且易自溶，肺炎链球菌也易死亡，故均需采集后立即送检。如做细菌培养检查，还应注意保温（最好进行床边接种），切不可放置于冰箱或低温保存。

6. 瘀斑内容物 对疑为脑膜炎奈瑟菌引起的皮肤出血瘀斑，可先局部消毒后用无菌针头挑破出血瘀斑，挤出少量血性组织液，制成瘀斑涂片送检。

二、防治原则

（一）一般防治

注意个人卫生和公共卫生。及时发现和治疗患者，对皮肤创伤要及时、彻底消毒。医护人员要严格执行无菌操作规程，防止医源性交叉感染。根据药敏试验，选用敏感药物进行治疗。加强食品卫生监督，注意饮食卫生，防止葡萄球菌引起的食物中毒；对链球菌引起的急性咽炎、扁桃体炎（尤其儿童），要早期彻底治疗，以防止超敏反应性疾病的发生；流脑流行期间，短期应用磺胺药口服或滴鼻可预防。淋病的防治则应早期发现并及时隔离和治疗患者，采取综合治理措施，普及预防知识。

（二）特异性预防

1. 流脑A群多糖菌苗 预防儿童流脑的保护率达95%。
2. 葡萄球菌自身菌苗 用于治疗反复发作的疖病，有一定疗效。

目标检测

答案解析

一、选择题

（一）单选题

1. 金黄色葡萄球菌所致皮肤化脓性感染多为局限性，是由于该菌能产生（ ）

A. 溶血毒素　　　B. 杀白细胞素　　　C. 血浆凝固酶
D. DNA酶　　　E. 耐热核酸酶

2. 金黄色葡萄球菌产生的毒素是（　　）

　　A. θ毒素　　　　　　　　B. 红疹毒素　　　　　　　C. 紫癜形成因子

　　D. 致死因子　　　　　　　E. 杀白细胞素

3. 下列与链球菌无关的疾病是（　　）

　　A. 过敏性鼻炎　　　　　　B. 扁桃体炎　　　　　　　C. 感染性心内膜炎

　　D. 中耳炎　　　　　　　　E. 猩红热

4. 下列对热的抵抗力最强的是（　　）

　　A. 伤寒沙门菌　　　　　　B. 大肠埃希菌　　　　　　C. 结核分枝杆菌

　　D. 金黄色葡萄球菌　　　　E. 乙型溶血性链球菌

5. 淋病奈瑟菌的主要传播途径是（　　）

　　A. 呼吸道传播　　　　　　B. 消化道传播　　　　　　C. 创伤伤口感染

　　D. 性接触传播　　　　　　E. 节肢动物叮咬

6. 肺炎链球菌的致病物质主要是（　　）

　　A. 内毒素　　　　　　　　B. 外毒素　　　　　　　　C. 侵袭性酶

　　D. 荚膜　　　　　　　　　E. 菌毛

7. 引起流行性脑脊髓膜炎的病原体是（　　）

　　A. 流行性乙型脑炎病毒　　B. 森林脑炎病毒　　　　　C. 流感嗜血杆菌

　　D. 脑膜炎奈瑟菌　　　　　E. 新生隐球菌

（二）多选题

8. 链球菌引起化脓性病灶，脓汁稀薄且易扩散，其主要原因是病原菌产生（　　）

　　A. 透明质酸酶　　　　　　B. 血浆凝固酶　　　　　　C. 链激酶

　　D. 链道酶　　　　　　　　E. 溶血毒素

9. 淋病奈瑟菌可引起的疾病是（　　）

　　A. 尿道炎　　　　　　　　B. 阴道炎　　　　　　　　C. 宫颈炎

　　D. 急性肾小球肾炎　　　　E. 新生儿眼结膜炎

10. A群链球菌引起的超敏反应性疾病有（　　）

　　A. 猩红热　　　　　　　　B. 风湿热　　　　　　　　C. 咽炎

　　D. 急性肾小球肾炎　　　　E. 类风湿关节炎

二、思考题

　　患者，男，28岁，因恶心、呕吐、腹痛、腹泻3小时急诊入院。入院前一天晚上参加朋友聚餐，同桌的8人中，7人有类似症状。

　　请问：1. 该患者可能患什么病？还需做哪些检查？

　　　　　2. 如何对该患者及其家属进行健康指导？

（杨朝晔）

书网融合……

本章小结　　　　　　　　　微课　　　　　　　　　题库

第十三章　主要经呼吸道感染的细菌

◎ 学习目标

　　1. 通过本章学习，重点把握结核分枝杆菌的生物学性状、致病性、免疫性及其检查方法；白喉棒状杆菌、流感嗜血杆菌和百日咳鲍特菌的生物学性状和致病性。

　　2. 能根据结核菌素试验结果，解释受试者对结核分枝杆菌的免疫状况；了解主要经呼吸道感染细菌的特异性预防方法。

　　呼吸道感染细菌指能侵犯呼吸道，引起呼吸道局部病变及以呼吸道为侵入门户引起呼吸道以外组织器官病变的一类细菌。呼吸道感染细菌主要有结核分枝杆菌、白喉棒状杆菌、嗜肺军团菌、百日咳鲍特菌等。

》》 情境导入

　　情景描述　患者，男，35 岁。因发热、胸痛、咳嗽、血痰 1 周入院。近 3 个月来有低热、午后体温增高、咳嗽等症状，曾以阿莫西林等药治疗，疗效欠佳。1 周来体温增高、咳嗽加剧、痰中带血。半年来有明显厌食、消瘦、夜间盗汗。入院检查：体温 38℃，脉搏 88 次/分，呼吸 28 次/分。营养稍差、消瘦、神志清楚。胸部检查见右下肺叩诊清音，听诊右下肺呼吸音减弱。胸部 X 线片检查可见双肺纹理增粗，右肺尖有片状阴影。取痰液做细菌培养和抗酸检查均为阴性，结核菌素试验（＋＋＋）。再次取痰送检，经浓缩集菌后涂片，抗酸性细菌（＋）。

　　讨论　1. 根据该患者的症状和检查结果，判断该患者患何种疾病？为什么？

　　　　　2. 对此类患者应如何护理和卫生宣教？

第一节　结核分枝杆菌

　　分枝杆菌属（*Mycobacterium*）是一类细长略弯曲的杆菌，细胞壁含有大量脂质，主要是分枝菌酸，与其染色性、生长特性、致病性、抵抗力等密切相关。一般不易着色，若经加温或延长染色时间而着色后，能抵抗强脱色剂盐酸乙醇的脱色，故又称抗酸杆菌（acid‐fast bacilli）。分枝杆菌种类较多，对人致病的主要有结核分枝杆菌和麻风分枝杆菌。

　　结核分枝杆菌（*M. tuberculosis*），俗称结核杆菌，是引起结核病的病原菌。对人有致病性的结核杆菌有人型、牛型、非洲型。可侵犯身体各器官，但以肺结核最多见。结核病为全球性的严重传染病，近年已成为艾滋病患者死亡的首要病因。

一、生物学性状

（一）形态结构与染色

　　结核杆菌长 1~4μm，宽约 0.4μm，具有分枝特征，可见纵行条索排列，在陈旧病灶或临床治疗后标本材料中，结核杆菌可发生变异，出现菌体断裂或形成非抗酸性革兰阳性的短杆状。该菌无芽孢和鞭毛，胞壁外有一层荚膜。常用抗酸染色法染色，结核杆菌被染成红色（图 13 – 1），为抗酸染色阳性菌。

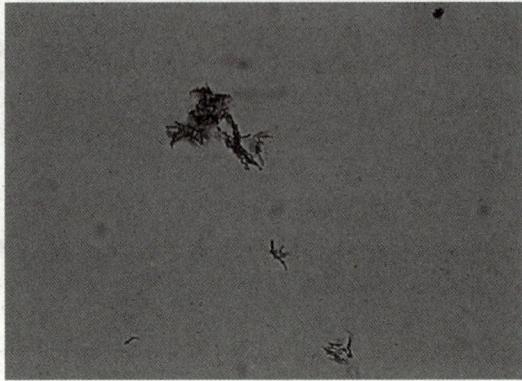

图 13 – 1　结核分枝杆菌形态（抗酸染色）

（二）培养特性与生化反应

营养要求高，专性需氧，最适生长温度为 37℃，低于 30℃不生长，最适 pH 为 6.5 ~ 6.8。常用 Lowenstein – Jensen 固体培养基，内含蛋黄、甘油、马铃薯、无机盐和孔雀绿等。孔雀绿可抑制杂菌的生长，便于分离和长期培养。蛋黄含脂质生长因子，能刺激生长。结核杆菌细胞壁的脂质含量高，影响营养物质的吸收，所以生长缓慢，在固体培养基上 2 ~ 4 周才可见菌落生长。典型的菌落为粗糙型，呈颗粒、结节或菜花状，乳白色或米黄色，不透明。在液体培养基中，由于细菌脂质含量高，具有疏水性，并有需氧的要求，易形成皱褶的菌膜浮于液面。

（三）抵抗力

结核杆菌细胞壁含大量脂质，可以防止菌体水分的丢失，故对干燥有较强的抵抗力。黏附在尘埃上的细菌可保持传染性 8 ~ 10 天，在干燥的痰内可存活 6 ~ 8 个月，在 3% 盐酸、6% 硫酸和 4% 氢氧化钠中作用 15 分钟不受影响。因此，常用酸、碱处理有杂菌污染的标本和消化标本中的黏稠物质，对 1∶13000 孔雀绿或 1∶75000 结晶紫有抵抗力，将此加入培养基中可抑制杂菌生长。

该菌对湿热敏感，在液体中，62 ~ 63℃加热 15 分钟或煮沸即被杀死。对紫外线敏感，直接日光照射 2 ~ 3 小时可被杀死，可用于结核患者衣服、书籍等的消毒。对乙醇敏感，在 75% 乙醇中 2 分钟死亡。对链霉素、异烟肼、利福平、环丝氨酸、乙胺丁醇、卡那霉素、对氨基水杨酸等敏感，但是长期用药容易出现耐药性。

（四）变异性

结核杆菌可发生形态、菌落、毒力、免疫原性和耐药性等的变异。1908 年，法国科学家卡氏和介氏二人将有毒的牛型结核杆菌培养在含甘油、胆汁、马铃薯的培养基中，经 13 年 230 次传代，获得减毒活菌菌株（卡介苗，BCG），用于预防结核病。

二、致病性与免疫性 📱微课

结核杆菌不产生内、外毒素及侵袭性酶类。其致病性与细菌在组织细胞内大量繁殖引起的炎症、菌体成分和代谢产物的毒性以及机体对菌体成分产生的免疫损伤有关。

（一）致病物质

1. 荚膜　结核杆菌荚膜具有保护作用。①抗吞噬作用：能抑制吞噬体与溶酶体融合，使侵入的病原菌逃逸溶酶体酶的杀伤与消化。②黏附作用：荚膜能与吞噬细胞表面的 C3b 受体结合，有助于结核杆菌的黏附、侵入。③荚膜可阻止药物及化学物质透入菌体内。

2. 脂质 脂质的含量与毒力有密切关系。脂质的毒性成分如下。①磷脂：能促使单核细胞增生，引起结核结节形成与干酪样坏死。②索状因子：为 6，6 - 双分枝菌酸和海藻糖结合的一种糖脂，此因子由于能使细菌在液体培养基中呈索状排列而得名。它存在于有毒力的结核杆菌细胞壁中，能损伤细胞线粒体膜，影响细胞呼吸，抑制白细胞游走和引起慢性肉芽肿。③蜡质 D：是一种肽糖脂和分枝菌酸的复合物，具有佐剂作用，能激发机体产生针对结核菌蛋白的细胞免疫应答，产生迟发型超敏反应。④硫酸脑苷脂：可抑制吞噬细胞中吞噬体与溶酶体的融合，使结核杆菌能在吞噬细胞内长期存活。

3. 蛋白质 结核杆菌有多种蛋白质成分，结核菌素是其中的主要成分。本身无毒，但和蜡质 D 结合后能诱发超敏反应，引起组织坏死和全身中毒症状，并在结核结节的形成中起一定的作用。

（二）所致疾病

结核杆菌可通过呼吸道、消化道及损伤的皮肤黏膜等多种途径侵入易感机体，可引起多种组织器官的感染，但其中经呼吸道感染的肺结核最为多见。传染源多为体外排菌的空洞型肺结核患者。

1. 原发感染 一般见于儿童。原发灶、淋巴管炎和肿大的肺门淋巴结称为原发综合征。X 线检查见哑铃型阴影为其主要特征。原发综合征常能自愈，仅留钙化点，但病灶内常有一定量的结核杆菌长期潜伏，不断刺激机体维持特异性免疫，也可作为日后内源性感染的渊源；仅在少数免疫力低下患者会引起粟粒型肺结核。

2. 急性血行播散性肺结核 一般表现为两肺广泛均匀分布的，大小、密度一致的粟粒状阴影；亚急性或慢性者病变以上、中肺野为主，病灶可相互融合。

3. 结核性胸膜炎 分为干性胸膜炎及渗出性胸膜炎。干性胸膜炎 X 线检查无明显阳性征象。渗出性胸膜炎可有小量胸腔积液，影像学表现为横膈阴影增厚、肋膈角变浅。若出现中等量或大量胸腔积液，可表现为外高内低、分布均匀的大片致密阴影。

4. 继发性感染 一般见于成人。病灶亦以肺部多见。结核杆菌可以是外来的（外源性感染）或潜伏在病灶内的（内源性感染）。机体已有特异性细胞免疫，故对结核杆菌有较强的局限能力。因此，原发后感染的病灶常限于局部，被纤维囊包绕的干酪样坏死灶可钙化而痊愈。重者可呈大叶性浸润、空洞形成、支气管播散等。若干酪样坏死被液化，排入邻近支气管，大量结核杆菌随痰排出体外，传染性很强，此为开放性肺结核。

5. 肺外感染 结核分枝杆菌常导致淋巴结、骨、关节、肾及脑膜等部位的结核病。

（三）免疫性

人类对结核杆菌的感染率很高，但发病率不高，这表明人类机体对结核杆菌有一定免疫力。机体感染结核杆菌后，虽能产生多种抗体，但这些抗体无保护作用。抗结核免疫主要是细胞免疫。抗结核免疫的特点是当结核杆菌或其组分在机体内存在时才有免疫力，所以属于感染免疫（infection immunity），又称有菌免疫。当机体内结核杆菌或其组分全部消失后，抗结核免疫也随之消失。

（四）免疫与超敏反应

在机体针对结核杆菌产生免疫保护作用的同时，也可以看到迟发型超敏反应的发生，两者均为 T 细胞介导的结果。从郭霍现象（Koch phenomenon）可以看到，将结核杆菌初次注入健康豚鼠皮下，10 ~ 14 天后局部溃烂不愈，附近淋巴结肿大，细菌扩散至全身，表现为原发感染的特点。若用结核杆菌对以前曾感染过结核的豚鼠进行再感染，则于 1 ~ 2 天内，局部迅速发生溃烂，易愈合；附近淋巴结不肿大，细菌亦很少扩散，表现为原发后感染的特点。可见，再感染时溃疡浅、易愈合、不易扩散，表明机体已有一定免疫力。但若再感染时溃疡发生快，说明产生免疫的同时有超敏反应的参与。

近年来的研究表明，结核杆菌诱导机体产生免疫和迟发型超敏反应的物质不同。超敏反应主要由结核菌蛋白和蜡质 D 共同引起，而免疫则由结核杆菌核糖体 RNA 引起。两种不同抗原成分激活不同的 T 细胞亚群，释放不同的细胞因子，因而诱导不同的反应。

三、标本采集及防治原则

（一）标本采集

标本的选择根据感染部位，可取痰、支气管灌洗液、尿、粪便、脓汁、胸水、腹水、脑脊液等。儿童常将痰咽下，可取洗胃液检查。如标本含菌量少，可先集菌以提高检测的阳性率。有杂菌的标本，如痰、支气管灌洗液、尿、粪便等标本需经酸碱处理、浓缩集菌后进行检测，涂片后用抗酸染色镜检可初步诊断。将处理后的标本接种于固体培养基上，分离培养后，可进一步做生化、药敏等测定。

近年来，聚合酶链反应（PCR）扩增技术已应用于结核杆菌 DNA 鉴定。

（二）防治原则

1. 预防　除进行卫生宣传教育，对结核病患者早期发现、隔离、积极治疗和防止结核病的传播外，主要是特异性预防，即接种卡介苗，接种后免疫力可维持 3～5 年。

2. 治疗　结核病的药物治疗应遵循的原则是：早期发现，早期治疗，联合用药，彻底治愈。第一线的药物有利福平、异烟肼、乙胺丁醇和链霉素。利福平和异烟肼合用可以减少耐药性的产生。

💡 **素质提升**

生命至上，共享健康

2022 年 3 月 24 日是第 27 个"世界防治结核病日"，我国的宣传主题是"生命至上、全民行动、共享健康、终结结核"。我国结核病患者数量居世界第二位，呈患病率高、耐药率高、死亡率高、感染率高、结核患者负担重和递降率低等特点。这一主题旨在突出我国坚持生命至上理念，强化社会各界广泛参与，呼吁全社会积极行动起来，携手终结结核病的流行，共同捍卫人民群众的健康。

第二节　其他呼吸道感染细菌

其他常见呼吸道感染细菌的生物学性状、主要致病物质、所致疾病和临床表现如下（表13-1）。

表 13-1　其他常见呼吸道感染细菌

种类	生物学性状	主要致病物质	所致疾病	主要临床表现
白喉棒状杆菌	菌体一端或两端膨大成棒状。革兰染色阳性，用亚甲蓝或奈瑟法染色可见异染颗粒。需氧或兼性厌氧，在凝固血清培养基上形成灰白、圆形的菌落，异染颗粒明显，形态典型。亚碲酸盐血琼脂上生长的菌落呈黑色，可分为重型、中间型和轻型三个类型	白喉毒素是主要致病物质，能抑制敏感细胞的蛋白质合成，引起组织坏死。白喉毒素毒性强，高度抗原性，分为 A、B 两个亚单位，B 为结合亚单位，可协助 A 亚单位进入细胞质，通过干扰细胞内蛋白质的合成致细胞变性坏死	所致疾病为白喉。白喉多在秋冬季流行，人对白喉棒状杆菌普遍易感，但儿童最易感	菌体随飞沫侵入咽喉部，细菌和毒素使局部黏膜上皮细胞坏死、炎症细胞浸润，血管渗出液含有纤维蛋白，将炎症细胞、黏膜坏死组织和细菌凝聚一起，形成灰白色膜状物，称假膜。假膜容易脱落而引起呼吸道阻塞，导致呼吸困难或窒息，是早期致死的主要原因。如毒素被吸收进入血液，引起心肌炎、软腭麻痹、声嘶、肾上腺功能障碍等病变

续表

种类	生物学性状	主要致病物质	所致疾病	主要临床表现
流感嗜血杆菌（流感杆菌）	革兰阴性小杆菌，可呈多形态。多数菌株有菌毛。毒力株初培养有荚膜。在普通培养基上不生长。生长需要 X 因子和 V 因子。流感杆菌在巧克力平板培养基上，培养 24 小时后生成细小、无色透明露滴状菌落	内毒素是主要的致病物质。荚膜有抗吞噬作用。菌毛有黏附人类口咽部细胞的作用。致病力强的流感杆菌具有 IgA 蛋白酶，能水解 sIgA，降低局部免疫力	流感杆菌广泛寄居在人上呼吸道，冬季带菌率高，易发病。流感杆菌主要通过呼吸道在人之间传播，引起某些器官急性化脓性感染	原发感染是由有荚膜的强毒株引起的急性化脓性感染，如脑膜炎、鼻咽炎、肺炎、化脓性关节炎等，以小儿多见。继发感染多由寄居于上呼吸道的无荚膜菌株引起，常继发于流感、麻疹等疾病，表现有慢性支气管炎、鼻窦炎等，以成人多见
百日咳鲍特菌	革兰阴性菌，卵圆形短小杆菌，有毒力菌株有荚膜和菌毛。最适温度为37℃，需氧，最适 pH 为6.8～7.0。在鲍－金培养基上可见细小、光滑、银灰色的菌落，周围有模糊的溶血环，常发生光滑型至粗糙型变异	致病物质：①百日咳外毒素是主要的致病因子；②腺苷酸环化酶毒素抑制巨噬细胞功能；③血凝素与黏附上皮细胞有关。其次还有荚膜、菌毛、内毒素参与致病	引起人类百日咳。患者和非典型患者是传染源。主要通过飞沫经呼吸道传播。易感儿童接触患者后，发病率接近90%，1 岁以下患儿死亡率高	潜伏期为 1～2 周。病程分为 3 期。①发病早期（卡他期）：仅有轻度咳嗽，1～2 周。细菌此时大量繁殖并随飞沫排出，传染性强。②痉咳期：2～5 周，出现阵发性、痉挛性咳嗽，大量黏稠分泌物不能排出，呈现出特殊的高音调鸡鸣样吼声。③恢复期：2～3 周。阵咳减轻，鸡鸣样吼声消失。由于病程较长，以咳嗽症状为主，故名百日咳
嗜肺军团菌	革兰阴性小杆菌，有显著多形性。有菌毛和鞭毛，能运动。用 Gimenez 或 Dieterle 镀银染色法，分别染成红色和黑褐色。专性需氧菌，最适温度为35℃，在活性炭－酵母浸出液琼脂中生长良好，菌落颜色多变，并有臭味	致病物质有多种酶类、内毒素样物质和外毒素。其产生的酶类和细胞毒素，具有抑制吞噬细胞活化、防止吞噬体和溶酶体融合的作用，使被吞噬的细菌不被杀死，反而在胞内生长繁殖，导致吞噬细胞死亡	可引起军团病（有肺炎型和流感样型两种），主要通过呼吸道吸入带菌飞沫或气溶胶而感染。夏秋季发病率高，既可暴发流行，也可散发	①肺炎型：潜伏期为 2～6 天，有高热、呼吸系统症状及全身中毒性表现。常有干咳、少量黏液痰、血丝、咯血、胸痛等症状。患者可因休克、呼吸衰竭、肾衰竭而死亡。死亡率约为16%。②流感样型：病情温和，有自限性，以肌痛、发热、头痛为特点。无肺部炎症表现，胸片检查无异常，预后良好，无死亡病例

目标检测

答案解析

一、选择题

（一）单选题

1. 下列细菌中，经抗酸染色后被染成红色的是（　）

　　A. 结核分枝杆菌　　　　B. 白喉棒状杆菌　　　　C. 肺炎链球菌

　　D. 流感嗜血杆菌　　　　E. 百日咳鲍特菌

2. 某机体结核菌素试验阳性表明（　）

　　A. 正在患结核病

　　B. 未患结核病

　　C. 未感染过结核分枝杆菌，对其无免疫力

　　D. 曾经感染过结核分枝杆菌，对其有免疫力

　　E. 曾经感染过结核分枝杆菌，对其无免疫力

3. 关于结核病涉及的器官，说法正确的是（　　）

    A. 除了牙齿和头发外都可以　　B. 只有肺结核　　　　　　C. 只有骨结核

    D. 只有淋巴结核　　　　　　　E. 只有肾结核

4. 国家儿童计划免疫规划程序规定，新生儿接种卡介苗的时间是（　　）

    A. 出生后 24 小时内　　　　B. 出生后 2 天　　　　　　C. 出生后 1 周

    D. 出生后 1 个月　　　　　　E. 出生后 8 个月

5. 关于白喉棒状杆菌，叙述错误的是（　　）

    A. 革兰阳性棒状杆菌　　　　　　　B. 主要释放白喉毒素致病

    C. 白喉毒素可抑制细胞蛋白质合成　　D. 抗 "O" 试验可用于判断机体对白喉有无免疫力

    E. 产生毒素与 β - 棒状杆菌噬菌体感染有关

6. 百日咳主要通过（　　）传播

    A. 血液　　　　　　　　B. 粪便　　　　　　　　　C. 尿液

    D. 飞沫　　　　　　　　E. 眼结膜分泌物

7. 结核分枝杆菌的致病物质不包括（　　）

    A. 硫酸脑苷脂　　　　　　B. 蜡质 D　　　　　　　C. 索状因子

    D. 磷脂　　　　　　　　　E. 内毒素

8. 结核分枝杆菌的免疫特点是（　　）

    A. 体液免疫　　　　　　　B. 感染免疫　　　　　　C. 产生中和抗体

    D. 产生干扰素　　　　　　E. 内毒素

（二）多选题

9. 结核分枝杆菌可发生的变异包括（　　）

    A. 毒力　　　　　　　　　B. 形态　　　　　　　　C. 耐药性

    D. 菌落　　　　　　　　　E. 对氧气的需求

10. 关于结核分枝杆菌的微生物学检验，叙述正确的有（　　）

    A. 可将标本直接涂片，进行抗酸染色观察

    B. 标本浓缩集菌后，会提高检出率

    C. 标本接种罗氏培养基培养 24 小时，可见粗糙型菌落

    D. 常选用家兔做动物实验来鉴别结核分枝杆菌

    E. 可用 PCR 技术检测标本中的结核分枝杆菌

二、思考题

1. 结核分枝杆菌的致病物质有哪些？感染类型主要有哪些？

2. 白喉外毒素的致病机制是什么？临床表现有何特征？

（刘琳琳）

书网融合……

          本章小结　　　　　　　微课　　　　　　　题库

第十四章 主要经消化道感染的细菌 ⓔ微课

学习目标

1. 通过本章学习，重点把握常见的经消化道感染细菌及其致病物质和所致疾病。
2. 能根据经消化道感染细菌的致病性，理解不同致病物质与所致疾病之间的关系。

消化道感染细菌是一群以粪－口途径传播，在胃肠道中增殖并引起胃肠道症状，或正常定居于肠道但可引起肠道外感染的病原菌。主要包括肠杆菌科、螺杆菌属、弧菌属和弯曲菌等。

情境导入

情景描述 患者，男。3 天前突然畏寒发热，伴有下腹部阵发性疼痛和腹泻，无恶心呕吐，体温 38.2℃，大便每天 7~8 次，为少量脓血便。发病前曾食用不洁食物。查体：体温 38.5℃，急性面容，左下腹压痛，肠鸣音 7 次/分，余（－）。实验室检查：Hb 124g/L，WBC 16.4×10^9/L，N 88%，L 12%，PLT 200×10^9/L。粪便常规：黏液脓血便，WBC 9~13 个/HP，RBC 3~5 个/HP。尿常规（－）。

讨论 1. 根据临床症状及检查，初步判断为何种疾病？
2. 为明确诊断，需要采集标本做细菌鉴定，该患者应采集何种标本？
3. 应如何进行健康宣教？

第一节 埃希菌属

埃希菌属（*Escherichia*）多为肠道中的正常菌群，其中，大肠埃希菌（*E.coli*）是临床最常见、最重要的一个菌种。大肠埃希菌，俗称大肠杆菌，人出生后数小时就进入肠道，并伴随终生。该菌在肠道中能合成 B 族维生素和维生素 K 等供人体吸收利用；其分解的代谢产物、大肠菌素及优势生长等因素能抑制志贺菌等病原菌的生长。当机体免疫力下降或该菌侵入肠道外组织或器官时，可引起肠外感染，以泌尿系统感染多见。某些血清型菌株毒力强，可引起腹泻，称致病性大肠埃希菌。

大肠埃希菌在环境卫生和食品卫生学中，常用作被粪便污染的检测指标。在分子生物学和基因工程研究中，大肠埃希菌又是重要的实验材料。

一、生物学性状

（一）形态与染色

大肠埃希菌大小为（0.5~0.7）μm×（1~3）μm，革兰阴性杆菌，多数菌株有周鞭毛，有菌毛，无芽孢。

（二）培养特性与生化反应

需氧或兼性厌氧，在普通培养基上生长良好，某些菌株在血琼脂平板上产生 β 溶血。能发酵葡萄糖等多种糖类，产酸并产气。绝大多数菌株发酵乳糖，在肠道鉴别培养基上形成有色菌落。在克氏双糖培养基中，斜面和底层均产酸产气，H₂S 阴性，动力阳性，可与沙门菌、志贺菌等区别。吲哚、甲基红、VP、枸橼酸盐（IMViC）试验结果分别为"＋、＋、－、－"。一般不分解尿素。

（三）抗原构造

主要有 O、H 和 K 抗原。O 抗原，目前已发现 170 多种，是分群的基础。H 抗原超过 56 种。K 抗原在 100 种以上。

二、致病性

（一）致病物质

1. 菌毛　可使细菌黏附于肠黏膜表面，某些菌株的黏附作用高度专一，又称定植因子。

2. 肠毒素　少数致病性大肠埃希菌主要产生两种肠毒素。①不耐热肠毒素（LT）：对热不稳定，65℃加热 30 分钟可被破坏。其 A 亚单位是毒素的活性部位，B 亚单位的作用是使胞内 ATP 转化为 cAMP。cAMP 水平增加使肠黏膜细胞内水、钠离子、氯离子、碳酸氢钾等分泌至肠腔，导致腹泻。LT 一般不引起肠黏膜的炎症或组织病变。②耐热肠毒素（ST）：对热稳定，100℃加热 20 分钟仍不失活性。ST 的作用机制与 LT 不同，其引起腹泻是通过激活肠黏膜细胞上的鸟苷酸环化酶，使胞内 cGMP 量增多而导致腹泻。

3. 内毒素　主要引起发热、休克及 DIC。

（二）所致疾病

1. 肠外感染　大肠埃希菌在肠道内一般不致病，若移位侵入肠外组织器官，如尿道、胆道、前列腺、肺、骨和腹腔中其他部位，则可引起肠道外感染。

常见的大肠埃希菌肠外感染有化脓性感染和泌尿系统感染。化脓性感染如腹膜炎、阑尾炎、手术创口感染、败血症、新生儿脑膜炎。在泌尿系统感染中，尿道炎、膀胱炎、肾盂肾炎常见。大肠埃希菌常来源于患者肠道，细菌逆向上行引起感染。女性尿道较短、较宽，不能完全有效防止细菌上行，故其感染率高于男性。年轻女性首次尿道感染，90% 以上是由本菌引起。在男性，前列腺肥大是最常见的诱因。此外，尿道阻塞、尿道结石、先天畸形、神经功能紊乱等引起的尿潴留在两性均易发生尿道感染。插管和膀胱镜也有可能带进细菌，导致感染发生。

2. 胃肠炎　由少数致病性大肠埃希菌引起，与食入污染的食品和饮水有关，为外源性感染。根据其致病机制的不同，主要有 5 种类型（表 14 - 1）。

表 14 - 1　引起腹泻的大肠埃希菌种类及其主要特征

菌株	作用部位	疾病与症状	致病机制
肠产毒性大肠埃希菌（ETEC）	小肠	旅行者腹泻；婴幼儿腹泻；水样便，恶心，呕吐，腹痛，低热	质粒介导 LT 和（或）ST，大量分泌液体和电解质
肠侵袭性大肠埃希菌（EIEC）	大肠	水样便，继以少量血便，腹痛，发热	质粒介导侵袭和破坏结肠黏膜上皮细胞
肠致病性大肠埃希菌（EPEC）	小肠	婴儿腹泻；水样便，恶心，呕吐，发热	质粒介导黏附和破坏上皮细胞
肠出血性大肠埃希菌（EHEC）	大肠	水样便，继以大量出血，剧烈腹痛，低热或无，可并发 HUS（溶血性尿毒症）、血小板减少性紫癜	溶原性噬菌体编码 SLT - Ⅰ 或 SLT - Ⅱ（即志贺样毒素），中断蛋白质合成
肠集聚性大肠埃希菌（EAEC）	小肠	婴儿腹泻；持续性水样便，呕吐，脱水，低热	质粒介导集聚性黏附上皮细胞，阻止液体吸收

三、标本采集及防治原则

（一）标本采集

1. 临床细菌学检查

（1）标本采集　肠外感染可根据临床类型，可采集血液、中段尿、脓液及分泌物等标本，腹泻取粪便标本和肛门拭子。

（2）分离培养与鉴定　血液标本先经肉汤增菌后，标本分离培养于血琼脂平板和肠道选择培养基；尿液标本取离心沉淀物；粪便标本可直接划线接种于肠道选择培养基和血琼脂平板。挑取可疑菌落涂片染色镜检，并进行生化反应鉴定。致病性大肠埃希菌需用血清学试验鉴定型别，必要时做肠毒素测定。尿液除做分离培养外，还应做细菌计数。当每毫升尿含菌量≥10万时，才有诊断价值。

2. 卫生细菌学检查　大肠埃希菌寄生于肠道中，随粪便排出，污染周围环境和水源、食品等。取样检查时，样品中大肠埃希菌数量愈多，表示粪便污染的情况愈严重，并间接表明可能有肠道致病菌污染。因此，卫生细菌学以"大肠菌群指数"作为饮水、食品等粪便污染的指标之一。

大肠菌群指数系指每升样品中的大肠菌群数。大肠菌群系指在37℃ 24小时内发酵乳糖产酸产气需氧和兼性厌氧的肠道杆菌，包括埃希菌属、枸橼酸杆菌属、克雷伯菌属及肠杆菌属等。我国卫生标准规定，大肠菌群在每升饮水中不得超过3个；每100ml瓶装汽水、果汁中不得超过5个。

（二）防治原则

对于大肠埃希菌引起的感染，可选用磺胺类药物、链霉素、庆大霉素和新霉素等。但耐药菌株较常见，应根据药物敏感试验选择有效药物治疗。

第二节　志贺菌属

志贺菌属（*Shigella*）为肠杆菌科细菌，是人类细菌性痢疾最常见的病原菌之一，俗称痢疾杆菌。

一、生物学性状

（一）形态与染色

宽0.5～0.7μm，长2～3μm，革兰阴性杆菌。有菌毛，无荚膜，无芽孢，无鞭毛，不能运动。

（二）培养特性与生化反应

兼性厌氧，在普通培养基上形成中等大小、半透明的光滑型菌落。能分解葡萄糖，产酸不产气；除宋内志贺菌中的个别菌株迟缓发酵乳糖（一般需3～4天）外，均不分解乳糖。在SS培养基等选择鉴别培养基上，呈无色半透明菌落。动力试验（－），可与其他肠道杆菌区别。

（三）抗原构造与分类

本属细菌有O抗原和K抗原。O抗原较复杂，有群和型的特异性。K抗原可阻止O抗原与抗血清的凝集作用，不耐热，100℃加热60分钟即被破坏。根据生化反应和O抗原的不同，将志贺菌属分为4群，40多个血清型（表14-2）。我国以福氏志贺菌多见，其次是宋内志贺菌。

表 14 - 2　志贺菌属的抗原分类

菌种	群	型	亚型
痢疾志贺菌	A	1~10	8a, 8b
福氏志贺菌	B	1~6, x, y 变型	1a, 1b, 2a, 2b, 3a, 3b, 3c, 4a, 4b
鲍氏志贺菌	C	1~18	—
宋内志贺菌	D	1	—

（四）抵抗力

比其他肠道杆菌弱，60℃加热10分钟可被杀死。对酸和一般消毒剂敏感。在粪便中，由于其他肠道菌产酸或噬菌体的作用，本菌在数小时内死亡，故粪便标本应迅速送检。志贺菌在污染物品及瓜果、蔬菜上，可存活10~20天。温度适宜时，可在水及食品中繁殖。由于磺胺及抗生素的广泛运用，志贺菌多重耐药性的问题日趋严重，临床疗效受到极大影响。

二、致病性

（一）致病物质

主要包括侵袭力和内毒素，有些菌株可产生外毒素。

1. 侵袭力　志贺菌有菌毛，利于其黏附于回肠末端和结肠黏膜的上皮细胞表面，继而侵入细胞，在胞内生长繁殖，并向两侧扩散到毗邻细胞和向深部扩散到黏膜固有层，导致黏膜固有层发生炎症坏死和溃疡。但本菌一般不侵入血流。

2. 内毒素　所有菌株都有毒性很强的内毒素。内毒素作用于肠黏膜，使其通透性增加，促进毒素吸收，引起发热、神志障碍甚至中毒性休克等一系列症状。内毒素破坏肠黏膜，可形成炎症、溃疡，呈现典型的脓血黏液便。内毒素尚能作用于肠壁自主神经系统，使肠功能发生紊乱，肠蠕动失调和痉挛。直肠括约肌痉挛最明显，因而出现腹痛、里急后重等症状。

3. 志贺毒素（shiga toxin，ST）　为痢疾志贺菌1型和2型产生的外毒素。不耐热，75℃~80℃加热1小时可破坏。ST具有如下作用。①肠毒素活性：作用与大肠杆菌、霍乱弧菌肠毒素相似。②神经毒活性：可引起中枢神经系统症状，如假性脑脊髓膜炎、昏迷等。③细胞毒活性：对人肝细胞、HeLa细胞、绿猴 Vero 细胞均有毒性。

（二）所致疾病

细菌性痢疾是最常见的肠道传染病，一年四季均有发生，夏秋季发生较多。传染源是患者和带菌者，经消化道感染。人对志贺菌普遍易感。常见的志贺菌感染有3种类型。

1. 急性细菌性痢疾　起病急，主要有腹痛、腹泻、里急后重、脓血便等典型细菌性痢疾的临床表现，可伴有畏寒、发热。及时治疗，预后良好。

2. 中毒性细菌性痢疾　多见于小儿。发病急骤，突然出现高热，体温可高达40℃，可出现惊厥、昏迷等症状，病情凶险，死亡率高。患儿对志贺菌内毒素特别敏感，内毒素迅速吸收入血，引起严重的全身中毒症状，一般无明显消化道症状。各型志贺菌都可引起。临床上，因与乙脑发病时间及临床表现相似，应注意鉴别。

3. 慢性细菌性痢疾　病程迁延超过2个月。通常因起病时症状不典型而误治、漏治，或为急性细菌性痢疾治疗不彻底所致。

三、标本采集及防治原则

(一) 标本采集

取患者在服药前的新鲜粪便脓血黏液部分立即送检。若不能立即送检，可保存在30%的甘油缓冲液或增菌培养基中。对中毒型菌痢，可取肛拭子检查。将粪便或肛拭子接种于选择培养基，37℃孵育18~24小时。挑取无色半透明可疑菌落，做生化反应和血清学鉴定，以确定菌群和菌型。

(二) 防治原则

人类是志贺菌主要的宿主。因此，进行非特异性预防应努力防止个体间的感染和传播。其措施包括：水、食物和牛奶的卫生学监测，垃圾处理和灭蝇；隔离患者和消毒排泄物；检测发现亚临床病例和带菌者，特别是饮食从业人员，应进行抗生素治疗。

志贺菌易出现多重耐药菌株。治疗时，应根据药敏试验的结果选药。

第三节 沙门菌属

沙门菌属（*Salmonella*）是肠杆菌科中的一大群生化反应和抗原构造相似的革兰阴性杆菌。至今已被确定的沙门菌有2200多个血清型，对人致病的主要有伤寒沙门菌及甲、乙、丙型副伤寒沙门菌等；对人和动物均能致病的有猪霍乱沙门菌、鼠伤寒沙门菌和肠炎沙门菌等。

一、生物学性状

(一) 形态与染色

宽0.6~10μm，长2~3μm，革兰阴性杆菌。除鸡沙门菌和雏沙门菌等个别菌种外，都有周鞭毛，能运动，多数有菌毛，无芽孢，一般无荚膜。

(二) 培养特性和生化反应

兼性厌氧，营养要求不高，在普通琼脂平板上可生长，在肠杆菌选择性培养基上形成中等大小、无色半透明的S型菌落。大多数菌株产生H_2S，在SS培养基上菌落中心常为黑色。

不发酵乳糖或蔗糖。对葡萄糖、麦芽糖和甘露糖发酵，除伤寒沙门菌不产气外，其他沙门菌均产酸产气。沙门菌在克氏双糖管中，斜面不发酵，底层产酸产气（但伤寒沙门菌产酸不产气），H_2S阳性或阴性，动力阳性，可同大肠埃希菌、志贺菌等相区别。尿素酶试验阴性，可与变形杆菌相区别。

(三) 抗原构造

抗原结构主要有O和H两种抗原，少数菌株尚有Vi抗原。

1. O抗原 为LPS，性质较稳定，能耐热100℃2小时。O抗原刺激机体产生IgM抗体。

2. H抗原 为蛋白质，性质不稳定，60℃加热15分钟即被破坏。H抗原刺激机体主要产生IgG抗体。

3. Vi抗原 也称毒力抗原，其免疫原性弱，刺激机体产生的抗体效价低，当细菌被清除后，Vi抗体亦随之消失，故测定Vi抗体有助于诊断伤寒及副伤寒带菌者。

(四) 抵抗力

对热的抵抗力不强，60℃加热15分钟即死亡。但在水中能生存2~3周，粪便中可活1~2周，在冰冻土壤中可过冬。胆盐、煌绿等对该菌属的抑制作用较对大肠埃希菌弱，故制作选择培养基时，常加入上述物质来抑制粪便中的大肠埃希菌，以利于沙门菌的分离。

二、致病性

（一）致病物质

1. 侵袭力　具有 Vi 抗原的沙门菌靠菌毛吸附于小肠黏膜上皮细胞表面，并可穿过小肠上皮细胞到达固有层。细菌可被吞噬细胞吞噬，不但不被杀死，而且能在巨噬细胞内生长繁殖，随巨噬细胞游走扩散到其他部位。

2. 内毒素　沙门菌属产生内毒素，引起机体发热、白细胞减少和中毒性休克，并能激活补体系统，产生多种介质，吸引白细胞引起肠道局部炎症反应。

3. 肠毒素　某些沙门菌如鼠伤寒沙门菌能产生肠毒素，可引起腹痛、腹泻等食物中毒症状。

（二）所致疾病

沙门菌主要通过污染食物、饮水经口感染，人类沙门菌感染有 4 种类型。

1. 伤寒与副伤寒（又名肠热症）　由伤寒沙门菌和甲、乙、丙型副伤寒沙门菌引起。伤寒和副伤寒相似，只是副伤寒症状较轻且病程较短。传染源为患者或带菌者。细菌经口感染侵入小肠，以菌毛吸附在小肠黏膜表面，而后侵入黏膜下肠壁淋巴组织，在吞噬细胞内生长繁殖，经淋巴管、胸导管进入血流而引起第一次菌血症。随后，病菌经血流扩散至肝、脾、胆囊、肾和骨髓等器官，在其中大量繁殖，再次进入血流而造成第二次菌血症，并释放内毒素。临床症状包括持续发热，相对缓脉，外周血白细胞明显减少，肝脾大。约 50% 患者胸腹部皮肤出现玫瑰疹，这是皮肤毛细血管被细菌栓塞所致，故在疹内可检出病原菌。胆囊中的细菌可随胆汁进入肠道，一部分随粪便排出体外，另一部分再次进入肠壁淋巴组织，可刺激已致敏的淋巴组织发生迟发型超敏反应，导致局部组织坏死和溃疡，严重者有肠出血和肠穿孔等并发症。相应病程需严格控制饮食，以防并发症的发生。另外，肾中的细菌可随尿排出。以上病变在疾病第 2~3 周出现。若无并发症，自 3~4 周后病情开始好转。

2. 急性胃肠炎（即食物中毒）　是最常见的沙门菌感染类型，约占 70%。因摄入大量被鼠伤寒沙门菌、猪霍乱沙门菌、肠炎沙门菌等污染的食物而引起。常见的食物主要为畜禽肉类食品、蛋、奶和奶制品。细菌对肠黏膜的侵袭以及细菌释放的内毒素可能是主要致病机制。该病潜伏期为 6~24 小时。起病急，主要临床症状为发热、恶寒、呕吐、腹痛、水样腹泻，偶有黏液或脓性腹泻。严重者可伴有迅速脱水，导致休克、肾衰竭而死亡。一般沙门菌胃肠炎多在 2~3 天内自愈。

3. 败血症　多由猪霍乱沙门菌引起，也可由丙型副伤寒沙门菌、鼠伤寒沙门菌和肠炎沙门菌引起，常发生于儿童或原有免疫功能低下的成年人。细菌经口进入肠道后很快进入血液，肠道病变不明显，但败血症症状严重，有高热、寒战和贫血等。

4. 无症状带菌者　是指在症状消失后 1 年或更长的时间内仍可在其粪便中检出相应沙门菌。1%~5% 的伤寒或副伤寒患者可转变为无症状带菌者。胆囊和尿道是伤寒和副伤寒沙门菌的储存场所。年龄和性别与是否无症状带菌关系密切。20 岁以下，无症状带菌率常小于 1%，而 50 岁以上者可达 10% 以上，其中女性居多，为男性的 2 倍。

三、标本采集及防治原则

（一）标本采集

肠热症应根据病程的不同，采集不同标本。第 1 周取外周血，第 2 周起取粪便和尿液，第 1~3 周取骨髓。副伤寒病程较短，因此采样时间可相对提前。采集标本后，进行分离培养与鉴定。

血清学诊断常用肥达试验，即用已知的伤寒沙门菌 O、H 诊断抗原和甲、乙型副伤寒沙门菌 H 诊断抗原与患者血清做定量凝集试验，以测定患者血清中有无相应抗体及其效价，来辅助诊断伤寒与甲、乙型副伤寒。判断结果时要注意以下情况。

1. 正常值 人们因沙门菌隐性感染或预防接种，血清可含有一定量的有关抗体，称正常值。伤寒沙门菌 O 凝集效价 < 1:80，H 凝集效价 < 1:160，副伤寒沙门菌 H 凝集效价 < 1:80，属于正常值范围，无诊断意义。

2. 动态观察 发病第 1 周末，抗体开始产生，以后逐渐增多。故在患病初期，检查伤寒、副伤寒沙门菌的抗体多在正常范围内。恢复期效价增高 4 倍以上者有诊断价值。

3. H 和 O 增高的不同意义 一般病后 IgM 类 O 抗体出现较早，维持时间短，而 IgG 类 H 抗体出现较晚，维持时间较长。因此，若 O 抗体效价高而 H 抗体低于正常值，则可能是感染的早期或与伤寒沙门菌有共同抗原的其他沙门菌感染引起的交叉反应。若 O 和 H 抗体效价均超过正常值，则患伤寒或副伤寒的可能性大。若 H 抗体效价高而 O 抗体效价在正常范围以内，则可能是以往接种疫苗的结果或非特异性回忆反应。若 O 和 H 抗体均低于正常值，则患伤寒或副伤寒的可能性较小。

伤寒不同病期，血、粪、尿的病原菌和特异性 O 抗体的检出阳性率不同（图 14 - 1）。

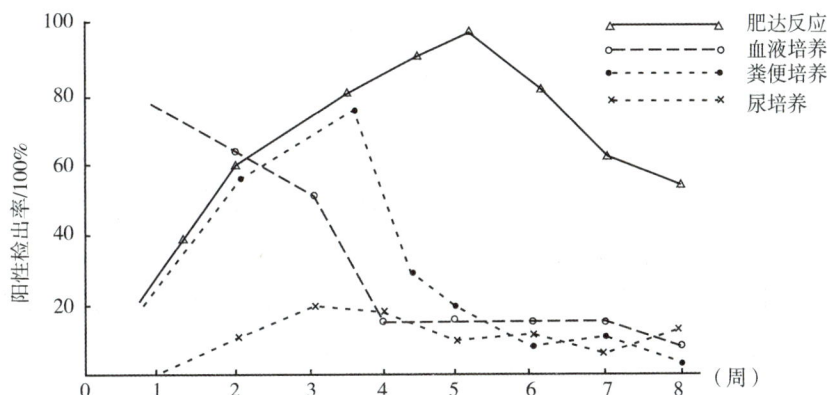

图 14 - 1　伤寒患者不同病期各种标本的阳性检出率

带菌者检查，首先用血清学方法测定可疑带菌者血清中有无 Vi 抗体，Vi 抗体阳性者，再取粪便或尿液进行细菌分离培养与鉴定，以确定诊断。

（二）防治原则

患者和带菌者应及早隔离治疗，对其大小便、衣服、用具等进行适当的消毒处理。加强饮食饮水及食品卫生管理，防止病从口入。特异性预防目前采用口服减毒活疫苗，有明显的免疫保护作用，不良反应轻，有效期至少 3 年。治疗伤寒以氯霉素为首选药物，氨苄西林也有一定效果。

第四节　霍乱弧菌

霍乱弧菌（*V. cholerae*）是引起烈性肠道传染病——霍乱的病原菌，2000 多年前已有记载。自 1817 年以来，全世界发生过 7 次霍乱大流行。前 6 次由古典生物型引起。1961 年开始的第 7 次霍乱流行由 El Tor 生物型引起。1992 年，新的流行株 O139 在印度及孟加拉国的一些城市出现。

一、生物学性状

（一）形态与染色

霍乱弧菌大小为 $(0.5 \sim 0.8)\mu m \times (1.5 \sim 3)\mu m$。从患者新分离出的细菌形态典型，呈弧形或逗点状。革兰染色阴性。无芽孢，有菌毛，有些菌株（包括 O139）有荚膜，在菌体一端有一根单鞭毛（图 14 - 2）。若取患者米泔水样粪便或培养物做悬滴观察，细菌运动非常活泼，呈穿梭样或流星状。液体培养物涂片染色镜检，可见"鱼群状"排列的革兰阴性弧菌。

图 14 - 2 霍乱弧菌（鞭毛染色，1000 ×）

（二）培养特性与生化反应

兼性厌氧。营养要求不高，可在普通培养基上生长，形成凸起、光滑、圆形的菌落。$18 \sim 37℃$ 均可生长。耐碱不耐酸，在 $pH\ 8.8 \sim 9.0$ 的碱性蛋白胨水或碱性琼脂平板上生长良好，因其他细菌在此 pH 条件中不易生长，初次分离霍乱弧菌常用碱性蛋白胨水增菌。

霍乱弧菌为过触酶阳性，氧化酶阳性，能发酵很多常见的单糖、双糖和醇糖，如葡萄糖、蔗糖和甘露醇，产酸不产气；不分解阿拉伯胶糖；能还原硝酸盐，吲哚反应阳性。

（三）抗原构造与分型

霍乱弧菌有耐热的 O 抗原和不耐热的 H 抗原。根据 O 抗原的不同，现已有 155 个血清群，其中，O1 群、O139 群引起霍乱。其余的血清群分布于地面水中，可引起人类胃肠炎等疾病，但从未引起霍乱的流行。H 抗原无特异性，免疫扩散试验表明所有霍乱弧菌拥有相同的 H 抗原。

（四）抵抗力

霍乱弧菌耐低温，对热、干燥、日光、化学消毒剂均很敏感。$55℃$ 加热 15 分钟，$100℃$ 加热 $1 \sim 2$ 分钟可杀死，用漂白粉和水按 1:4 的比例处理患者排泄物、呕吐物 1 小时，或用 0.1% 高锰酸钾浸泡蔬菜、水果 30 分钟可达到消毒目的。自来水、深井水加 0.5ppm 氯，15 分钟能杀死霍乱弧菌。

二、致病性

（一）致病物质

1. 鞭毛、菌毛与黏液素酶 霍乱弧菌借助活泼的鞭毛运动可穿过肠黏膜黏液层，有毒株能产生黏液素酶，液化黏液，有利于细菌穿过黏液层。霍乱弧菌依靠普通菌毛黏附于肠壁上皮细胞，并在其上迅速繁殖。

2. 霍乱肠毒素（cholera enterotoxin） 为外毒素，是霍乱弧菌致病的重要因素。一个完整的霍乱肠毒素分子由 1 个 A 亚单位和 5 个 B 亚单位结合而成。A 亚单位是毒素的毒性单位，分为 A1 和 A2 两个组分，其中，A1 具有酶活性，是毒素的毒性部分，A2 与 B 亚单位结合在一起。B 亚单位为毒素的结合单位，能与小肠黏膜上皮细胞 GM1 神经节苷脂受体结合，使毒素分子变构。A 亚单位脱离 B 亚单位后进入细胞。在细胞内，A1 组分活化，并作用于腺苷酸环化酶，使细胞内的 ATP 转化为 cAMP。cAMP 浓度的升高使得肠黏膜细胞的分泌功能增强，主动分泌 Na^+、K^+、HCO_3^- 和水，大量分泌的液体潴留于肠腔，导致严重的呕吐和米泔水样腹泻。

（二）所致疾病

其引起的烈性肠道传染病——霍乱，为我国的甲类法定传染病。

在自然条件下，人类是霍乱的唯一易感者。患者和无症状带菌者是重要的传染源。传播途径主要是霍乱弧菌通过污染的饮水或食物经口进入，很少发生人与人的直接传播。在胃酸中，霍乱弧菌很快死亡。在正常胃酸条件下，如以水为载体，需饮水中有大于 10^{10} 个细菌方能引起感染；如以食物作为载体，由于食物高强度的缓冲能力，感染剂量可减少到 $10^2 \sim 10^4$ 细菌。任何能降低胃中酸度的药物或其他原因，都可使人对霍乱弧菌感染的敏感性增加。

病菌进入小肠后，黏附于小肠黏膜上皮细胞表面并迅速繁殖，不进入黏膜或血液中，由其产生的霍乱肠毒素作用于肠黏膜细胞而致病。古典生物型的致病性比 El Tor 生物型强，细菌进入体内 2～3 天，患者突然出现剧烈腹泻和呕吐，导致严重失水，出现米泔水样便。最严重时，失水量可达 1L/h。大量电解质和水丢失后，患者出现水电解质平衡紊乱、外周循环衰竭、代谢性酸中毒。严重者出现急性肾衰竭、低血容量性休克，如不及时治疗，死亡率可达 60% 以上。O139 群霍乱弧菌引起的霍乱比 O1 群更严重，表现为严重脱水和高死亡率，且以成人发病为主。

三、标本采集及防治原则

（一）标本采集

取患者米泔水样粪便和呕吐物，流行病学调查还需采集水样。标本应立即分离培养，不能培养的应放入 Cary-blair 运送培养基中由专人送检。

标本采集后，用悬滴法观察镜下标本中是否有穿梭状运动的细菌，加入霍乱弧菌抗血清后，如运动消失，为制动试验阳性。

（二）防治原则

早发现、早隔离、早治疗霍乱患者和带菌者，同时封锁疫区，防止疫情蔓延；改善社区卫生条件，严格饮水卫生、食品卫生及粪便管理，不生食海产品，消灭苍蝇、蟑螂。接种霍乱死疫苗，可增强人群对霍乱的特异性免疫力。

霍乱治疗的关键在于补充水和电解质，防止由于大量失水而出现的低血容量性休克、代谢性酸中毒和肾衰竭。抗生素治疗可及时清除体内细菌。

第五节　幽门螺杆菌

幽门螺杆菌为螺杆菌属（*Helicobacter*）细菌。革兰阴性，菌体弯曲，呈螺旋状、U 形、S 形及 W 形。长短不一，可长达 $6\mu m$。镜下常呈鱼群样排列或聚集成团状。新鲜培养物菌体细长，弯曲度小，呈多形性。经多次传代后，菌体变为球形，着色不均匀。单端 2～6 根鞭毛，运动活泼。为微需氧菌。营养要求高，需在含血或血清的培养基上生长。最适生长温度为 37℃，pH 6～8。本菌生长缓慢，培养 3～4 天后才见针尖状、圆形、光滑、透明无色菌落。在血琼脂平板上出现轻度溶血，因本菌对多种抗生素不敏感，为抑制其他细菌生长，通常在培养基中加入万古霉素、多黏菌素等。本菌具有快速尿素酶反应，这是区别于其他弯曲菌的重要依据之一。测定尿素酶活性已作为本菌的快速诊断方法之一。

💡 **素质提升**

幽门螺杆菌的发现

　　自 1892 年以来，不断有学者观察到螺形的细菌定居在哺乳动物以及人的胃内，而且发现这种细菌与消化性溃疡密切相关；但一直到 20 世纪 80 年代，澳大利亚皇家珀斯医院的两位医生 Barry Marshall 和 Robin Warren 合作，进行了 35 次分离培养，最终在偶然的情况下才将这种细菌分离出来并进行进一步研究。但是对于他们的研究，最初很多人并不支持，人们认为"胃内强酸性，不可能有细菌存在"或者"胃内有细菌也可能是共生体，不具有致病性"，很多杂志甚至拒绝发表他们的研究成果，但他们坚持了下来。为证实其致病性，1984 年 7 月，Barry Marshall 喝下幽门螺杆菌菌液，2 周后，出现胃痛、呕吐、进食困难、头晕、冒冷汗、口臭等症状，他成功感染了幽门螺杆菌并因此得了胃溃疡。之后，经过一系列的科学研究，他们最终证实幽门螺杆菌具有致病性，他们二人也因此获得 2005 年诺贝尔生理学或医学奖。科学的发展，需要人们不断地、不畏阻力地去探寻、去发现！

　　目前认为，幽门螺杆菌是慢性胃炎、消化性溃疡的主要病因，与胃腺癌、黏膜相关淋巴组织淋巴瘤的发生也有一定关系。但其传播过程和致病物质以及确切的致病机制还不十分清楚。人类是本菌感染的主要传染源，自然人群总感染率约 50%，有些地区高达 90%。本菌在上消化道寄居，可能的传播途径是粪－口途径，但从患者粪便中尚未查到活的幽门螺杆菌。

　　微生物学检查时，可用纤维胃镜采集胃、十二指肠处黏膜组织标本，直接涂片并做革兰染色镜检。如查到形态典型的细菌，即可初步诊断。将活检标本接种于选择培养基，置微需氧环境下 37℃ 培养 72 小时可长出菌落，并依据菌落特点，结合尿素酶试验进行鉴定。

　　药物治疗一般采用胶体铋制剂加两种抗生素，疗程为 2 周。敏感抗菌药物有阿莫西林、甲硝唑、替硝唑、克拉霉素、四环素、多西环素、呋喃唑酮等。

第六节　其他消化道感染细菌

　　其他常见消化道感染细菌的生物学性状及致病性如下（表 14－3）。

表 14－3　其他消化道感染细菌的主要生物学性状及致病性

菌名	主要生物学性状	致病物质	所致疾病及主要临床表现
副溶血性弧菌	嗜盐性弧菌。本菌呈弧形、杆状、丝状及球状等多形态，有单端鞭毛，运动活泼，革兰阴性，无芽孢和荚膜。营养要求不高	致病性菌株中，已分离出耐热直接溶血素与耐热相关溶血素	可引起食物中毒，主要症状是腹痛、腹泻、呕吐、脱水和发热，粪便多为水样或糊状，少数为黏液血便
空肠弯曲菌	形态细长，呈弧形、螺旋形、S 形或海鸥状，革兰阴性，运动活泼，一端或两端有单鞭毛。无芽孢、无荚膜，微需氧	不耐热肠毒素、细胞毒素	引起散发性细菌性胃肠炎，该菌在小肠内繁殖，侵入肠上皮引起炎症。临床表现为痉挛性腹痛、腹泻、血便或果酱样便，量多；头痛、不适、发热
变形杆菌	有明显多形性，革兰阴性。无荚膜，有周鞭毛。运动活泼，有菌毛。营养要求不高，在固体培养基上呈迁徙生长现象	为肠道正常菌群，在一定条件下致病	是仅次于大肠杆菌的引起泌尿系统感染的主要病原菌。有些菌株可引起慢性中耳炎、脑膜炎、败血症和食物中毒等，也是院内感染的重要病原菌

目标检测

答案解析

一、单选题

1. 在环境卫生和食品卫生学中，常用作被粪便污染的检测指标的是（　　）

    A. 大肠埃希菌　　　　　　　B. 金黄色葡萄球菌　　　　　C. 痢疾杆菌

    D. 伤寒沙门菌　　　　　　　E. 副溶血性弧菌

2. 在我国引起菌痢的多为（　　）

    A. 福氏和宋内志贺菌　　　　B. 痢疾和宋内志贺菌　　　　C. 福氏和鲍氏志贺菌

    D. 鲍氏和宋内志贺菌　　　　E. 福氏和痢疾志贺菌

3. 在致病过程中，可引起两次菌血症的细菌是（　　）

    A. 霍乱弧菌　　　　　　　　B. 伤寒沙门菌　　　　　　　C. 脑膜炎奈瑟菌

    D. 痢疾志贺菌　　　　　　　E. 幽门螺杆菌

4. 伤寒发病第 1 周内，阳性率最高的检查方法是（　　）

    A. 尿液培养　　　　　　　　B. 血液培养　　　　　　　　C. 粪便培养

    D. 痰培养　　　　　　　　　E. 胆汁培养

5. 最常见的沙门菌感染所致疾病是（　　）

    A. 腹泻　　　　　　　　　　B. 肠热症　　　　　　　　　C. 食物中毒性肠炎

    D. 败血症　　　　　　　　　E. 菌血症

6. 霍乱患者的典型大便呈（　　）

    A. 水样　　　　　　　　　　B. 果酱样　　　　　　　　　C. 脓血样

    D. 米泔水样　　　　　　　　E. 消化不良的恶臭便

7. 取粪便做悬滴镜检，呈穿梭样运动的细菌是（　　）

    A. 伤寒沙门菌　　　　　　　B. 大肠埃希菌　　　　　　　C. 变形杆菌

    D. 霍乱弧菌　　　　　　　　E. 幽门螺杆菌

8. 引起胃溃疡的主要细菌是（　　）

    A. 百日咳鲍特菌　　　　　　B. 溶血性链球菌　　　　　　C. 变形杆菌

    D. 福氏志贺菌　　　　　　　E. 幽门螺杆菌

二、思考题

简述志贺菌的致病物质和所致疾病。

（余明明）

书网融合……

本章小结　　　　　　　微课　　　　　　　题库

第十五章　厌氧性细菌

学习目标

1. 通过本章学习，重点把握破伤风梭菌、产气荚膜梭菌、肉毒梭菌的致病物质、所致疾病。
2. 学会运用所学知识，能及时诊断并治疗厌氧芽孢梭菌引起的感染，并能预防感染的发生。

厌氧性细菌（anaerobic bacterium），简称厌氧菌，是指一群必须在无氧环境下才能生长繁殖的细菌。根据其是否形成芽孢，可将厌氧性细菌分为两大类，即有芽孢的厌氧芽孢梭菌和无芽孢厌氧菌。

情境导入

情景描述　患者，男，18岁。因间断性胸闷、全身发紧3天入院。询问病史，2周前在户外活动时被锈铁钉刺伤足跟部，仅做简单冲洗，未进行其他治疗，现伤口已愈合。体格检查：体温、血压正常，神志清楚，颈项强直，牙关紧闭，腹肌、背肌紧张，四肢肌张力增高，肌力正常。

讨论　1. 根据病史及体格检查，初步判断该患者可能患何种疾病？该病由哪种病原体引起？
2. 应该如何预防该疾病？

第一节　厌氧芽孢梭菌

厌氧芽孢梭菌（*Clostridium*）是一群革兰阳性、能形成芽孢的粗大杆菌，因芽孢直径比菌体宽，造成菌体膨大呈梭形而得名。该属细菌中大部分为严格厌氧菌，有周鞭毛，除产气荚膜梭菌外均无荚膜，对热、干燥和消毒剂均有强大的抵抗力。主要分布于土壤、人和动物的肠道。大多数为腐生菌，少数为致病菌，在适当条件下，芽孢可发芽形成繁殖体并产生强烈外毒素，导致人类和动物疾病。临床常见的有破伤风梭菌、产气荚膜梭菌和肉毒梭菌等，主要引起外源性感染。

一、破伤风梭菌 　微课

破伤风梭菌（*C. tetani*）是破伤风的病原菌，引起外源性感染。当机体因创伤造成伤口污染，或分娩过程中使用不洁器械剪断脐带或脐部未严格消毒等情况下，均可引起细菌入侵，芽孢发芽，细菌繁殖并释放毒性强烈的外毒素而引起破伤风。

（一）生物学性状

1. 形态结构　菌体细长呈杆状，革兰阳性，有周鞭毛、无荚膜。芽孢呈正圆形，位于菌体顶端，直径大于菌体，使细菌呈鼓槌状（图15-1）。

2. 培养特性　严格厌氧，生化反应不活泼，不发酵糖类，不分解蛋白质。37℃下，血琼脂平板上培养48小时后形成薄膜状、边缘不整齐的菌落，伴β溶血。

3. 抵抗力　破伤风梭菌芽孢对外界抵抗力强，在干燥的土壤和尘埃中可存活数年，耐煮沸1小时。其繁殖体对青霉素类抗生素敏感。

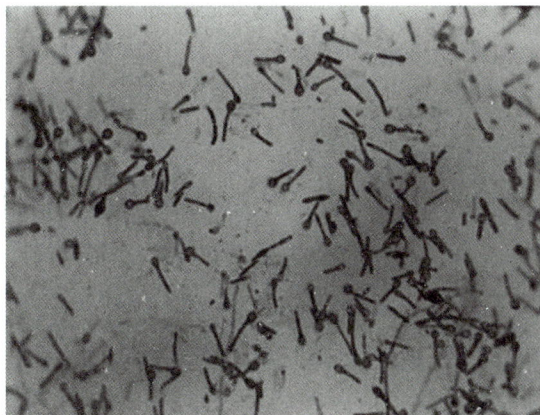

图 15 - 1 破伤风梭菌的芽孢

（二）致病性与免疫性

1. 感染途径及致病条件 破伤风梭菌芽孢可通过伤口侵入人体，发芽繁殖后通过分泌外毒素而致病。由于该菌为专性厌氧菌，在一般浅表伤口内不生长繁殖，其致病的重要条件是伤口处形成厌氧微环境。如伤口窄而深，伴有泥土或异物污染；大面积创伤或烧伤导致大量组织坏死、局部组织缺血缺氧；同时伴有需氧菌或兼性厌氧菌的混合感染等。以上这些因素均易造成伤口局部的厌氧微环境，利于破伤风梭菌繁殖。该菌仅在局部繁殖，无侵袭力，其致病作用完全依赖于该菌所产生的外毒素。

2. 致病物质 破伤风梭菌能产生两种外毒素，即破伤风痉挛毒素和破伤风溶血毒素。破伤风痉挛毒素为蛋白质，是引起破伤风的主要致病物质，属神经毒素，不耐热，可被肠道中的蛋白酶分解破坏，因此在胃肠道无致病作用。破伤风溶血毒素的功能和抗原性与链球菌溶血素 O 相似，但致病机制尚不清楚。

3. 所致疾病及发病机制 破伤风痉挛毒素对脑干神经细胞和脊髓前角细胞有高度亲和力。细菌在伤口局部生长繁殖，产生的毒素被局部神经细胞吸收或经血液、淋巴循环到达中枢神经系统，与脊髓前角细胞及脑干神经细胞胞膜表面的神经节苷脂结合后，通过毒性作用阻止抑制性神经介质的释放，导致肌肉活动的兴奋与抑制失调。机体在正常生理情况下，当屈肌的运动神经元受到刺激而兴奋时，同时传递冲动给抑制性神经元，使其释放抑制性介质，来抑制同侧伸肌的运动神经元，因此，当屈肌收缩时伸肌自然松弛，肢体屈伸动作十分协调。当破伤风痉挛毒素选择性阻止抑制性神经介质的释放时，就干扰了抑制性神经元的协调作用，导致肌肉活动的兴奋与抑制失调，屈肌、伸肌同时发生强烈收缩，骨骼肌出现强烈痉挛（图15 - 2）。破伤风潜伏期可从几天到几周不等，这与原发感染部位距离中枢神经系统的远近有关。典型症状

神经冲动传入

屈肌

伸肌

▭▭▭ 毒素作用部位　⊖ 抑制　⊕ 兴奋

1.屈肌运动神经元；2.同侧伸肌运动神经元；
3.抑制性神经元；4.闰绍细胞

图 15 - 2 破伤风痉挛毒素的作用机制

是咀嚼肌痉挛造成牙关紧闭、苦笑面容，持续背部肌肉强大的收缩力造成角弓反张，严重者可出现呼吸肌痉挛，引起呼吸困难甚至窒息死亡。

4. 免疫性　破伤风免疫为体液免疫，主要是抗痉挛毒素抗体的中和作用。由于破伤风痉挛毒素毒性很强，极少量毒素即可致病，而如此少量的毒素尚不足以引起免疫反应，也不能有效刺激免疫系统产生抗毒素，故一般病后不会获得牢固免疫力。获得有效免疫力的途径仍是注射类毒素。

（三）微生物学检查法

伤口涂片镜检和分离培养的阳性率很低，故一般不采用。临床上依据典型的症状和病史即可做出诊断。

（四）防治原则

破伤风治疗效果不佳，因此，及早预防是防治破伤风的重要措施。

1. 非特异性防治措施　对可能引起破伤风的伤口及时进行清创扩创，防止伤口形成厌氧微环境；使用抗生素杀死破伤风梭菌，防止毒素产生。

2. 特异性预防措施　对儿童、军人及其他易受外伤人群进行破伤风类毒素的计划免疫。对于 3～6 个月的儿童，我国目前常规采用含有百日咳疫苗、白喉类毒素和破伤风类毒素的百白破三联疫苗进行免疫，可同时获得这三种疾病的免疫力。对于军人和其他易受外伤人群，在必要时再接种一针破伤风类毒素，血清中的抗毒素可以在几天内迅速增加。对于伤口严重污染而又未进行基础免疫者，应立刻注射破伤风抗毒素（TAT）1500～3000 单位作为紧急预防。在注射 TAT 被动免疫的同时，可给予类毒素做主动免疫。

3. 特异性治疗　已发病者应早期、足量给予 TAT，一旦毒素与神经细胞受体结合，抗毒素就失去中和作用。剂量一般为 10 万～20 万单位，静脉滴注、肌内注射或伤口局部注射。由于目前使用的 TAT 是用破伤风类毒素免疫马所获得的血清制剂，因此，无论用于紧急预防还是治疗，注射前都必须做皮肤试验，检测有无过敏反应发生。必要时，可采取脱敏注射法或使用人抗破伤风免疫球蛋白。同时可联合使用红霉素、青霉素等抗生素来抑制破伤风梭菌或其他混合细菌的繁殖。

💡 **素质提升**

破伤风抗毒素的安全使用

　　破伤风抗毒素能有效中和进入人体内的破伤风痉挛毒素，从而减缓发病或改善患者的临床症状，降低破伤风的死亡率，因而在破伤风的紧急预防和临床治疗中有较好的应用效果。破伤风抗毒素来源于马血清，在使用前需要进行皮肤试验，以避免过敏反应的发生，破伤风抗毒素过敏者可以采用脱敏注射或使用人破伤风免疫球蛋白。在临床护理工作中，配制方法和注射操作也会影响皮肤试验的结果，因此，在破伤风抗毒素皮肤试验中，应规范操作、谨慎细心，尽量保证皮肤试验结果的准确性。在脱敏注射和治疗注射中，在选择合适的注射方式和用量的同时，应规范操作、密切观察，为患者健康负责。

二、其他厌氧芽孢梭菌

（一）产气荚膜梭菌

产气荚膜梭菌（*C. perfringens*）广泛存在于土壤、人和动物肠道中，是气性坏疽的主要病原菌，也可导致人类发生食物中毒。

1. 生物学性状　革兰阳性粗大杆菌，芽孢位于菌体次极端，呈椭圆形，小于菌体，无鞭毛。在感染的机体内可形成明显的荚膜。

本菌厌氧，但不十分严格。最适生长温度为42℃，分裂繁殖周期为8分钟，易分离培养。在血琼脂平板上，多数菌株有双层溶血环，内环是由θ毒素引起的完全溶血，外环是由α毒素引起的不完全溶血。该菌生化反应活泼，可分解多种常见的糖类，产酸产气。在疱肉培养基中可分解肉中的糖类而产生大量气体。在牛奶培养基中可分解乳糖产酸而使其中的酪蛋白凝固，同时产生大量气体可将凝固的酪蛋白冲成蜂窝状，将液面封固的凡士林上推，甚至冲走试管棉塞，气势凶猛，称"汹涌发酵"现象。

根据产气荚膜梭菌产生的4种毒素，将其分成A、B、C、D、E五个血清型。对人类致病的主要是A型，可引起气性坏疽和食物中毒。C型可引起坏死性肠炎。

2. 致病性

（1）致病物质　产气荚膜梭菌能产生多种外毒素及侵袭性酶类，其中α毒素的毒性最强，最重要，各菌型均能产生。α毒素可溶解红细胞、白细胞、血小板和内皮细胞，造成血管通透性增强并伴随溶血、大量组织坏死；α毒素作用于心肌可造成心功能受损、休克，在气性坏疽的形成中起主要作用。此外，有些菌株还可产生不耐热肠毒素，引起腹泻。

（2）所致疾病　①气性坏疽：多由A型引起，致病条件与破伤风梭菌类似，多见于有创口污染的大面积创伤。本菌侵袭力强，繁殖迅速，潜伏期短，8～48小时就可产生多种毒素和侵袭性酶，破坏组织，分解组织中的糖类产生大量气体，引起气肿；血管通透性增加，水分渗出，造成局部水肿，进而挤压软组织和血管，影响血液供应，造成组织坏死。严重病例表现为组织胀痛剧烈，水气夹杂，触摸时有捻发感，大块组织坏死并有恶臭。细菌产生的毒素和组织坏死的毒性产物被吸收入血后，可引起毒血症、休克，死亡率可达40%～100%。②食物中毒：由于某些A型菌株可以产生蛋白质类的肠毒素，能耐受消化道蛋白酶的作用，当食入被大量细菌繁殖体污染的食物（多为肉类食品）时即可引起，临床较多见。潜伏期约10小时，病人出现腹痛、腹胀、腹泻，无发热及恶心呕吐，1～2天后可自愈。③坏死性肠炎：由C型菌株产生的β毒素引起，发病急，可出现腹痛、腹泻、血便，可并发腹膜炎、周围循环衰竭等，死亡率高。

（二）肉毒梭菌

肉毒梭菌（*C. botulinum*）主要存在于土壤中，在厌氧条件下能产生毒性极强的肉毒毒素，食入后引起运动神经末梢麻痹，常见疾病为肉毒中毒和婴儿肉毒病。

1. 生物学性状　革兰阳性粗短杆菌，芽孢呈椭圆形，位于菌体次极端，粗于菌体，故使菌体呈汤匙或网球拍状。有鞭毛、无荚膜。严格厌氧，可在普通培养基上生长。根据其产生的肉毒毒素抗原性的不同，可将肉毒梭菌分为A、B、C、D、E、F、G七个型，多数菌株只能产生一种型别的毒素。对人类致病的主要是A、B、E、F型，在我国引起致病的主要为A型。肉毒梭菌芽孢抵抗力强，可耐100℃高温1小时，高压蒸汽121℃30分钟或干热180℃5～15分钟才能杀死芽孢。肉毒毒素不耐热，煮沸1分钟即被破坏，但对酸的抵抗力较强。

2. 致病性

（1）致病物质　肉毒梭菌产生剧烈的神经毒素——肉毒毒素。该毒素为嗜神经毒素，是已知毒素中毒性最强的，比氰化钾毒性强1万倍，1mg纯结晶的肉毒毒素能杀死2亿只小鼠，对人的致死量约为0.1μg。毒素通过消化道吸收入血，作用于外周胆碱能神经，阻碍神经肌肉接头处神经递质乙酰胆碱的释放，影响神经冲动传递，导致肌肉弛缓性麻痹。

（2）所致疾病　①食物中毒：食品在制作过程中被肉毒梭菌芽孢污染，制成后未彻底灭菌，芽孢在厌氧环境中发芽繁殖，产生毒素，食前又未经加热处理，毒素进入消化道后发生食物中毒。该病为单纯性毒素中毒，非细菌感染。潜伏期数小时至十数小时，胃肠道症状很少见，主要为神经末梢麻痹的症状，如复视、斜视、眼睑下垂、吞咽困难等，严重者因呼吸肌和心肌麻痹而死亡。病程中很少见肢体麻木。不发热，神志清楚。死亡率高。微量毒素即可致病，存活者恢复缓慢，病愈后无免疫力。②婴儿肉毒病：1 岁以下，尤其是 6 个月以下婴儿由于肠道内缺乏能抵抗肉毒梭菌的正常菌群，食入被肉毒梭菌芽孢污染的食品（如蜂蜜）后，芽孢发芽、繁殖，产生毒素而致病。表现为便秘、啼哭、吸吮无力，死亡率不高。

（三）艰难梭菌

艰难梭菌（*C. difficile*）为人类肠道正常菌群之一，长期或不规范使用抗生素（氨苄西林、头孢霉素、红霉素等）可使造成肠道菌群失调，耐药的艰难梭菌可导致抗生素相关性腹泻和假膜性结肠炎。

艰难梭菌为革兰阳性粗大杆菌，有鞭毛，芽孢呈椭圆形，位于菌体次级端。部分细菌能产生 A、B 两种毒素。A 毒素为肠毒素，可使回肠肠壁炎性细胞浸润，导致液体大量分泌和出血性坏死；B 毒素为细胞毒素，可直接损伤肠细胞，导致局部肠壁细胞坏死。症状一般发生在抗生素治疗 5~10 天后，水样腹泻。5% 的患者可出现血水样腹泻，排出假膜。治疗措施为停用相关抗生素，改用本菌敏感的万古霉素或甲硝唑。由于芽孢不易被杀死，复发率为 20%~30%。

第二节　无芽孢厌氧菌

无芽孢厌氧菌主要寄生于人与动物的体表及与外界相通的腔道内，包括革兰阳性和革兰阴性的球菌及杆菌，与需氧菌和兼性厌氧菌共同构成人体的正常菌群。无芽孢厌氧菌在人体正常菌群中占绝对优势，为其他非厌氧菌的 10~1000 倍。如在肠道正常菌群中，厌氧菌占 99.9%，而大肠埃希菌等仅占 0.1%。在皮肤、泌尿生殖道、上呼吸道的正常菌群中，无芽孢厌氧菌占 80%~90%。在正常情况下，这些厌氧菌对人体无害；但在某些特殊状态下，它们可作为机会致病菌而引起内源性感染。在临床上，无芽孢厌氧菌感染非常普遍，且以混合感染为主，感染率可达 90%。该类细菌对氧极为敏感，感染症状无特定病型，且对氨基糖苷类抗生素等药物不敏感，给临床诊断和治疗带来困难。

一、生物学性状

无芽孢厌氧菌包括 30 多个菌属，200 余菌种，与人类疾病相关的主要有 10 个属（表 15-1）。

表 15-1　与人类疾病相关的主要无芽孢厌氧菌

革兰阴性厌氧菌		革兰阳性厌氧菌	
杆菌	球菌	杆菌	球菌
类杆菌属（*Bacteroides*）	韦荣球菌属（*Veillonella*）	丙酸杆菌属（*Propionibacterium*）	消化链球菌属（*Pepto - streptococcus*）
普雷沃菌属（*Prevotella*）		双歧杆菌属（*Bifidobacterium*）	
卟啉单胞菌属（*Porphyromonas*）		真杆菌属（*Eubacterium*）	
梭杆菌属（*Fusobacterium*）		放线菌属（*Actinomyces*）	

1. 革兰阴性厌氧杆菌

（1）类杆菌属　是临床上最常见的革兰阴性厌氧杆菌，其中以脆弱类杆菌（*B. fragilis*）最重要，主要寄生在直肠。菌体为细小杆状，两端浓染，可呈多形性，有荚膜。在无芽孢厌氧菌感染中，其占临床厌氧菌分离株的 25%，类杆菌分离株的 50%。

（2）梭杆菌属 常寄生于口腔、直肠和女性生殖道。菌体呈梭形，无荚膜和鞭毛，生长缓慢。

2. 革兰阴性厌氧球菌 包括3个菌属，以韦荣球菌属最重要，主要寄生在咽喉部。成对、成簇或短链状排列。占临床分离株1%以下，且为混合感染菌之一。

3. 革兰阳性厌氧杆菌 在临床分离株中占22%左右，其中，57%为丙酸杆菌，23%为真杆菌。

（1）丙酸杆菌属 主要寄生在皮肤中，为短小杆状，链状或成簇排列，无鞭毛，可产生乳酸，临床以痤疮丙酸杆菌（*P. acnes*）最常见。

（2）双歧杆菌属 在婴儿、成人肠道菌群中比例高，在大肠中起重要的调节作用，对抗外源致病菌的感染。严格厌氧，菌体呈多形态，有分枝，耐酸。

（3）真杆菌属 肠道中重要的正常菌群。严格厌氧，生化反应活泼，生长缓慢。部分菌种与感染有关，但都为混合感染。

4. 革兰阳性厌氧球菌 包括5个菌属，有临床意义的为消化链球菌属，主要寄生在阴道。占临床厌氧菌分离株的20%~35%，生长缓慢，仅次于脆弱类杆菌，多为混合感染。

二、致病性

1. 致病条件 无芽孢厌氧菌为寄居于人体皮肤及黏膜表面的正常菌群。在寄居部位发生改变、宿主免疫力下降或菌群失调等条件下，同时存在局部厌氧微环境时，它们就可成为机会致病菌，引起内源性感染。

2. 致病物质 细菌种类不同，致病物质也不一样，主要表现在以下几个方面：①通过菌毛、荚膜等细菌表面结构，可以吸附和侵入机体组织；②产生多种毒素、胞外酶及其他代谢物，如肠毒素、胶原酶、蛋白酶、DNA酶等；③某些菌株能产生超氧化物歧化酶（SOD），增加其对局部环境的耐受性，利于细菌适应新环境。

3. 感染特征 ①主要表现为内源性感染，感染多为慢性，可遍及全身；②多为化脓性感染，形成局部脓肿或组织坏死，也可入侵血流形成败血症；③分泌物或脓液黏稠，有恶臭，呈血色或棕黑色；④氨基糖苷类抗生素（链霉素、卡那霉素、庆大霉素等）长期使用无效；⑤分泌物涂片可见细菌，但普通培养无细菌生长。

4. 所致疾病

（1）败血症 近年来由于抗生素的广泛使用，临床败血症标本中厌氧菌培养阳性率仅为5%左右，多为脆弱类杆菌，其次为革兰阳性厌氧球菌。原发病灶50%来自胃肠道，20%来自女性生殖道，死亡率为15%~35%。

（2）中枢神经系统感染 最常见为脑脓肿，可继发于中耳炎、鼻窦炎等邻近感染，革兰阴性厌氧杆菌最多见。

（3）口腔感染 大多起源于牙齿感染，主要由革兰阴性厌氧杆菌引起，以核梭杆菌和普雷沃菌属多见。

（4）呼吸道感染 无芽孢厌氧菌可感染呼吸道的任何部位，肺部感染发生率仅次于肺炎链球菌性肺炎。常见的为普雷沃菌属、坏死梭杆菌、核梭杆菌、消化链球菌属和脆弱类杆菌等。

（5）腹腔和会阴感染 胃肠道因手术、损伤、穿孔等导致的感染与消化道无芽孢厌氧菌有关。与阑尾、大肠相关的感染主要由类杆菌，特别是脆弱类杆菌引起。在腹部、会阴感染中，脆弱类杆菌占病原菌的60%以上。

（6）女性生殖道和盆腔感染　在手术或其他并发症引起的一系列女性生殖道严重感染中，无芽孢厌氧菌是主要病原体。最常见的为消化链球菌属、普雷沃菌属和卟啉单胞菌属等。

（7）其他　无芽孢厌氧菌也可以引起皮肤、软组织感染以及心内膜炎。

第三节　厌氧性细菌的防治原则

一、标本采集

厌氧性细菌主要来源于伤口分泌物、粪便、脓肿液或血液等标本采集。由于厌氧菌大多对氧极度敏感，暴露在空气中容易死亡，故采集的标本应即刻放入特制的厌氧标本瓶中并立即送检。无芽孢厌氧菌大多是人体正常菌群，标本应从感染中心采集并注意避免正常菌群的污染。最可靠的标本是采用无菌切取或活检得到的组织标本，从感染深处吸取的渗出物或脓汁亦可。

二、形态学检查

脓液或穿刺液标本可直接涂片染色后观察细菌的形态特征、染色性及菌量多少，供初步判断结果时参考。

三、分离培养与鉴定

分离培养是判定厌氧菌感染的关键步骤。采集的标本应立即接种到新鲜、营养丰富，含有还原剂的培养基或特殊培养基、选择性培养基中。最常用的培养基是以牛心脑浸液为基础的血琼脂平板和疱肉培养基。在厌氧环境中接种后，置于 37℃ 厌氧培养 2~3 天，如无菌生长，继续培养至 1 周。挑取生长菌落接种两个血琼脂平板，分别置于有氧和无氧环境中培养，在两种环境中都能生长的是兼性厌氧菌，只能在厌氧环境中生长的是专性厌氧菌。获得纯培养后，再进行生化反应鉴定。

厌氧菌的鉴定主要依靠细菌形态、染色性、菌落特征、溶血性及生化反应等。此外，还可用核酸杂交、聚合酶链反应（PCR）等分子生物学方法做出迅速和特异性诊断。

四、防治原则

彻底清洗伤口或创面，去除坏死组织和异物，维持局部良好的血液循环，防止局部出现厌氧微环境是防治厌氧菌致病的关键。正确选用抗生素，厌氧芽孢梭菌多对青霉素敏感；95% 以上的无芽孢厌氧菌对氯霉素、亚胺培南、青霉素及甲硝唑等敏感；万古霉素适用于所有革兰阳性厌氧菌感染。但由于临床耐药菌株的大量出现，用药难度增加，因此要在抗生素敏感试验指导下正确选用抗生素。由于无芽孢厌氧菌常与其他需氧或兼性厌氧菌混合感染，治疗选药时应全面考虑。TAT 可用作破伤风患者的治疗，但注射前必须进行皮肤敏感试验，必要时采用脱敏注射法。早期应用多价抗毒素血清对肉毒病和气性坏疽有较好疗效。气性坏疽需切除坏死组织，必要时甚至采取截肢手术，防止病变扩散；高压氧舱法可提高血液和组织中的含氧量，对气性坏疽也有一定效果。

百白破三联疫苗和 TAT 的注射可有效预防破伤风。但目前尚无疫苗可预防其他厌氧菌感染。加强食品卫生监管，规范使用抗生素可预防肉毒病和假膜性结肠炎的发生。

目标检测

答案解析

一、选择题

（一）单选题

1. 注射 TAT 的目的是（ ）

    A. 对易感人群进行预防接种

    B. 对可疑破伤风患者进行治疗及紧急预防

    C. 杀灭伤口中破伤风梭菌的繁殖体

    D. 主要用于儿童的预防接种

    E. 中和与神经细胞受体结合的毒素

2. 鉴定破伤风梭菌有无致病性，最可靠的依据为（ ）

    A. 是否产生痉挛毒素   B. 是否有周鞭毛

    C. 是否专性厌氧   D. 菌体顶端是否有网球拍状芽孢

    E. 是否为 G⁻杆菌

3. 破伤风梭菌引起感染的重要条件是（ ）

    A. 感染菌量大   B. 芽孢污染伤口

    C. 局部形成厌氧微环境   D. 感染菌毒力强

    E. 菌群失调

4. 为新生儿剪断脐带时使用了未经彻底灭菌的器械，易导致（ ）

    A. 破伤风   B. 肉毒中毒   C. 坏死性肠炎

    D. 猩红热   E. 肺炎

5. 在牛乳培养基中可形成"汹涌发酵"现象的细菌是（ ）

    A. 脆弱类杆菌   B. 艰难梭菌   C. 破伤风梭菌

    D. 肉毒梭菌   E. 产气荚膜梭菌

6. 关于破伤风梭菌，叙述正确的是（ ）

    A. 该菌可通过伤口并侵入血流而致病

    B. 革兰阴性杆菌，具有周鞭毛

    C. 不能形成芽孢

    D. 通常在外环境中抵抗力很强

    E. 属于兼性厌氧菌

7. 患者，20 岁。因牙关紧闭、四肢痉挛而入院。7 天前，左脚在运动过程中被铁钉扎伤，伤口深，仅做简单处理，现伤口已愈合。3 天前，患者自觉左腿麻木、疼痛，咀嚼不便，吞咽困难，最后出现全身抽搐，四肢痉挛。入院后诊断为破伤风。最佳治疗原则是（ ）

    A. 注射破伤风抗毒素和百白破疫苗

    B. 注射破伤风抗毒素

    C. 注射破伤风抗毒素和青霉素

    D. 注射青霉素

    E. 注射百白破疫苗和青霉素

8. 患者，女，50 岁。因头晕、吞咽困难、眼睑下垂伴斜视入院，无发热，无恶心、呕吐及腹泻。查体：患者神志清楚，眼球活动障碍，瞳孔扩大，对光发射消失，吞咽、发音困难，双侧上肢呈弛缓性麻痹。询问病史得知 1 天前曾进食自制发酵豆制品。该患者的发病原因最可能是（　　）

    A. 伤寒　　　　　　　　　　B. 痢疾　　　　　　　　　　C. 肉毒毒素中毒

    D. 亚硝酸盐中毒　　　　　　E. 中风

（二）多选题

9. 艰难梭菌可引起的疾病有（　　）

    A. 气性坏疽　　　　　　　　B. 坏死性肠炎　　　　　　　C. 假膜性结肠炎

    D. 抗生素相关性腹泻　　　　E. 食物中毒

10. 下列细菌中，主要以外毒素致病的有（　　）

    A. 结核分枝杆菌　　　　　　B. 肉毒梭菌　　　　　　　　C. 破伤风梭菌

    D. 伤寒杆菌　　　　　　　　E. 淋病奈瑟菌

二、思考题

1. 试述破伤风梭菌的感染条件、致病机制以及防治原则。

2. 试述无芽孢厌氧菌的致病条件。

（刘娟娟）

书网融合……

本章小结　　　　　微课　　　　　题库

第十六章　动物源性细菌及其他病原菌

PPT

学习目标

1. 通过本章学习，重点把握炭疽芽孢杆菌、鼠疫耶尔森菌、布鲁菌属细菌、铜绿假单胞菌的生物学性状和致病性。

2. 学会使用消毒灭菌和无菌操作的方法预防和防止炭疽芽孢杆菌、鼠疫耶尔森菌、布鲁菌属细菌、铜绿假单胞菌的传播，具有安全工作意识和工作责任心。

动物源性细菌是以动物作为传染源，引起人畜共患病的病原菌。该菌主要以家畜或野生动物为宿主，人类因直接接触病畜、带菌动物及其分泌物或通过昆虫叮咬等不同途径而受感染。动物源性细菌主要包括芽孢杆菌属、布鲁菌属、耶尔森菌属、巴通体属、柯克斯体属、弗朗西斯菌属和巴斯德菌属等。

假单胞菌属（*Pseudomonas*）广泛存在与土壤、空气和水中，是一群革兰阴性短小杆菌。包括150余个菌种，与人类关系密切的主要是铜绿假单胞菌、荧光假单胞菌和类鼻疽假单胞菌等，主要引起机会感染。

情境导入

情景描述　患者，男，45岁，放牧人员。因发热、咳嗽到医院就诊。入院后病情加重，最后因败血症、多器官功能衰竭死亡。后经疾病预防与控制中心专家根据患者流行病学史、临床症状以及实验室检查结果，确诊该患者为肺鼠疫继发败血症。患者放牧地点为国家判定的自然疫源地，近年来动物间鼠疫流行活跃。

讨论　1. 鼠疫的病原体是什么？

2. 鼠疫的传播途径是什么？

3. 如何预防鼠疫的传播？

第一节　动物源性细菌

一、炭疽芽孢杆菌

炭疽芽孢杆菌（*B. anthracis*）是芽孢杆菌属（*Bacillus*）中主要的致病菌，可以引起动物和人类炭疽病，也是人类历史上第一个被发现的病原菌。羊、牛等食草动物发病率高，人和食肉动物可通过接触或进食患炭疽病的动物或畜产品而患病。

（一）生物学性状

1. 形态染色　致病菌中最大的革兰阳性粗大杆菌，长 5~10μm，宽 1~3μm，两端截平，无鞭毛。新鲜涂片标本常见细菌成单个或短链状，经培养后呈长链竹节样排列。在体内或含血清培养基中可形成荚膜；在有氧条件下可以形成芽孢，椭圆形，宽度小于菌体，位于菌体中央。在普通琼脂平板培养基上生长成不透明、灰白色、扁平、表面粗糙的菌落。青霉素串珠试验阳性。

2. 抗原结构 炭疽芽孢杆菌的抗原包括两部分，即由荚膜、菌体和芽孢等组成的结构抗原及炭疽毒素复合物。

（1）荚膜抗原 由 D - 谷氨酸多肽组成，由质粒编码，具有抗吞噬作用，与细菌的毒力有关。

（2）菌体抗原 由 D - 葡萄糖胺和 D - 半乳糖组成，与毒力无关。由于该抗原耐热，在长时间煮沸条件下仍能与相应抗体发生沉淀反应，称 Ascoli 热沉淀反应，可用于炭疽芽孢杆菌的流行病学调查。

（3）芽孢抗原 由芽孢外膜、皮质等组成，具有免疫原性和血清学诊断价值。

（4）炭疽毒素 是由保护性抗原、致死因子和水肿因子三种蛋白质组成的复合物，由质粒 PXO1 基因编码，注射给实验动物可出现典型的炭疽中毒症状。但致死因子和水肿因子单独存在时不会发挥生物学作用，只有与保护性抗原结合后才会导致实验动物水肿和致死。炭疽毒素具有免疫原性和抗吞噬作用。

3. 抵抗力 炭疽芽孢杆菌的芽孢抵抗力强，在毛皮或干燥的土壤中能存活数年至 20 余年，一旦牧场被污染，传染性可保持数十年。芽孢对化学消毒剂的抵抗力也很强，如 5% 苯酚溶液需 5 天才能杀死芽孢，20% 含氯石灰溶液需浸泡 48 小时。但对碘及氧化剂较敏感，1∶2500 碘液或 0.5% 过氧乙酸 10 分钟即可杀死芽孢。该菌对青霉素、红霉素、氯霉素等均敏感。

（二）致病性与免疫性

1. 致病物质 炭疽芽孢杆菌的主要致病物质是荚膜和炭疽毒素，致病力取决于质粒编码产生荚膜和炭疽毒素的能力。荚膜有抗吞噬作用，利于细菌在宿主组织内繁殖扩散。炭疽毒素是导致感染者发病和死亡的主要原因，毒素主要损伤微血管内皮细胞，使血管通透性增加，引起水肿，有效血容量减少，微循环障碍，最终导致弥散性血管内凝血（DIC）、感染性休克甚至呼吸衰竭致死。

2. 所致疾病 炭疽芽孢杆菌主要为食草动物（牛、羊、马等）炭疽病的病原菌，可通过多种途径传播而引起人类炭疽病。

（1）皮肤炭疽 人因接触病畜或受感染毛皮而引起皮肤炭疽，占病例的 95% 以上。细菌经皮肤破损处入侵机体，最初在局部出现小疖，继而形成水疱、脓疱，最后形成坏死和黑色焦痂，故称炭疽。

（2）肠炭疽 因食入未煮熟的病畜肉类、奶或被污染食物引起。起病急，以全身中毒症状为主，患者出现呕吐、腹胀、血便等，2~3 天死于毒血症。

（3）肺炭疽 因吸入含有大量病菌炭疽芽孢的尘埃致病，出现呼吸道症状，表现为高热、呼吸困难、胸痛及全身中毒症状，死亡率高。

上述三种类型均可并发败血症，偶有并发炭疽性脑膜炎，死亡率极高。

3. 免疫性 机体感染炭疽后可针对炭疽毒素保护性抗原产生保护性抗体，并增强吞噬细胞的吞噬功能，故可获得持久性免疫力。

（三）微生物学检查法

1. 标本采集 根据病情的不同，采集不同标本。如皮肤炭疽取水疱、脓疱内容物，晚期采集血液；肠炭疽取粪便、血液、畜肉等；肺炭疽取痰液、渗出液及血液等。必要时可取舌尖、耳尖组织送检。标本采集时要注意个人防护，炭疽病动物尸体严禁室外解剖，防止污染环境。

2. 直接检查 血液、渗出液标本可直接涂片革兰染色后镜检，如发现典型竹节状排列或有荚膜的革兰染色阳性粗大杆菌，结合临床症状可做出初步诊断。也可使用特异性荧光抗体染色或免疫组化染色技术等辅助诊断。

3. 分离培养和鉴定 将标本接种于血琼脂平板或碳酸氢钠平板上分离培养，根据菌落特性挑选可疑菌落进一步做青霉素串珠试验、噬菌体裂解试验等进行鉴定。必要时将标本或培养物接种小鼠或豚鼠，2~3 天后动物发病，在其内脏或血液中发现有荚膜的炭疽芽孢杆菌。也可使用免疫荧光检测荚膜抗体，用酶联免疫吸附（ELISA）检测炭疽毒素，用 PCR 检测细菌核酸。

（四）防治原则

最重要措施是控制家畜感染及牧场的污染。病畜应隔离或处死，尸体必须焚毁或深埋于 2m 以下。对流行地区的易感人群（如牧民、屠宰人员、皮毛工人、兽医等）和易感家畜，进行炭疽减毒活疫苗的预防接种，免疫力可持续 1 年。炭疽治疗首选青霉素，可联合使用庆大霉素或链霉素，青霉素过敏者可使用环丙沙星和红霉素。

二、布鲁菌属 🅔 微课

布鲁菌属（Brucellae）的细菌是一类引起人畜共患病的病原体，共有 6 个生物种，19 个生物型。导致人致病的有羊布鲁菌（B. melitensis）、牛布鲁菌（B. abortus）、猪布鲁菌（B. suis）和犬布鲁菌（B. canis），在我国以羊布鲁菌最常见，其次为牛布鲁菌。

（一）生物学性状

1. 形态染色　革兰阴性小杆菌，无芽孢，无鞭毛，光滑型菌株有微荚膜。

2. 抗原结构　布鲁菌含有两种抗原，M 抗原（羊布鲁菌菌体抗原）和 A 抗原（牛布鲁菌菌体抗原）。这两种抗原在不同菌株中含量不同，可根据两种抗原比例的不同来鉴别不同菌种。

3. 抵抗力　在外界环境中抵抗力较强，可在土壤、毛皮、乳和肉制品中生存数周至数月，但对日光、热及常用消毒剂敏感。如在湿热 60℃、20 分钟，日光照射下 20 分钟可死亡，3% 甲酚溶液数分钟即可杀死细菌。

（二）致病性与免疫性

1. 致病物质　布鲁菌的致病因素主要是内毒素。微荚膜与侵袭性酶（透明质酸酶、过氧化氢酶）与细菌的侵入、扩散有密切关系，使细菌能够突破屏障结构进入机体，并在机体内大量繁殖、扩散入血。

2. 所致疾病　本菌侵袭力强。最易感染牛、羊、猪等动物，引起母畜流产。人类主要通过接触病畜及其分泌物或接触被污染的畜产品经皮肤、消化道、呼吸道、眼结膜等途径感染。布鲁菌进入机体后经过 1~6 周的潜伏期，在此期间被吞噬细胞吞噬成为胞内寄生菌，并随淋巴到达局部淋巴结生长繁殖而形成感染灶。细菌繁殖达到一定数量以后，突破淋巴结侵入血液，引起菌血症。临床表现有发热、乏力、关节痛等症状。随后细菌进入肝、脾、骨髓、淋巴结等脏器组织，体温也趋于正常。当细菌在脏器组织中繁殖到一定程度时，再次入血形成菌血症，体温再次升高。如此反复的菌血症使患者发热呈波浪式，故布鲁菌病又称为波浪热。感染易转为慢性，全身各处出现迁延性病变，伴发热、乏力、关节痛及肝脾肿大等症状。病程持续数周至数月。另外，布鲁菌的致病也与该菌引起的 IV 型超敏反应有关；菌体抗原与相应抗体形成免疫复合物，导致炎症、坏死且病灶中有大量中性粒细胞浸润，可能是 III 型超敏反应（Arthus 反应）。

3. 免疫性　机体感染布鲁菌后，可形成以细胞免疫为主的带菌免疫。病后机体产生的 IgM 和 IgG 抗体发挥着免疫调理作用。

（三）微生物学检查法

1. 标本采集　急性期采集血液标本，血培养阳性率高达 70%。急性、亚急性期可采取骨髓。病畜可采集子宫分泌物、羊水或流产动物的肝、脾、骨髓等标本进行分离培养。

2. 分离培养标本　接种于双相肝浸液培养基，37℃、5%~10% CO_2 培养。如有细菌生长，根据涂片染色、CO_2 要求、H_2S 产生、染料抑菌试验及玻片凝集试验等确定分型。

3. 血清学试验

（1）凝集试验　发病后 1 ~ 7 天患者血清中出现 IgM 抗体，可用标准菌进行玻片凝集试验，1 : 200 有诊断意义。

（2）补体结合试验　发病后 3 周机体内出现 IgG 抗体，该抗体维持时间较长，故对慢性布鲁菌病诊断意义较大。该试验特异性高，1 : 10 为阳性结果。

（3）皮肤试验　取布鲁菌素或布鲁菌蛋白提取物 0.1ml 做皮内注射，24 ~ 48 小时观察结果。皮肤试验阳性可诊断慢性或曾患布鲁菌病。

（四）防治原则

主要预防措施是控制和消灭家畜布鲁菌病，切断传播途径及免疫接种。免疫接种以畜群为主。牧区人群及相关人员应接种减毒活疫苗，有效期约 1 年。急性或亚急性患者治疗，WHO 推荐首选方案为利福平与多西环素联合使用，或利福平与四环素联合使用；神经系统感染者选用四环素联合链霉素。慢性患者除使用上述方法治疗外，还需用特异性菌苗进行脱敏治疗及对症治疗。

三、鼠疫耶尔森菌

鼠疫耶尔森菌（*Y. pestis*），俗称鼠疫杆菌，属于耶尔森菌属（*Yersinia*），是鼠疫的病原菌。鼠疫是一种自然疫源性的烈性传染病，死亡率极高。在人类历史上曾发生过 3 次有文字记载的世界性鼠疫大流行，每次大流行的菌种在代谢方面各有差异，因此又分别命名为 3 种生物型，即古典型、中世纪型和东方型。人类被染疫的鼠蚤叮咬后感染，或直接接触、剥食感染鼠疫的动物致病。1989—1998 年全世界共报告鼠疫病例 5440 余例，死亡 681 人。鼠疫在我国属于重点监控的自然疫源性传染病，近 10 年在防治鼠疫方面取得了显著成绩，但局部地区尚有散在鼠疫的发生。

（一）生物学性状

1. 形态染色　两端钝圆、浓染的卵圆形短小杆菌，革兰阴性。有荚膜，无鞭毛，无芽孢。不同标本中形态各异，在高盐培养基或陈旧培养物上呈多形性。在肉汤培养基中形成"钟乳石状"下沉，具有一定鉴别意义。

2. 抵抗力　该细菌对理化因素的抵抗力较弱。湿热 70 ~ 80℃ 10 分钟或 100℃ 1 分钟死亡，5% 苯酚溶液或 10g/L 石炭酸溶液 20 分钟就可将痰液中的细菌杀死。

（二）致病性与免疫性

1. 致病物质　鼠疫耶尔森菌的致病物质主要包括 F1 抗原、V – W 抗原、外膜抗原和鼠毒素。该菌毒力极强，只要少量细菌即可使人发病。

2. 所致疾病　鼠疫为自然疫源传染病，细菌储存宿主为鼠类及其他啮齿类动物，以鼠蚤为传播媒介在鼠类之间进行传播。当病鼠大量死亡后，失去宿主的鼠蚤开始转向人类或其他动物，引起人类鼠疫。人患鼠疫后，又可通过人蚤或呼吸道传播造成人群间的传播流行。临床常见类型有腺鼠疫、肺鼠疫和败血症型鼠疫。

（1）腺鼠疫　以急性淋巴结炎为特点。鼠疫耶尔森菌进入机体后被吞噬细胞吞噬，在吞噬细胞内生长繁殖，随淋巴流到局部淋巴结，引起严重的淋巴结炎，多累及腹股沟和腋下，造成局部淋巴结肿胀、化脓和坏死。

（2）肺鼠疫　吸入染菌的尘埃可致病，或由腺鼠疫、败血症型鼠疫蔓延而导致继发型肺鼠疫。患者寒战、高热、咳嗽、胸痛、咯血，多因呼吸困难或心力衰竭而死亡。死亡患者的皮肤常呈黑紫色，固有"黑死病"之称。

（3）败血症型鼠疫　重症腺鼠疫或肺鼠疫患者的病原菌可侵入血液，导致败血症型鼠疫。患者体温升高至 39~40℃，出现休克和 DIC，皮肤黏膜可见出血点和瘀斑，神经系统症状及中毒症状明显，死亡率高。

3. 免疫性感染　患鼠疫后可获得牢固免疫力，体内可产生抗 F1 抗原及抗 V−W 抗原的抗体。

（三）微生物学检查法

鼠疫为我国法定的甲类传染病，因此，标本应由专门实验室检测。对疑似患者，在服用抗生素前，根据症状及体征的不同，采集不同的标本，如淋巴穿刺液、痰、血、咽喉分泌物等。人或动物尸体取肝、脾、淋巴结等标本。腐败尸体取骨髓。检材直接涂片或印片，革兰染色或亚甲蓝染色后镜检。免疫学实验检测人或动物体内鼠疫抗体的滴度。用 ELISA 等方法来检测是否存在鼠疫耶尔森菌抗原。

（四）防治原则

预防的根本措施是灭鼠、灭蚤。发现患者应立即隔离。流行区人群可接种鼠疫疫苗。对可疑鼠疫患者及早使用抗生素，以降低死亡率。

素质提升

神奇的气雾免疫

鼠疫、炭疽、布氏病、土拉热等人畜共患的传染病曾经严重威胁我国人民的生命健康，尤其是在西北的牧区，可称为"四大魔鬼"。魔高一尺，道高一丈。我国疫苗学家研制出驱除这些恶魔的"杀手锏"，使之可防、能治。董树林先生是他们中的一位杰出代表，二十世纪六七十年代，在极其艰苦的科研条件下，他们发明了鼠疫、炭疽、布氏病、土拉热四联气雾免疫疫苗，人到气雾免疫房间（帐篷）里走一圈或从军事医学院发明的"气雾免疫走廊"通过，就等于打了 4 种疫苗，可以预防上述 4 种传染病。

董树林说："每种制品都得研制者自己先用，你安全了才敢给人家用""名誉、地位那些个东西没多大意思，名利要看得淡薄一些。要把工作考虑周全一些，要做在前头"。从他的身上，我们可以看到中国疫苗学家们严谨的科学态度和崇高的精神境界。

第二节　铜绿假单胞菌

铜绿假单胞菌（*P. aeruginosa*）是假单胞菌属的代表菌，广泛存在于自然界及人和动物的体表、肠道中，是人体正常菌群，在一定条件下可以引起机会致病。在生长过程中可产生绿色的水溶性色素，使脓液或敷料呈绿色，故又得名绿脓杆菌。

一、生物学性状

1. 形态染色　革兰阴性小杆菌，无芽孢，无荚膜，单端有 1~3 根鞭毛，运动活泼。

2. 培养特性　专性需氧，营养要求不高，在普通培养基上生长良好。最适生长温度为 35℃，在 4℃不生长而在 42℃生长。可产生带荧光素的水溶性青脓素和绿脓素，从而使培养基变为亮绿色。

3. 抵抗力　抵抗力较强，对热、干燥、紫外线有较强抵抗力。56℃条件下，1 小时才能杀死细菌。对多种化学消毒剂及抗生素抵抗或耐药，如青霉素、链霉素、红霉素、新霉素等。

二、致病性与免疫性

铜绿假单胞菌是人体正常菌群之一，在肠道中繁殖，是环境的主要污染源之一。该菌可通过特定的信号系统来调节其在环境中的适应性以及各种毒力因子的表达，同时影响宿主免疫功能。

铜绿假单胞菌广泛存在于医院环境中，主要致病物质是内毒素，其次还有菌毛、荚膜、胞外酶、外毒素等。在特定条件下，如烧伤、创伤、手术切口等皮肤黏膜受损者，长期应用免疫抑制剂、放疗、化疗患者，可引起继发感染。临床表现为局部或全身化脓性炎症，如中耳炎、角膜炎、尿道炎、胃肠炎、心内膜炎、脓胸甚至菌血症、败血症等。占医院感染的 10% 左右。在一些特殊病房，如烧伤室、肿瘤病房、内镜和导管治疗室、检查室，该菌感染率可达 30%。

中性粒细胞的吞噬作用在感染中起关键作用。感染后产生的特异性抗体，如 sIgA 也有一定的抗感染作用。

三、微生物学检查与防治原则

依据病情的不同，采集不同的标本，如炎症分泌物、脓液、血液、脑脊液等，以及医院内器材、物品。标本接种于血琼脂平板，依据菌落特性、色素和生化反应进行鉴定。铜绿假单胞菌可通过多种途径引起院内感染，医院应予以重视，注意病房、手术器械、治疗仪器的消毒，医护人员注意无菌操作。治疗可选用庆大霉素、多黏菌素等。

目标检测

答案解析

一、选择题

（一）单选题

1. 关于炭疽芽孢杆菌，叙述错误的是（　　）

    A. 无鞭毛，无动力   B. 荚膜和外毒素是重要的致病物质

    C. 有氧条件下可形成芽孢   D. 有毒株可在普通培养基中生长

    E. 竹节状排列的革兰阳性粗大杆菌

2. 在严重烧伤患者的皮肤局部发现蓝绿色脓液，可能感染了（　　）

    A. 铜绿假单胞菌   B. 鲍曼不动杆菌   C. 结核分枝杆菌

    D. 白喉棒状杆菌   E. 大肠埃希菌

3. 关于布鲁菌，叙述错误的是（　　）

    A. 主要通过接触，经呼吸道和皮肤等途径传播

    B. 革兰阳性小杆菌

    C. 可以引起波状热

    D. 重要抗原是 M 抗原和 A 抗原

    E. 分为 6 个生物种，我国流行的是羊、牛、猪 3 种

4. 波浪热的发病机制是（　　）

    A. 反复发作的败血症   B. 反复发作的菌血症

C. 反复发作的毒血症 　　　　　　　　D. 反复发作的内毒素血症

E. 反复发作的脓毒血症

5. 布鲁菌引起的人类疾病是（　　）

A. 破伤风 　　　　　　　　B. 伤寒 　　　　　　　　C. 结核

D. 波状热 　　　　　　　　E. 肉毒中毒

6. 炭疽芽孢杆菌最易感染的动物是（　　）

A. 肉食动物 　　　　　　　　B. 啮齿类动物 　　　　　　　　C. 节肢动物

D. 原生动物 　　　　　　　　E. 食草动物

7. 影响炭疽芽孢杆菌对外界抵抗力的相关结构是（　　）

A. 荚膜 　　　　　　　　B. 鞭毛 　　　　　　　　C. 菌毛

D. 芽孢 　　　　　　　　E. 细胞壁

8. 炭疽芽孢杆菌在普通培养基上形成（　　）

A. 黏液型菌落 　　　　　　　　B. 丝状菌落 　　　　　　　　C. 光滑型菌落

D. 酵母型菌落 　　　　　　　　E. 粗糙型菌落

9. 可用于鉴别炭疽芽孢杆菌的试验是（　　）

A. 乳糖发酵试验 　　　　　　　　B. 尿素分解试验 　　　　　　　　C. 串珠试验

D. 触酶试验 　　　　　　　　E. KIA 试验

10. 鼠疫耶尔森菌在培养过程中可出现（　　）

A. 卫星现象 　　　　　　　　B. 汹涌发酵现象 　　　　　　　　C. 双层溶血环现象

D. 珍珠状菌落 　　　　　　　　E. "钟乳石状"下沉

（二）多选题

11. 下列属于鼠疫叶尔森菌特点的是（　　）

A. 以鼠蚤为传播媒介 　　　　　　　　B. 不能在人工培养基上生长

C. 致病物质是鼠毒素 　　　　　　　　D. 两端浓染的革兰阴性短杆菌

E. 临床上分为腺鼠疫、肺鼠疫和败血症型鼠疫

12. 关于鼠疫耶尔森菌，叙述错误的是（　　）

A. 鼠是重要的传染源和传播媒介

B. 可通过蚊子叮咬传播给人类

C. 病人出现微循环障碍，故有黑死病之称

D. 在陈旧培养基中细菌形态多样

E. 临床上分为腺鼠疫、肺鼠疫和败血症型鼠疫

二、思考题

1. 试述炭疽芽孢杆菌感染人群的途径以及临床类型。

2. 简述鼠疫的传播及感染过程。

（芦　珂）

书网融合……

本章小结　　　　　　微课　　　　　　题库

第十七章 其他原核细胞型微生物

PPT

学习目标

1. 通过本章学习，重点把握支原体、衣原体、立克次体、螺旋体的致病性。
2. 运用所学知识理解相应疾病的防治原则，进行健康指导。

情境导入

情景描述 患者，男，40岁。因发现外生殖器无痛性溃疡就诊。查体发现溃疡面有少许渗出液，触之如软骨样硬度。患者自述3周前有不洁性生活史。

讨论 1. 初步判断该患者可能感染何种疾病？

2. 该病通过什么途径传播？

3. 主要预防措施是什么？

第一节 支原体

支原体是一类缺乏细胞壁、呈高度多形性、可通过滤菌器、能在无生命培养基中生长繁殖的最小的原核细胞型微生物。

一、概述

支原体广泛分布于自然界，于1898年由Nocard等分离出来，隶属于柔膜体纲支原体目，下属支原体科。支原体科又分支原体（*Mycoplasma*）和脲原体（*Ureaplasma*）2个属。支原体属已知有132个种，脲原体属仅7个种。其中对人致病的支原体主要为肺炎支原体（*M. pneumoniae*）、生殖道支原体（*M. genitalium*）、人型支原体（*M. hominis*）、解脲脲原体（*U. urealyticum*）。

（一）生物学性状

1. 形态与结构 直径一般为0.3～0.5μm。缺乏细胞壁，无法维持固有形态而呈现高度多形性，有球形、杆状、丝状、分枝状等。革兰阴性，普通染色难以着色，常用Giemsa染色，被染成淡紫色。电镜下见支原体细胞膜由3层组成，内、外层为蛋白质和糖类，中间层为脂质层。脂质层含有较高含量胆固醇，其作用类似于细胞壁，对维持细胞膜完整性起一定的作用。有些支原体的细胞膜外有一层由多聚糖组成的荚膜；有的支原体存在特殊的顶端结构，介导支原体黏附在宿主上皮细胞表面，与致病有关。

2. 培养特性 营养要求高，需要在培养基中加入10%～20%人或动物血清，以提供胆固醇与长链脂肪酸。兼性厌氧，最适生长环境为37℃和微氧环境。适宜pH为7.6～8.0，低于7.0则易死亡。以二分裂方式繁殖，也可见断裂、分节、分枝或出芽的方式，繁殖速度缓慢，在琼脂含量较低的固体培养基上，培养2～7天形成典型油煎蛋样菌落。

3. 抵抗力 支原体无细胞壁，对干燥、热等理化因素的抵抗力弱，能被常用化学消毒剂灭活。对作用于细胞壁合成的抗生素如青霉素、头孢菌素不敏感，对干扰蛋白质合成的抗生素（如红霉素、多西环素）敏感。

（二）致病性与免疫性

支原体多寄生在细胞外，较少侵入血流及细胞内。利用其特殊的顶端结构黏附于泌尿生殖道或呼吸道上皮细胞膜表面。通过摄取宿主细胞营养成分、释放毒性代谢产物、产生外毒素等机制引起组织细胞损伤。

支原体感染机体后，刺激人体产生特异性体液免疫和细胞免疫应答。分泌型 IgA（sIgA）在黏膜局部抗支原体感染过程中发挥重要作用。细胞免疫主要依赖特异性 CD4$^+$Th1 细胞产生细胞因子活化巨噬细胞，清除支原体感染，但同时也会造成自身组织细胞损伤。

（三）微生物学检查法

根据感染部位的不同，采取相应标本，取患者痰液、呼吸道分泌物、炎症渗出物和泌尿生殖道分泌物，进行分离培养。根据菌落形态特征、生化反应等进行鉴定。应用 PCR 技术快速、敏感，特异性高，可直接检测样本中的支原体核酸。

（四）防治原则

目前无有效疫苗可预防支原体感染。治疗可选用四环素、大环内酯类抗生素。

二、主要致病性支原体

（一）肺炎支原体

肺炎支原体主要通过飞沫传播，引发原发性非典型性肺炎。该病好发于夏末秋初，发病率最高的为 5~15 岁青少年。病理改变主要为间质性肺炎，临床症状一般较轻，以发热、咳嗽、头痛、肌肉痛和咽喉痛为主。个别严重病例可出现呼吸道外并发症，如皮疹、神经系统和心血管系统症状。

（二）解脲脲原体

解脲脲原体又称为溶脲脲原体，属于机会致病菌，正常寄居在人体泌尿生殖道。经性接触传播，引起非淋菌性尿道炎。典型表现为尿急、尿道内痒，伴排尿不畅、不尽等症状。孕妇感染还可导致流产、死产或妊娠期缩短，男性不育也与其有关。

（三）人型支原体

人型支原体主要寄居于泌尿生殖道，通过性接触传播。可引起输卵管炎、盆腔炎、肾盂肾炎、慢性前列腺炎等。经受损产道侵入血流，可引发产妇菌血症。此外，新生儿感染人型支原体可导致脑膜炎、脑脓肿等。

（四）穿透支原体

1991 年，从获得性免疫缺陷综合征（AIDS）患者尿液中首次分离出来，命名为穿透支原体。该支原体借助其表面特殊的黏附结构，吸附穿入宿主细胞并在其中大量繁殖，使细胞受损和死亡。研究表明，穿透支原体是无症状的人类免疫缺陷病毒（HIV）感染者发病的协同因素。

第二节　立克次体

立克次体（Rickettsia）是一类严格细胞内寄生、以节肢动物为传播媒介的原核细胞型微生物。

一、概述

立克次体是引发斑疹伤寒、恙虫病等疾病的病原体。1909 年，美国病理学家 Howard Taylor Ricketts（1881—1910）首次发现该病原体，并在研究斑疹伤寒的过程中不幸感染而去世，为纪念 Ricketts，将此类微生物统称为立克次体。立克次体的共同特点是：①多数为人畜共患病原体；②节肢动物作为储存宿主或为传播媒介；③专性细胞内寄生；④多形态性，但有细胞壁；⑤革兰阴性，大小介于细菌和病毒之间。

（一）生物学性状

1. 形态结构　大小为 $(0.25 \sim 0.6)\ \mu m \times (0.8 \sim 2.0)\ \mu m$，呈球杆状或呈多形性。革兰阴性，难着色，常用 Giemsa 染色，菌体被染成紫色或蓝色，常可见两端浓染。立克次体具有细胞壁与细胞膜，结构与革兰阴性菌类似。多数立克次体细胞壁外有微荚膜样黏液层结构，与致病性有关。

2. 培养特性　立克次体缺乏细胞器，只能寄生在活的宿主细胞内，以二分裂方式繁殖。常用的培养方法有细胞培养、动物接种和鸡胚卵黄囊接种。

3. 抵抗力　大多数立克次体对理化因素的抵抗力较弱，与细菌繁殖体相似。对干燥、低温的抵抗力较强，如在节肢动物的干燥粪便中可存活数月。对氯霉素、四环素敏感。磺胺类药物却有促进其生长繁殖的作用。

（二）致病性与免疫性

立克次体以节肢动物作为传播媒介，多数引起人兽共患性疾病。主要有内毒素和磷脂酶 A 两种致病物质，表面的黏液层结构有介导黏附和抗吞噬的作用。立克次体侵入人体后，首先在小血管内皮细胞和局部淋巴组织中生长繁殖，造成局部血管病变后入血引发第一次菌血症，通过血流进入全身脏器小血管内皮细胞中大量增殖，再次释放入血引起第二次菌血症，出现多种临床症状，如入侵细胞肿胀破裂、皮疹、凝血功能障碍、组织坏死等。晚期引发免疫病理损害。

我国较常见的致病性立克次体有普氏立克次体、莫氏立克次体、恙虫病立克次体等。立克次体感染后，机体可产生相应抗体，但以细胞免疫为主，病愈后可获得较强免疫力。

（三）微生物学检查法

取患者血液标本接种到易感动物（小鼠、雄性豚鼠）腹腔，分离病原体。若接种动物体温高于40℃或阴囊红肿，即可能造成立克次体感染。宜进一步取肝、脾等部位的标本做涂片染色、免疫荧光染色等检查鉴定。

斑疹伤寒患者血清中的抗体能与变形杆菌相关抗原发生凝集反应，称外斐反应。取患者血清做此试验可辅助诊断，但假阳性率高，目前较少使用。特异性血清学试验有免疫荧光法、凝集试验、补体结合试验等。此外，也可用微量免疫荧光法（MIF）检测血清中特异性抗体或用 PCR 法检测基因。

（四）防治原则

预防重点应放在控制和消灭传播媒介、储存宿主和中间宿主。讲究个人卫生，灭虱灭蚤，注意个人防护。治疗可选用四环素、氯霉素等，禁止使用磺胺类药物。

二、主要致病性立克次体

（一）普氏立克次体

普氏立克次体（*R. prowazekii*）引起流行性斑疹伤寒。患者是传染源和储存宿主，体虱为传播媒介，通过虱－人－虱的方式传播。人虱叮咬吸血过程中，立克次体进入虱体内，在其肠管上皮细胞内繁殖，当受染虱再次叮咬健康个体时，虱子粪便中的立克次体从皮肤破损处进入机体，造成传播感染。普氏立克次体感染后，表现为高热、皮疹、头痛，可伴发神经系统和心血管系统症状。

（二）莫氏立克次体

莫氏立克次体（*R. mooseri*）是地方性斑疹伤寒的病原体。鼠是储存宿主和主要传染源，鼠虱、鼠蚤为传播媒介。鼠蚤在叮吮人血时，传播病原体给人，人虱使莫氏立克次体在人群中播散。地方性斑疹伤寒发病缓慢、病情轻，较少累及心肌和神经系统。

（三）恙虫病立克次体

恙虫病立克次体（*O. tsutsugamushi*）引起恙虫病。恙螨既是储存宿主，又是传播媒介，寄居在恙螨体内的立克次体可经卵传代。恙虫病立克次体在恙螨叮咬人体的过程中侵入人体，造成感染。叮咬处继红色丘疹、水疱破裂后形成溃疡，溃疡面覆盖黑色焦痂，是该病的特征之一。

常见立克次体致病性见表17－1。

表 17 – 1 常见立克次体的致病性

病原体	传播媒介	储存宿主	所致疾病	主要临床表现
普氏立克次体	人虱	人	流行性斑疹伤寒	发热、头痛、皮疹，心、脑等器官病变
莫氏立克次体	鼠虱、鼠蚤	啮齿类	地方性斑疹伤寒	发热、头痛、皮疹
恙虫病立克次体	恙螨	啮齿类	恙虫病	发热、皮疹、淋巴结肿大、叮咬处有黑色焦痂

第三节　衣原体

衣原体是一类有独特的发育周期、能通过滤菌器、严格真核细胞内寄生的原核细胞型微生物。

一、概述

衣原体广泛寄生于人类、哺乳动物和禽类。有以下共同特征：①革兰阴性，有细胞壁，形态呈圆形或椭圆形；②有独特的发育周期，在真核细胞内以二分裂方式繁殖；③能进行多种代谢，但自身不能合成 ATP，必须依靠宿主细胞提供；④对多种抗生素敏感。

（一）生物学性状

1. 形态染色与发育周期　电子显微镜下观察，衣原体可见两种不同的形态。小而致密的结构称为原体（elementary body，EB），已发育成熟，无繁殖能力，为细胞外形式，有感染性；Macchiavello 染色呈红色，Giemsa 染色呈紫色。大而疏松的称为网状体（reticulate body，RB），也称始体，在宿主细胞内，以二分裂方式繁殖子代原体，无感染性；Macchiavello 染色呈蓝色。成熟的子代原体从感染细胞中释放，再感染邻近易感细胞，开始新的发育周期。

2. 培养特性　衣原体专性细胞内寄生，将衣原体接种至 6～8 日龄鸡胚卵黄囊中培养，可观察到包涵体、原体和始体颗粒。接种于动物体内也可引起感染，如小鼠腹腔或小鼠脑内。

素质提升

衣原体之父——汤飞凡

汤飞凡，1921年毕业于湘雅医学院，授予医学博士学位；1949年，中华人民共和国成立后，汤飞凡毅然回国。20世纪上半叶，全球沙眼感染人数约17%；在我国贫困农村地区，感染率高达80%~90%。国内外学者多次尝试分离沙眼的病原体，均以失败告终。1955年，汤飞凡使用鸡胚分离出沙眼病的病原体——TE8，称"汤氏病毒"。由于缺少合适的模式动物，为保证科学的严谨性，1957年，汤飞凡将"TE8"接种入自己的眼睛，并观察典型沙眼全部病程，无可争议地证实了"TE8"就是沙眼病的病原体。汤飞凡是首个在全世界范围内发现重要病原体的中国人，他凭借科学献身的精神及严谨的科学态度，为沙眼的治疗和预防做出了巨大的贡献，被誉为"沙眼衣原体之父"。

3. 抵抗力 衣原体耐低温，不耐热，对热、常用化学消毒剂敏感。60℃条件下只能存活5~10分钟。-70℃以下保存衣原体，感染性可保持5年以上。

（二）致病性与免疫性

不同种的衣原体，其致病性也不同。衣原体引发的疾病，常见有沙眼、性病淋巴肉芽肿、非淋菌性尿道炎、肺炎、鹦鹉热等。衣原体所产生的内毒素样物质是其主要致病物质。感染后引起宿主的免疫病理损伤是重要的致病机制。衣原体的主要外膜蛋白可能是诱发机体病理性免疫应答的主要抗原。

衣原体感染后，刺激机体产生特异性体液免疫和细胞免疫，但保护力不强，常发生反复感染。

（三）微生物学检查法

根据感染部位的不同，采集相应标本进行微生物学检查。沙眼患者取眼结膜分泌物涂片、眼结膜刮片。泌尿生殖道感染应取精液或尿液标本，采集的标本应快速送检，以提高检出率。

通过直接涂片染色镜检，查找包涵体。也可将标本接种于传代细胞或者鸡胚卵黄囊培养后，采用染色镜检、ELISA等方法检查。此外，核酸扩增技术如PCR、连接酶链反应（LCR）可显著提高特异性和敏感性。

（四）防治原则

沙眼的预防以注意个人卫生、避免直接或间接接触为主，仍无特异性预防方法。预防生殖道衣原体感染，应加强性病卫生宣教。治疗应早期选用红霉素及四环素类药物。

二、主要致病性衣原体

（一）沙眼衣原体

根据侵袭力和所致疾病部位的不同，沙眼衣原体分为3个生物型，即沙眼生物型、生殖生物型和性病淋巴肉芽肿生物型。根据3个生物型特异性抗原的不同，又分为19个血清型。沙眼生物型包含A、B、Ba、C；生殖生物型包含D、Da、E、F、G、H、I、Ia、J、Ja、K；性病淋巴肉芽肿生物型包含L1、L2、L2a和L3。主要引起以下疾病。

1. 沙眼 由沙眼衣原体沙眼生物型的A、B、Ba、C血清型感染引起，传播方式为眼-眼及眼-手-眼途径。沙眼衣原体侵入结膜上皮细胞后，在细胞内繁殖并形成包涵体，引发局部炎症。早期表现为流泪、眼部黏性分泌物增多、滤泡增生、结膜充血，后期出现角膜血管翳、倒睫和瘢痕形成，造成角膜损伤甚至导致失明。

2. 包涵体结膜炎　由沙眼衣原体沙眼生物型 B、Ba 和生殖生物型的 D～K 血清型引起。该病分为婴儿型和成人型，前者是婴儿经产道垂直感染，导致急性化脓性结膜炎（也称包涵体脓漏眼），一般不侵犯角膜，可自愈。成人感染可通过性接触、经手至眼或因接触污染的游泳池水而感染，称滤泡性结膜炎。症状与沙眼类似，但不形成血管翳和瘢痕，数周或数月痊愈，不留后遗症。

3. 泌尿生殖道感染　与引起包涵体结膜炎的血清型相同。经性接触传播，男性患者多表现为非淋菌性尿道炎，未治疗者易转为慢性，周期性加重，合并前列腺炎、附睾炎、直肠炎等。女性无症状感染率高，成为高危潜在传染源，能引起宫颈炎、尿道炎、盆腔炎、输卵管炎等，可导致不孕症或宫外孕。母亲感染衣原体易造成新生儿垂直感染，引起新生儿结膜炎、肺炎。淋病奈瑟菌能促进沙眼衣原体的增殖，两者常混合感染。

4. 婴幼儿肺炎　沙眼衣原体生殖生物型的 D～K 血清型均可引发婴幼儿肺炎。

5. 性病淋巴肉芽肿　由沙眼衣原体的性病淋巴肉芽肿生物型的 L1、L2、L2a、L3 四个血清型引起。通过两性接触传播，主要侵犯机体的淋巴组织，在男性引起化脓性淋巴结炎和慢性淋巴肉芽肿，易形成瘘管；在女性多侵犯会阴、直肠、肛门，严重者导致会阴 - 肛门 - 直肠狭窄与梗阻。

（二）肺炎衣原体

人类是肺炎衣原体的唯一宿主，经飞沫或呼吸道分泌物在人与人之间传播。发病缓慢，潜伏期为 30 天左右，引起急慢性呼吸道感染，多见于青少年、儿童，表现为鼻窦炎、咽炎、支气管炎和肺炎等。

第四节　螺旋体 🅔微课

螺旋体（spirochete）是一类柔软、细长、弯曲呈螺旋状、运动活泼的原核细胞型微生物。其基本结构与细菌相似，螺旋体种类繁多，广泛分布于自然界和动物体内。对人和动物致病的有以下 3 个属。

1. 钩端螺旋体属（*Leptospira*）　螺旋细密、规则，菌体一端或两端弯曲呈钩状。对人和动物致病的主要是问号钩端螺旋体。

2. 密螺旋体属（*Treponema*）　螺旋较为细密、规则，两端尖细。对人致病的有苍白密螺旋体和品他密螺旋体。

3. 疏螺旋体属（*Borrelia*）　螺旋稀疏、不规则，呈波纹状。对人致病的有回归热螺旋体和伯氏疏螺旋体等。

一、钩端螺旋体

钩端螺旋体简称为钩体，问号钩端螺旋体是主要的致病性钩端螺旋体。钩端螺旋体病呈全球性分布，人兽共患，我国多个地区均有流行。

（一）生物学性状

1. 形态染色　钩体长 6～12μm，宽 0.1～0.2μm，菌体一端或两端弯曲呈钩状，使菌体呈 S、C 或 8 字形。革兰阴性，但难以着色，常用 Fontana 镀银染色，菌体被染成棕褐色（图 17-1），多用暗视野显微镜观察。

2. 培养特性　钩体可人工培养，但营养需求高，常用 Korthof 培养基培养。需氧，适宜生长温度为 28～30℃，最适 pH 为 7.2～7.4。

3. 抵抗力　钩端螺旋体对干燥、热、日光的抵抗力弱，在湿土和水中能存活数月，对疾病的传播有重要意义。常用消毒剂如 1% 苯酚、1% 漂白粉等能将其杀灭。对青霉素敏感。

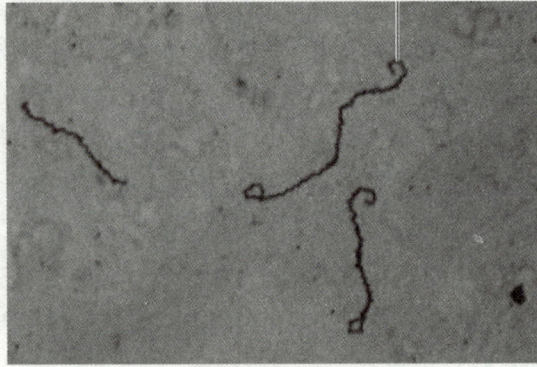

图 17 - 1　钩端螺旋体（镀银染色）

（二）致病性与免疫性

1. 致病物质　主要致病物质如下。①溶血素：体外可溶解人、羊红细胞，注入体内能引起贫血、肝肿大、出血、黄疸与血尿。②细胞毒因子：注射进入小鼠脑内，导致肌肉痉挛、呼吸困难而死亡。③内毒素样物质：作用类似于革兰阴性菌的脂多糖，但毒性较内毒素弱。

2. 所致疾病　钩端螺旋体病是典型的人畜共患病。在野生动物及家畜中广泛流行，主要传染源和储存宿主是鼠类和猪，动物感染后大多表现为隐性或轻症感染。钩体在宿主动物的肾小管中生长繁殖，随尿液排出而污染水源和土壤，形成疫源地。人类接触污染的疫水或疫土，钩体可通过完整或破损的皮肤、黏膜造成机体感染。钩体侵入人体后，经淋巴系统或直接进入血流引起钩体血症，出现败血症症状如高热、头痛、肌痛（腓肠肌疼痛明显）、眼结膜充血、浅表淋巴结肿大等。还可随血流继续侵犯肝、肾、肺及中枢神经系统，引起相关组织的损害。钩体病感染者临床表现轻重不一，轻者类似感冒，重者甚至导致死亡。

3. 免疫性　钩端螺旋体抗感染免疫主要依赖特异性体液免疫。隐性感染或病愈后，可获得对同型菌株的持久免疫力，但各血清群型间交叉保护作用不明显。

（三）微生物学检查法

1. 病原体检查　取患者血液、尿液、脑脊液标本，差速离心集菌，用 Fontana 镀银法染色镜检或者做暗视野检查，也可采用免疫荧光法或免疫酶染色法；将标本接种至 Korthof 培养基进行分离培养鉴定；接种豚鼠或金地鼠进行动物实验。

2. 分子生物学方法　用 PCR 法或标记 DNA 探针法可检测标本中钩体 DNA，此方法比培养法快速、敏感。

3. 血清学诊断　一般在病初及发病后 2~4 周各采血一次，用钩端螺旋体标准菌株或当地常见菌株的活钩体作为抗原，与不同稀释倍数的患者血清混合孵育，单份血清标本凝集效价 >1:300 或者双份血清标本的凝集效价增长 4 倍以上则有诊断意义。

（四）防治原则

防鼠、灭鼠，做好对带菌家畜的管理。钩体病流行季节（夏秋季）尽量避免与污染的水和土壤接触。疫区易感人群接种多价疫苗是主要预防措施。

治疗首选青霉素，青霉素过敏者可改用庆大霉素或多西环素。

二、梅毒螺旋体

梅毒螺旋体是人类梅毒的病原体。人类梅毒是一种危害较严重的性传播疾病（STD）。

（一）生物学性状

1. 形态与染色　梅毒螺旋体菌体细长，螺旋细密规则，长 5～15μm，宽约 0.2μm。两端尖直，运动活泼（图17-2）。普通染色不易着色，一般采用镀银染色，菌体被染成棕褐色。

图 17 - 2　梅毒螺旋体（暗视野显微镜）

2. 培养特性　梅毒螺旋体不能在无生命培养基中人工培养。有些菌株能在家兔睾丸或眼前房内缓慢生长。

3. 抵抗力　梅毒螺旋体抵抗力极弱，对干燥、冷、热特别敏感。血液中的梅毒螺旋体在 4℃ 条件下放置 3 天即可死亡。对一般化学消毒剂敏感。对青霉素、红霉素、四环素敏感。

（二）致病性与免疫性

目前，梅毒螺旋体的致病因素不明，未证实有内毒素和外毒素，可能与外膜蛋白、透明质酸酶等有关。梅毒螺旋体只感染人类，唯一传染源是梅毒患者。梅素分为先天性和后天性（获得性）梅毒两种，前者经胎盘垂直传播，后者经性接触传播。

临床上将后天性梅毒分为三期。

1. I 期梅毒　梅毒螺旋体感染后 3 周左右，局部表现为无痛性硬下疳，常见于外生殖器，溃疡渗出物内含大量活的梅毒螺旋体，传染性极强。1～2 个月，硬下疳多可自然愈合。潜伏体内，经 2～3 个月后进入第 II 期。

2. II 期梅毒　全身皮肤、黏膜常出现梅毒疹，全身淋巴结肿大，也可累及关节、眼、骨和神经系统。梅毒疹和淋巴结内含大量活的梅毒螺旋体。如不加治疗，症状多在 3 周至 3 个月可消退，但常复发，有传染性。

3. III 期梅毒　也称晚期梅毒，常表现为慢性肉芽肿，波及全身组织器官。此期梅毒病灶中梅毒螺旋体少、传染性小，但破坏性大甚至危及生命。

先天性梅毒是孕妇感染梅毒后经胎盘垂直传给胎儿，造成胎儿全身感染。可导致流产、早产或死胎，或出生后可表现为锯齿形牙、间质性角膜炎、鞍形鼻、先天性耳聋等。俗称梅毒儿。

梅毒抗感染免疫是传染性免疫，细胞免疫和体液免疫均有参与。梅毒感染个体对梅毒再次感染有抵抗力，但免疫力随梅毒螺旋体的清除而消失。

（三）微生物学检查法

1. 病原学检查　取梅毒硬下疳渗出液、局部淋巴结抽出液，暗视野显微镜下观察到活泼运动的梅毒螺旋体有助于诊断。

2. 血清学试验　分为非梅毒螺旋体抗原试验和梅毒螺旋体抗原试验两种。前者以正常牛心肌的心脂质作为抗原，检测患者血清中的抗脂质抗体；但非梅毒疾病患者血清也可出现假阳性反应，故常用于大量初筛时。后者以梅毒螺旋体为抗原，检测患者血清中特异性抗体，特异性高，常用于确诊梅毒感染。此外，血清学检查阴性的疑似梅毒患者，可采用荧光定量 PCR 法检测特异基因片段。

（四）防治原则

目前无有效疫苗，有效预防措施在于加强性卫生宣传教育，注意性卫生。早期确诊、彻底治疗，首选青霉素，要剂量足、疗程够（3 个月至 1 年）。以血清中反应素转阴为治愈目标。

第五节　放线菌

放线菌是一类丝状或链状、与细菌相似、呈分枝生长的原核细胞型微生物。广泛分布于自然界，是抗生素的主要产生菌。大多数为非致病菌，对人体致病的主要是放线菌属与诺卡菌属中的菌群。

一、放线菌属

放线菌属种类繁多，正常存在于人和动物的口腔、上呼吸道等与外界相通的体腔中。对人致病的主要是衣氏放线菌。

（一）生物学性状

革兰阳性，兼性厌氧，菌体常呈分枝状。在放线菌病患者病灶组织及脓样物质中，肉眼可见黄色小颗粒，称硫磺样颗粒。将颗粒做压片镜检，呈菊花状。

（二）致病性

衣氏放线菌是人体正常菌群，在抵抗力下降或口腔卫生不良等情况下可引起内源性感染。表现为软组织的化脓性炎症，常形成多发性瘘管，脓汁中可见硫磺样颗粒，称放线菌病。以面颈部最常见，也可累及胸腹部、盆腔、中枢神经系统等。

（三）防治原则

预防放线菌病的主要措施是注意口腔卫生，及早治疗口腔炎症。治疗首选青霉素。已形成脓肿或瘘管者应及时行外科清创处理，同时大剂量使用抗生素治疗。

二、诺卡菌属

诺卡菌属不是人体正常菌群，广泛分布于土壤，属于外源性感染，以星形诺卡菌感染在我国最为常见。

（一）生物学性状

形态与放线菌相似，革兰阳性。部分抗酸染色阳性，但延长脱色时间却呈阴性，可与结核分枝杆菌相区别。严格需氧，在普通培养基上生长缓慢，约 1 周始见菌落。液体培养基中呈表面生长，形成菌膜。

（二）致病性

星形诺卡菌通过呼吸道或者破损创口侵入机体，尤其是免疫力低下者，如获得性免疫缺陷综合征（AIDS）、白血病、肿瘤及器官移植患者，造成化脓性感染。经肺部感染者出现与结核病类似的症状。可经血流播散，引起脑膜炎与脑脓肿。在热带地区，经足部破损感染引起慢性化脓性肉芽肿，称足分枝菌病。

（三）防治原则

健康个体具有较强天然免疫力，可预防诺卡菌感染，发病少见。治疗可选用磺胺类药物。疗程一般不少于 6 周。

目标检测

答案解析

一、选择题

（一）单选题

1. 关于支原体，叙述错误的是（　　）

    A. 多形态性　　　　　　　B. 无细胞壁　　　　　　　C. 能通过滤器菌

    D. 革兰阴性　　　　　　　E. 有独特发育周期

2. 下列病原体中，能引发原发性非典型性肺炎的是（　　）

    A. 肺炎衣原体　　　　　　B. 肺炎支原体　　　　　　C. 肺炎链球菌

    D. 解脲脲原体　　　　　　E. 立克次体

3. 检查梅毒螺旋体最常用的染色方法是（　　）

    A. 革兰染色　　　　　　　B. 镀银染色　　　　　　　C. 抗酸染色

    D. 墨汁负染　　　　　　　E. 亚甲蓝染色法

4. 沙眼的传播途径主要是（　　）

    A. 眼 – 眼或者眼 – 手 – 眼　　B. 性传播　　　　　　　C. 呼吸道

    D. 消化道　　　　　　　　E. 血液途径

5. 能在无生命培养基中生长繁殖的最小原核细胞型微生物是（　　）

    A. 支原体　　　　　　　　B. 衣原体　　　　　　　　C. 立克次体

    D. 梅毒螺旋体　　　　　　E. 钩端螺旋体

6. 抵抗力最弱的原核细胞型微生物是（　　）

    A. 支原体　　　　　　　　B. 钩端螺旋体　　　　　　C. 立克次体

    D. 梅毒螺旋体　　　　　　E. 衣原体

7. 立克次体的传播途径主要是（　　）

    A. 节肢动物叮咬　　　　　B. 血液途径　　　　　　　C. 呼吸道

    D. 消化道　　　　　　　　E. 性传播

8. 解脲脲原体的传播途径是（　　）

    A. 性接触　　　　　　　　B. 呼吸道　　　　　　　　C. 消化道

    D. 破损伤口　　　　　　　E. 血液途径

（二）多选题

9. 支原体可能引发的感染有（　　）

    A. 肺炎　　　　　　　　　B. 非淋菌性尿道炎　　　　C. 前列腺炎

    D. 盆腔炎　　　　　　　　E. 输卵管炎

10. 梅毒的传播途径有（　　）

    A. 性接触　　　　　　　B. 血液途径　　　　　　　C. 经胎盘垂直传播

    D. 消化道　　　　　　　E. 呼吸道

二、思考题

患者，男，20 岁。常感眼部不适，流泪，有少量黏性分泌物，近期视力下降。检查发现眼结膜充血伴有滤泡增生。

请问：1. 患者可能感染何种病原体？通过什么途径传播？

        2. 如何对该患者及家属进行健康指导？

（姚　玲）

书网融合……

本章小结

微课

题库

第十八章 真 菌

◎ 学习目标

1. 通过本章学习，重点把握深部感染真菌和浅部感染真菌的致病性。
2. 运用所学知识理解真菌病的防治原则，进行健康指导。

≫ 情境导入

情景描述 患者，女，40岁。自述左脚脚趾间疼痛、痒感明显1月余。检查发现左脚第2~5趾间有针尖样水疱形成，内含清澈液体，部分融合成片并有黄色脓液流出，局部糜烂，周围皮肤发红，伴有异味。

讨论 1. 根据以上症状，可能的诊断是什么？

2. 主要预防措施有哪些？

3. 针对该病，如何对患者进行健康指导？

第一节 概 述

真菌（fungus）是一类有细胞壁、有完善细胞器和典型细胞核的真核细胞型微生物。有核膜与核仁，不含叶绿素，无根、茎、叶的分化。少数真菌为单细胞结构，大多数为多细胞结构。在自然界分布广泛，目前已发现10万多种，大多数对人类有益，可应用于医药、工业、生产抗生素、农业生产等。少数真菌能引起人类疾病，如致病性真菌、机会致病性真菌、致癌性真菌以及产毒真菌。近年来，由于广谱抗生素滥用、免疫抑制剂的使用等因素，真菌感染率明显上升。

一、生物学性状 📱微课

（一）形态与结构

与细菌相比，真菌大几倍甚至几十倍，普通光学显微镜即可观察。真菌有细胞壁但不含肽聚糖，主要由多糖与蛋白质组成。因肽聚糖的缺乏，真菌对青霉素、头孢菌素类药物不敏感。

根据形态结构的不同，真菌分为单细胞和多细胞两大类。①单细胞真菌：外观呈圆形或卵圆形，以出芽方式繁殖，如酵母菌。对人致病的单细胞真菌主要有新型隐球菌和白假丝酵母菌（白色念珠菌）。②多细胞真菌：在生长过程中形成菌丝和孢子，菌丝交织成团，称丝状菌，又称霉菌（mold）。但某些真菌在不同条件下可发生两种形态的可逆转换，称双相性真菌。

1. 菌丝（hypha） 真菌的孢子在适宜的环境条件下发出芽管，逐渐延长后呈丝状，称菌丝。菌丝继续长出分枝，交织成团称菌丝体（mycelium）。按功能的不同，将菌丝分为以下几种。①营养菌丝：菌丝向下伸入培养基或寄生材料中吸取营养，以供生长。②气生菌丝：菌丝向上露出培养基表面，在空气中生长。③生殖菌丝：能产生孢子的气生菌丝。菌丝形态多样，有螺旋状、结节状、球拍状、梳状等，可用于真菌的鉴别（图18-1）。

球拍状菌丝　破梳状菌丝　鹿角状菌丝　关节状菌丝　结节状菌丝　螺旋状菌丝

图 18-1　真菌菌丝形态

2. 孢子（spore）　真菌的繁殖器官是孢子，一条菌丝可形成多个孢子，孢子在适宜条件下又可发育成菌丝。孢子抵抗力不强，加热 60~70℃ 即可很快死亡。真菌的孢子分为有性孢子与无性孢子两类。大多数病原性真菌形成无性孢子。

（二）培养特性

真菌的营养需求不高，在一般的细菌培养基上能生长，常用沙保（Sabouraud）培养基（4% 葡萄糖、1% 蛋白胨和 2% 琼脂，pH 4.0~6.0）培养真菌。最适培养温度为 22~28℃，多数深部感染真菌的最适温度为 37℃。真菌大多生长缓慢，需培养 1~4 周才形成肉眼可见的菌落。真菌的菌落有三类。

1. 酵母型菌落　是单细胞真菌的菌落形式。菌落表面光滑湿润，柔软致密。形态类似于细菌菌落，但更大、更厚。如新生隐球菌的菌落。

2. 类酵母型菌落　部分单细胞真菌出芽繁殖后，芽生孢子与母细胞未脱离，形成假菌丝。假菌丝向下伸入培养基，称类酵母型菌落，如白假丝酵母菌的菌落。

3. 丝状菌落　是多细胞真菌的菌落形式，由众多疏松菌丝体构成。菌落呈絮状、粉末状或绒毛状。菌落的正、背两面常呈不同的颜色。可作为鉴别真菌的参考依据。

（三）抵抗力

真菌不耐热，60℃ 1 小时可被杀死。对干燥、日光、紫外线以及一般消毒剂的抵抗力较强。对抗细菌抗生素如青霉素、链霉素不敏感；制霉菌素、灰黄霉素、克霉唑、两性霉素 B、伊曲康唑、酮康唑等药物对多种真菌有较强抑制作用。

二、致病性与免疫性

（一）致病性

不同类型的真菌有不同的致病形式，真菌性疾病主要有以下五种类型。

1. 致病性真菌感染　主要指外源性真菌感染，分为浅部和深部致病性真菌，可导致皮肤、皮下组织及全身性真菌感染。如浅部真菌中的皮肤癣菌，深部真菌中的组织胞质菌。

2. 机会致病性真菌感染　主要为内源性真菌感染，多属于寄居在人体的正常菌群。感染常发生在机体免疫力下降时，如肿瘤、长期使用广谱抗生素、免疫缺陷、皮质激素的应用或在应用导管、手术等过程中继发此类感染。如白假丝酵母菌、毛霉菌、曲霉菌等的感染。

3. 真菌超敏反应性疾病　分为感染性和接触性超敏反应两种。前者是在感染真菌的基础上发生；后者是指致敏者接触、吸入或食入某些真菌的菌丝或孢子时，引发各类超敏反应，如荨麻疹、哮喘、变应性皮炎、过敏性鼻炎等。

4. 真菌中毒症　某些真菌在代谢过程中产生真菌毒素，污染粮食或农作物，人、畜摄入毒素后导致急、慢性中毒，称真菌中毒症。如黄曲霉菌、镰刀菌。

5. 真菌毒素与肿瘤　近年来不断有研究证实，真菌毒素与肿瘤有关。如黄曲霉毒素与肝癌相关，该毒素毒性强，小剂量就可致癌。食物中以花生、玉米污染率高。

（二）免疫性

1. 先天性免疫　主要包括皮肤黏膜屏障、机体正常菌群的拮抗作用。当有皮肤黏膜破损或放置导管时，加之机体免疫力下降，真菌即有机会入侵。儿童因头皮脂肪酸分泌量少，易患头癣。成人因手、足部位出汗较多，易患手足癣。

2. 获得性免疫　抗真菌感染主要依靠细胞免疫。细胞免疫功能缺损者易患真菌感染。如肿瘤、AIDS 患者的白假丝酵母菌感染率明显增高。

三、防治原则

目前尚无有效特异性预防方法。皮肤癣菌更易发生于破损或糜烂皮肤，预防的主要措施是注意清洁卫生，避免直接或间接传播，保持鞋袜干燥。治疗可选用特比萘芬乳膏及喷剂、克霉唑软膏。深部真菌感染的预防重在提高机体免疫力，治疗深部真菌感染最有效的药物是两性霉素 B，但毒性较大，还可选用氟胞嘧啶、酮康唑等。

第二节　常见病原性真菌

一、浅部感染真菌

引起浅部真菌感染最常见的病原菌是皮肤癣菌，该真菌具有嗜角质蛋白的特点。多见于角化表皮、指（趾）甲和毛发等浅部感染。侵犯的部位因菌属不同而各异（表 18 - 1），引发各种癣症。真菌在局部增殖、产生代谢产物，刺激宿主发生炎症和病变。

皮肤癣菌分为三个属，即毛癣菌属、表皮癣菌属和小孢子癣菌属。表皮癣菌属常侵犯人体的皮肤和甲板，引起手癣、足癣、体癣、股癣及甲癣等。一种皮肤癣真菌可引发多种癣病，同一种癣病也可由多种皮肤癣真菌引发。癣病以夏秋季多发，入冬后因繁殖速度减慢而发病率降低。

表 18 - 1　皮肤癣菌的种类及侵犯部位

类型	皮肤	毛发	指（趾）甲
毛癣菌属	+	+	+
表皮癣菌属	+	-	+
小孢子癣菌属	+	+	-

二、深部感染真菌

深部感染真菌也称为侵袭性真菌，可侵袭机体深部组织、内脏甚至全身，造成外源性和内源性感染。

（一）新生隐球菌

新生隐球菌（*Cryptococcus neoformans*）又称为新型隐球菌。广泛分布于自然界中，人体体表、口腔、粪便中也可分离出来。尤其大量存在于鸽粪中。

1. 生物学性状　呈圆球形，直径 4 ~ 12μm，菌体外周有一层肥厚荚膜，折光性强。一般染色难以着色，墨汁负染后镜检，在黑色背景中可见圆形透亮菌体，外围一层透明的荚膜（图 18 - 2）。该菌以出芽的方式繁殖，不形成假菌丝。在沙保培养基上培养数天形成酵母型菌落。

图 18 - 2　新生隐球菌墨汁负染

2. 致病性　鸽子是主要传染源，人因吸入被鸽粪污染的空气，经呼吸道吸入而感染。肺部常为初始感染灶，大多数感染者症状轻且能自愈，也可经肺部感染播散至其他部位，如骨、内脏等，部分患者可累及中枢神经系统，导致慢性脑膜炎。

3. 防治原则　控制传染源，如妥善管理、规范养鸽，用碱处理鸽粪等。治疗可选用两性霉素 B、酮康唑等。

（二）白假丝酵母菌

白假丝酵母菌也称为白色念珠菌。属于机会致病菌，是人体正常菌群成员，可存在于人体口腔、上呼吸道、阴道黏膜等部位。

1. 生物学性状　菌体为圆形或卵圆形，直径 3 ~ 6μm。革兰阳性，以出芽方式繁殖。孢子延长成芽管，与母体不脱离形成较长的假菌丝。在普通培养基、血琼脂平板上均生长良好。在玉米粉琼脂培养基上常形成厚膜孢子。

2. 致病性　白假丝酵母菌多为内源性感染，机体免疫力低下或机体菌群失调时，引起各种念珠菌病。可侵犯人体多个部位，如皮肤黏膜、内脏甚至中枢神经系统。常见的感染类型如下。①皮肤黏膜感染：好发于皮肤皱褶、潮湿部位，如腋窝、腹股沟、肛门周围、乳房下、会阴部和指（趾）间等，形成糜烂病灶。黏膜感染如鹅口疮、外阴与阴道炎等，以鹅口疮最多见，好发于新生儿。②内脏念珠菌感染：可导致支气管炎、肺炎、食管炎、肠炎、膀胱炎、肾盂肾炎等。③中枢神经系统感染：可引起脑膜炎、脑脓肿、脑膜脑炎等。

3. 防治原则　目前尚无有效措施可预防白假丝酵母菌病。治疗感染常选用氟康唑，疗效较好。

素质提升

滥用抗生素的危害

1928 年，弗莱明首次发现青霉素。随着医学技术的迅猛发展，抗生素品类日益繁多，抗菌谱也更广泛，抗生素的发现及使用在人类战胜疾病的过程中具有非常重要的意义。但是，滥用抗生素同样能带来诸多危害，如掩盖病情、增加药品相关的不良反应、易产生耐药株等，甚至造成菌群失调而带来二重感染，比如口腔及阴道的白假丝酵母菌感染。医护人员参与患者治疗和用药的全过程，需严格把握临床应用抗生素的指征，恪守医德，提高临床应用抗生素的合理性与准确性。

目标检测

一、选择题

（一）单选题

1. 观察新生隐球菌最常用的染色方法是（ ）

    A. 革兰染色　　　　　　　B. 镀银染色　　　　　　　C. 抗酸染色

    D. 墨汁负染　　　　　　　E. 亚甲蓝染色法

2. 真菌的繁殖器官是（ ）

    A. 芽孢　　　　　　　　　B. 原体　　　　　　　　　C. 始体

    D. 菌丝　　　　　　　　　E. 孢子

3. 下列属于机会致病菌的是（ ）

    A. 毛癣菌　　　　　　　　B. 白假丝酵母菌　　　　　C. 表皮癣菌

    D. 小孢子癣菌　　　　　　E. 黄曲霉菌

4. 分离培养真菌常用的培养基是（ ）

    A. 沙保培养基　　　　　　B. 厌氧培养基　　　　　　C. 鉴别培养基

    D. 巧克力培养基　　　　　E. SS 培养基

5. 所产生毒素可能诱发肝癌的真菌是（ ）

    A. 黄曲霉菌　　　　　　　B. 着色真菌　　　　　　　C. 新生隐球菌

    D. 白色念珠菌　　　　　　E. 皮肤癣菌

6. 与皮肤癣菌常侵犯表皮、毛发、指（趾）甲有关的特性是（ ）

    A. 嗜油脂

    B. 嗜干燥

    C. 嗜角质蛋白

    D. 组织细胞上存在特异性受体

    E. 该部位容易通过接触感染

（二）多选题

7. 白假丝酵母菌可能引发的疾病有（ ）

    A. 鹅口疮　　　　　　　　B. 肺炎　　　　　　　　　C. 肠炎

    D. 肾盂肾炎　　　　　　　E. 阴道炎

8. 关于新生隐球菌，叙述正确的是（ ）

    A. 鸽子是主要传染源　　　　　　　　B. 常用墨汁负染

    C. 主要致病物质是荚膜　　　　　　　D. 可引起慢性脑膜炎

    E. 经呼吸道吸入而感染

9. 皮肤癣菌能引发的疾病有（ ）

    A. 手癣　　　　　　　　　B. 足癣　　　　　　　　　C. 甲癣

    D. 肺炎　　　　　　　　　E. 肠炎

二、思考题

1. 简述常见真菌性疾病的几种类型。
2. 白假丝酵母菌能导致哪些类型感染？

（姚　玲）

书网融合……

本章小结　　　　　微课　　　　　题库

第十九章　病毒概述

PPT

学习目标

1. 通过本章学习，重点把握病毒的结构；病毒的复制周期；病毒感染的途径和类型。
2. 学会运用所学知识，合理运用灭活病毒的方法，科学预防病毒感染。

病毒（virus）是一类个体微小、结构简单、只含一种核酸（DNA 或 RNA），严格活细胞内寄生，以复制方式进行增殖的非细胞型微生物。必须借助电子显微镜才能看到。

病毒与人类关系密切，约75%的人类传染病是由病毒引起的，并且不断有新的病毒出现。此外，某些病毒感染还与肿瘤、自身免疫性疾病、先天畸形有关。病毒学已成为当今医学界关注的热点。

病毒性疾病具有流行广泛、传染性强、传播速度快、感染途径多、并发症复杂、死亡率高等特点，且病毒对抗生素不敏感，又缺乏特效的抗病毒药物，接种疫苗是目前最有效的特异性预防措施。

情境导入

情景描述　患者，女，58 岁。因发热、头痛、畏寒，伴有乏力、四肢酸痛、流涕、鼻塞、干咳等到医院就诊。查体：体温 39.1℃，急性病容，双肺听诊未闻及干湿啰音。实验室检查：WBC 34×10^9/L，N 40%，L 60%，PLT 200×10^9/L。

讨论　1. 初步判断该患者患何种疾病？
　　　　2. 该疾病是由哪种微生物引起的？其传播途径是什么？

第一节　病毒的形态与结构 📱微课

一、病毒的大小与形态

完整成熟的病毒颗粒称为病毒体（virion），是病毒在细胞外的存在形式，具有感染性。病毒体大小的测量单位是纳米（nm）。各种病毒的大小差别很大，大型病毒 200～300nm，如痘病毒；中型病毒 80～150nm，如流行性感冒病毒、腺病毒；小型病毒 20～30nm，如脊髓灰质炎病毒、鼻病毒。大多数病毒体小于150nm，须用电子显微镜放大数千倍至数万倍才能看到。病毒形态各异，大多数病毒呈球形或近似球形，少数呈杆状（如烟草花叶病病毒）、砖形（如痘类病毒）、子弹形（如狂犬病病毒）及蝌蚪形（如噬菌体）等。病毒的形态以及病毒与其他微生物大小的比较见图 19-1。

二、病毒的结构与化学组成

病毒结构简单，其基本结构是由核心和衣壳两部分所构成的核衣壳。有些病毒的核衣壳外还有包膜（图 19-2）。有包膜的病毒称为包膜病毒，无包膜的病毒称为裸病毒。病毒的化学组成主要为核酸（DNA 或 RNA）和蛋白质，有些病毒含有少量脂类和糖类。

图 19－1　病毒与其他微生物大小、形态比较示意图

（一）核心（core）

病毒核心的化学成分为核酸，位于病毒体的中心。一种病毒只含有一种核酸，即 DNA 或 RNA，据此可将病毒分为 DNA 病毒和 RNA 病毒两大类。核酸构成病毒的基因组，携带病毒的全部遗传信息，是决定病毒遗传、变异、感染和复制的物质基础。

（二）衣壳（capsid）

病毒的衣壳是包绕在病毒核心外的一层蛋白质外

图 19－2　病毒体结构示意图

壳，由多个壳粒组成，每个壳粒又由一个或多个多肽分子组成。衣壳具有保护病毒核酸的作用；能与宿主细胞表面的受体特异性结合，介导病毒进入宿主细胞，参与病毒感染细胞的过程。此外，衣壳蛋白具有良好的抗原性，能刺激机体发生免疫应答。根据衣壳的壳粒数量与排列方式的不同，病毒衣壳可分为以下三种对称类型（图 19－3）。

1. 螺旋对称型　病毒核酸呈螺旋形，壳粒沿着盘旋的核酸链对称排列，如流感病毒。

图 19－3　病毒衣壳的三种对称类型

2. 二十面体立体对称型　病毒核酸浓集在一起形成球形或近似球形，外面的壳粒排列成二十面体立体对称型，如腺病毒、疱疹病毒、脊髓灰质炎病毒。

3. 复合对称型　一个病毒的壳粒排列既有螺旋对称，又有二十面体立体对称，结构较为复杂，如痘病毒、噬菌体。

（三）包膜（envelope）

包膜是病毒在成熟过程中以出芽方式从宿主细胞内向外释放时所获得的，含有宿主细胞膜或核膜成分。包膜位于包膜病毒的最外层，由蛋白质、脂质和少量糖类组成。包膜脂蛋白是引起机体发热、中毒症状的主要原因。有些病毒包膜表面有突起，称包膜子粒或刺突（spike）。病毒的包膜蛋白和刺突具有抗原性，能刺激机体产生免疫应答，如流感病毒的血凝素和神经氨酸酶。

第二节　病毒的增殖

病毒缺乏完善的酶系统和细胞器，因此必须寄生在易感的活细胞内，借助于宿主细胞提供的原料、能量及场所等进行增殖。

一、病毒增殖的步骤

病毒的增殖方式为复制，整个过程包括吸附、穿入、脱壳、生物合成、组装与释放等步骤，称一个复制周期（图19-4）。

图 19-4　双链 DNA 病毒的复制周期

（一）吸附

吸附于易感细胞表面是病毒增殖的第一步，也是病毒感染的先决条件。吸附具有特异性，病毒通过表面的吸附蛋白与宿主细胞表面的受体发生特异性结合，不同的病毒吸附于不同的细胞，从而决定了病毒的嗜细胞性。

（二）穿入

病毒吸附在易感细胞表面后，可通过不同的方式进入细胞内，称穿入。穿入的方式主要有以下几种。①胞饮：病毒与易感细胞表面结合后，细胞膜向内凹陷将病毒包裹形成类似吞噬泡的结构，从而使病毒进入胞内。裸病毒多以胞饮方式进入易感细胞内。②融合：包膜病毒可通过包膜与宿主细胞膜的融合，将核衣壳释放入细胞质。③转位：有些裸病毒吸附于宿主细胞膜后，其衣壳蛋白的某些多肽成分发生改变，使病毒直接穿过细胞膜进入细胞。但这种方式较少见。

（三）脱壳

穿入细胞质的病毒脱去蛋白质衣壳，使核酸裸露的过程，称脱壳。病毒只有脱去衣壳、暴露核酸，才能在细胞内进行复制。大多数病毒在宿主细胞的溶酶体作用下脱壳，少数病毒的脱壳过程比较复杂，需要自身编码产生的脱壳酶才能完成。

（四）生物合成

病毒核酸经脱壳释放后，利用宿主细胞提供的低分子物质和能量，大量复制病毒核酸、合成病毒结构蛋白的过程，称生物合成。简单来讲，生物合成的过程是以病毒基因组（DNA 或 RNA）为模板，在 DNA 聚合酶或 RNA 聚合酶以及其他必要因素的作用下，复制出子代病毒的核酸，再由病毒核酸指导合成病毒结构蛋白的过程。在此阶段，往往不能从宿主细胞内检测出有感染性的病毒颗粒，故称隐蔽期。病毒核酸类型不同，其生物合成的方式也不同。

（五）组装与释放

将子代病毒的核酸和蛋白质装配成核衣壳的过程，称组装。无包膜病毒组装成核衣壳后，即为成熟的病毒体；而包膜病毒的成熟，一般先在胞核内或胞质内组装成核衣壳，再以出芽的方式获得包膜。子代病毒组装完成后，病毒发育成为具有感染性的病毒体的过程，称成熟。成熟病毒主要以两种方式向细胞外释放。

1. 破胞释放　无包膜病毒在宿主细胞内可增殖为数百至数千个子代病毒，致使细胞破裂，一次性将子代病毒全部释放至胞外，如脊髓灰质炎病毒。

2. 出芽释放　子代病毒装配成核衣壳后，移向细胞膜边缘出芽时，包被宿主细胞的核膜或细胞膜构成其包膜。宿主细胞一般不死亡，且可继续分裂繁殖。

二、病毒的异常增殖与干扰现象

病毒在宿主细胞内增殖时，若病毒本身基因组的不完整或发生改变，或细胞缺乏病毒复制所需的酶、能量等条件，导致病毒无法完成复制过程而出现异常增殖。

（一）顿挫感染

病毒侵入宿主细胞后，因细胞缺乏病毒复制所需的酶、能量和原料等必要条件，病毒不能复制出具有感染性的病毒颗粒，称顿挫感染（abortive infection）。这种不能为病毒提供复制条件的细胞称为该病毒的非容纳细胞。非容纳细胞内的病毒可以存在，但无法完成正常增殖周期。

（二）缺陷病毒

带有不完整基因组的病毒体称为缺陷病毒（defective virus）。缺陷病毒由于基因组不完整或发生改变，其进入宿主细胞后，不能单独复制出完整的具有感染性的病毒颗粒。当缺陷病毒与另一种病毒共同培养或共同感染同一细胞时，若后者能弥补缺陷病毒的不足，则能使其完成正常增殖，复制出完整的具有感染性的病毒颗粒。这种具有辅助作用的病毒称为辅助病毒。如丁型肝炎病毒是一种缺陷病毒，而乙型肝炎病毒则是它的辅助病毒。

（三）干扰现象

两种病毒同时或先后感染同一宿主细胞时，可发生一种病毒抑制另一种病毒增殖的现象，称病毒的干扰现象。干扰现象可发生在不同病毒之间，也可发生在同种、同型甚至同株病毒间。病毒之间的干扰现象能阻止发病，也可使病毒感染终止。

第三节　理化因素对病毒的影响

病毒在外界理化因素的作用下可失去感染性，称病毒的灭活。灭活的病毒虽无感染性，但仍保留抗原性、吸附红细胞和细胞融合等特性。病毒对理化因素抵抗力的强弱因病毒种类不同而异。

一、物理因素

（一）温度

大多数病毒耐冷不耐热，56℃ 30 分钟或100℃几秒钟即可被灭活。有的病毒例外，如乙型肝炎病毒需100℃ 10 分钟才能灭活；还有的病毒在室温下也可被灭活。长期保存病毒应在 -70℃以下，如用干冰或液氮罐（-196℃）保存病毒，其感染性可保存数月至数年，但反复冻融可使病毒灭活。

（二）辐射

X 线、γ 射线、紫外线等均能灭活病毒。X 线与 γ 射线能引起病毒核苷酸链发生致死性断裂，而紫外线照射可使病毒核苷酸链形成胸腺嘧啶二聚体，抑制病毒核酸的复制。但某些病毒经紫外线照射后，若再用可见光照射可复活，故不宜用紫外线来制备灭活病毒疫苗。

二、化学因素

（一）脂溶剂

病毒的包膜富含脂质，故包膜病毒对乙醚、丙酮、去氧胆酸盐等脂溶剂敏感，借此可鉴别病毒有无包膜。

（二）消毒剂

病毒对各种氧化剂、酚类、醇类等消毒剂敏感。如过氧化氢、高锰酸钾、苯酚、甲醛、过氧乙酸、碘酊等均能有效杀灭病毒。

（三）抗生素与中草药

病毒对抗生素不敏感，现有抗生素对病毒无抑制作用。某些中草药如板蓝根、大青叶、大黄、黄芪等有一定的抗病毒作用。

⚙ 素质提升

中草药在病毒性疾病治疗中的意义

国内外科研工作者都在竭力开展抗病毒的研究，并把目光聚焦于中医中药。目前已从中草药中筛选和寻找到一些高效抗病毒药物，在临床上广泛用于治疗多种病毒性疾病，发挥着独特的疗效优势。许多学者通过研究发现，多种中药单味药及提取物能有效抗病毒。例如，黄芩中的总黄酮，栀子中的总环烯醚萜苷，板蓝根、黄芪、贯众、紫花地丁、大黄提取物，金银花及其提取液，炎琥宁，大蒜油、鱼腥草挥发油等，均有较强的抗病毒作用。中药复方制剂具有抑制病毒复制、阻止病毒诱发病变、调节免疫功能、镇痛抗炎等综合功效，克服了病毒抗原易变异、化学合成药易耐药的问题，在防治病毒性疾病方面具有独特的优势和发展前景。例如，热毒宁注射液、柴银感冒颗粒、通窍止咳液、牛黄羚贝消炎片等具有较好的体内、外抗病毒作用。

此外，大多数病毒对甘油的抵抗力比细菌强，故常用含 50% 甘油的盐水保存和运送病毒标本。

第四节　病毒感染的途径与类型

一、病毒感染的途径

（一）水平传播

病毒在人群不同个体之间的传播方式称为水平传播。绝大多数病毒以此方式为主。常见的传播途径如下。

1. 经黏膜表面传播　多种病毒可经呼吸道、消化道、泌尿生殖道等侵入机体。如流感病毒、甲型肝炎病毒、脊髓灰质炎病毒等。

2. 经皮肤传播　有些病毒通过昆虫叮咬、动物咬伤、机械性损伤等方式从皮肤创伤侵入机体而导致感染。如流行性乙型脑炎病毒、狂犬病病毒等。

3. 医源性传播　病毒可通过输血、注射、拔牙、手术、器官移植等途径，经血液或体液传播。如 HIV、乙型肝炎病毒、丙型肝炎病毒等。

（二）垂直传播

病毒通过胎盘、产道或哺乳，直接由母亲传播给胎儿或新生儿的传播方式，称垂直传播。垂直传播是病毒感染的特征之一，其他微生物少见。常见有乙型肝炎病毒、风疹病毒、巨细胞病毒、人类免疫缺陷病毒等。

二、病毒感染的类型

（一）隐性感染

病毒侵入机体后不引起临床症状的感染称为隐性感染，又称亚临床感染。隐性感染时虽无临床症状，但仍可使机体获得特异性免疫力。有些隐性感染者可成为病毒携带者，是重要传染源，具流行病学意义。

（二）显性感染

机体在感染病毒后，因组织细胞受损严重而出现明显临床症状的感染称为显性感染。根据其发病缓急、病程长短可分为急性感染和持续性感染。

1. 急性感染　一般潜伏期短，发病急，病程仅数日至数周，恢复后机体内不再存在病毒，又称病原消灭型感染，如流行性感冒、甲型病毒性肝炎、流行性乙型脑炎等。

2. 持续性感染　病毒在机体内可持续数月、数年甚至数十年，可出现症状，也可不出现症状而长期携带病毒，引起慢性进行性病变，成为重要的传染源。此外，部分持续性感染还可引发自身免疫性疾病或诱发肿瘤。持续性病毒感染常见有三种类型。

（1）慢性感染　病毒长期存在于血液或组织中并不断排出体外，可出现症状，也可无症状，病程可长达数月至数十年。慢性感染全过程都可检出病毒。如乙型肝炎病毒、丙型肝炎病毒等。

（2）潜伏感染　隐性或显性感染后，病毒基因潜伏存在于一定的组织或细胞中，不产生感染性病毒，不出现临床症状，也不能检出病毒。在某些条件下（如免疫力降低），病毒可被激活而引起病变急性发作。急性发作期可以检出病毒。如水痘-带状疱疹病毒、单纯疱疹病毒等。

（3）慢发病毒感染　病毒感染后有很长的潜伏期，可达数月、数年甚至数十年，一旦症状出现，呈进行性加重，最终导致死亡。为慢性发展、进行性加重的病毒感染，虽较为少见但后果严重。如 HIV 引起的 AIDS、麻疹病毒感染后的亚急性硬化性全脑炎（SSPE）等。

第五节　病毒的致病机制与防治原则

一、病毒对宿主细胞的损伤

（一）杀细胞效应

病毒在宿主细胞内复制成熟后，短时间内一次释放大量子代病毒，使细胞裂解死亡，称杀细胞效应。多见于无包膜、杀伤性强的病毒，如腺病毒、脊髓灰质炎病毒等。作用机制主要有：①抑制宿主细胞核酸和蛋白质的合成，使细胞代谢紊乱而发生病变或死亡；②破坏细胞溶酶体，使细胞释放水解酶而引起细胞自溶；③病毒蛋白的毒性作用。

（二）稳定状态感染

某些病毒在宿主细胞内增殖却不引起细胞立即死亡，称稳定状态感染。多见于有包膜的病毒，它们以出芽方式逐个释放子代病毒，常使细胞膜发生一定改变而成为自身抗原，诱发自身免疫应答，致使宿主细胞损伤。由于过程相对缓慢，不会使细胞立即死亡。

（三）形成包涵体（inclusion body）

在某些病毒感染的细胞内，用普通光学显微镜可观察到胞质或胞核内出现嗜酸性或嗜碱性的圆形或椭圆形的斑块结构，称包涵体。包涵体可作为病毒感染的诊断依据。如狂犬病病毒感染的脑组织细胞内可形成嗜酸性包涵体，称内基小体。

（四）细胞凋亡

细胞凋亡是一种由基因控制的程序性细胞死亡。当细胞受到病毒感染后，可激活细胞的凋亡基因，导致胞膜鼓泡、细胞核浓缩并形成凋亡小体。

（五）基因整合与细胞转化

某些 DNA 病毒的 DNA 以及反转录病毒合成的 cDNA 全部或部分插入宿主细胞染色体 DNA，称基因整合。基因整合可导致宿主细胞的遗传性状发生改变，称细胞转化。转化细胞的生长、分裂若失去控制，可导致细胞癌变。

二、病毒感染的免疫病理损伤

（一）体液免疫损伤

许多病毒能诱使细胞表面出现新抗原，当特异性抗体与这些抗原结合后，在补体的参与下引起Ⅱ型超敏反应。有些病毒抗原与相应抗体特异性结合形成 IC，在一定条件下可沉积在血管壁或肾小球基膜等处，激活补体，引起Ⅲ型超敏反应。

（二）细胞免疫损伤

主要通过 CTL 和 Th 细胞发挥作用，可引起组织细胞损伤和炎症反应。

（三）病毒直接损伤淋巴细胞或淋巴器官

有些病毒侵入免疫细胞，造成免疫细胞损伤或抑制免疫细胞功能，使免疫系统受损，机体免疫功能降低。

三、病毒感染的防治原则

目前，病毒感染尚缺乏可靠的特效药物治疗。因此，对病毒性疾病的预防尤为重要。

（一）病毒感染的特异性预防

1. 人工主动免疫　接种疫苗是预防病毒感染最有效的措施。目前常用的疫苗有：灭活疫苗，如乙脑疫苗；减毒活疫苗，如脊髓灰质炎疫苗；亚单位疫苗，如流感亚单位疫苗；基因工程疫苗，如乙型肝炎重组疫苗。

2. 人工被动免疫　常用含有特异性抗体的免疫血清、胎盘球蛋白等对病毒性疾病进行紧急预防或治疗。如高滴度的特异性乙肝免疫球蛋白可用于预防乙型肝炎的母婴传播。

（二）病毒感染的治疗

1. 阿昔洛韦（acyclovir，ACV）　能选择性地作用于疱疹病毒。现多用于治疗唇疱疹、疱疹性脑炎、新生儿疱疹。

2. 阿糖胞苷（Ara－A）　治疗疱疹性脑炎、新生儿疱疹病毒感染及水痘－带状疱疹病毒感染。

3. 利巴韦林（ribavirin）　主要用于流感病毒和呼吸道合胞病毒感染的治疗。

4. 干扰素（IFN）　具有广谱的抗病毒作用，如治疗疱疹性角膜炎、水痘－带状疱疹、乙型病毒性肝炎等。

5. 病毒蛋白酶抑制剂　将病毒的酶蛋白作为靶分子，抑制或阻断这些酶的功能。如英迪纳瓦（indinavir）与瑞托纳瓦（ritonavir）可用于 HIV 感染的治疗。

6. 中草药　许多中草药如板蓝根、大青叶、金银花、黄连、黄芪等对某些病毒性疾病有一定的预防或治疗作用。

目标检测

答案解析

一、选择题

（一）单选题

1. 测量病毒大小的单位是（　　）

    A. nm   B. μm C. cm

    D. mm   E. dm

2. 病毒的核酸类型为（　　）

    A. DNA   B. RNA   C. DNA 或 RNA

    D. DNA 和 RNA   E. mRNA

3. 病毒的基本结构是（　　）

    A. 核心＋衣壳   B. 包膜＋衣壳   C. 核心＋包膜

    D. 核心＋衣壳＋包膜   E. 核心＋包膜＋刺突

4. 病毒的增殖方式是（　　）

    A. 二分裂   B. 复制   C. 有丝分裂

    D. 无丝分裂   E. 孢子繁殖

5. 带有不完整基因组的病毒体称为（　　）

    A. 缺陷病毒   B. 包膜病毒   C. 裸病毒

    D. 顿挫感染   E. 噬菌体

6. 病毒感染机体后不出现临床症状者称为（　　）

    A. 隐性感染   B. 潜伏感染   C. 显性感染

  D. 急性感染　　　　　　　　E. 慢性感染

7. 预防病毒性传染病，目前最有效的是（　　）

  A. 干扰素　　　　　　　　B. 抗生素　　　　　　　　C. 疫苗

  D. 中草药　　　　　　　　E. 抗毒素

8. 潜伏期可达数月、数年甚至数十年，症状出现后呈亚急性进行性加重的感染类型是（　　）

  A. 潜伏感染　　　　　　　B. 慢发病毒感染　　　　　C. 慢性感染

  D. 急性感染　　　　　　　E. 急性病毒感染的迟发并发症

（二）多选题

9. 病毒的一个复制周期包括（　　）

  A. 吸附　　　　　　　　　B. 穿入　　　　　　　　　C. 脱壳

  D. 生物合成　　　　　　　E. 组装与释放

10. 病毒感染的类型有（　　）

  A. 隐性感染　　　　　　　B. 潜伏感染　　　　　　　C. 慢性感染

  D. 慢发病毒感染　　　　　E. 带菌状态

二、思考题

简述病毒的感染途径和类型。

（刘娟娟）

书网融合……

本章小结   微课   题库

第二十章　经呼吸道感染的病毒

PPT

学习目标

1. 通过本章学习，重点把握呼吸道病毒的主要生物学性状、致病性与免疫性、实验室检测方法及防治原则。

2. 学会运用所学知识，认识到疾病预防的重要性及必要性；具备一定的临床思维及解决临床问题的能力。

呼吸道病毒是指一大类能侵犯呼吸道而引起呼吸道局部病变，或以呼吸道为入侵门户，主要引起呼吸道以外组织器官病变的病毒。常见的呼吸道病毒有流感病毒、副流感病毒、呼吸道合胞病毒、麻疹病毒、腮腺炎病毒、腺病毒、风疹病毒和冠状病毒等。

情境导入

情景描述　患者，男，16 岁。2 天前运动后受凉，突发高热，伴头痛、咽痛、咳嗽、全身肌肉酸痛，无腹痛、腹泻、胸闷、气短等症状。体温 39.0℃。血常规检查：WBC 6.6×10^9/L，胸透未见明显异常。经抗病毒及对症治疗后，病情很快好转，患者 7 天内痊愈。

讨论　1. 根据症状及实验室检查，初步判断为何种疾病？

2. 你的判断依据是什么？

3. 应采取哪些措施预防本病？

第一节　流行性感冒病毒 ❷ 微课

流行性感冒病毒（influenza virus），简称流感病毒，是引起流行性感冒（流感）的病原体，属于正黏病毒科（orthomyxoviridae）。分为甲（A）、乙（B）、丙（C）三型，其中，甲型流感病毒可引起世界范围内流感的大流行，乙型通常引起中小范围的流行，丙型通常不引起流行。

素质提升

病毒与我们

病毒在医学微生物中占据十分重要的地位，在微生物引起的疾病中，病毒感染引起的疾病占绝大多数。病毒性疾病具有传染性强、传播范围广、死亡率高等特点，其中，流感病毒多次引起世界性大流行。病毒感染除引起急性感染和持续性感染外，还与肿瘤和自身免疫病的发生密切相关。病毒已成为危害人类健康的重要杀手，人类在长期与病毒作斗争的过程中，其致病机制不断被揭示，诊断方法与技术逐步规范化，药物研发与疫苗研制不断取得突破，相信在不久的将来，病毒及所致疾病一定会被人类所攻克。

一、生物学性状

（一）形态与结构

流感病毒呈球形或椭圆形，初次分离株呈丝状或杆状，病毒体主要包括核衣壳与包膜两部分（图 20 - 1）。

图 20 - 1　流感病毒结构示意图

1. 核衣壳　位于病毒的核心，由病毒核酸与蛋白组成。病毒核酸为分节段的单股负链 RNA。其中，甲型和乙型由 8 个节段，丙型由 7 个节段构成。每个节段 RNA 上结合 RNA 聚合酶和核蛋白（nucleoprotein，NP），核蛋白是病毒主要结构蛋白，参与病毒衣壳构成，与病毒核酸共同组成核衣壳，呈螺旋对称排列。

2. 包膜　病毒体的包膜由两层组成，内层为基质蛋白（matrix protein，MP），外层来源于宿主细胞膜。流感病毒的包膜上镶嵌有两种刺突，即血凝素（hemagglutinin，HA）和神经氨酸酶（neuraminidase，NA），HA 的数量较 NA 多。HA 呈三棱柱形，为糖蛋白三聚体，具有凝集红细胞和吸附宿主细胞的功能。NA 呈蘑菇状，为糖蛋白四聚体，抗原性不稳定，易发生变异，与 HA 共同划分甲型流感病毒亚型，主要参与病毒的扩散与释放。

3. 分型与变异　根据 NP 和 MP 抗原性的不同，流感病毒分为甲、乙、丙三型。甲型流感病毒根据其表面 HA 和 NA 抗原性的不同，可分为若干亚型。目前已发现 HA 有 16 种（$H_1 \sim H_{16}$）抗原，NA 有 9 种（$N_1 \sim N_9$）抗原。流感病毒表面抗原 HA 和 NA 的变异有两种形式，即抗原性漂移和抗原性转变。①抗原性漂移（antigenic drift）：HA 或 NA 变异幅度小或连续变异，属于量变，即亚型内变异。一般认为这种变异是由病毒基因点突变造成的，引起小规模流行。②抗原性转变（antigenic shift）：HA 或 NA 变异幅度大，属于质变，形成新亚型（如 $H_2N_2 \rightarrow H_3N_2$）。由于人群对变异病毒株缺少免疫力，容易造成新型流感的大流行。

4. 培养特性　流感病毒能在鸡胚中增殖，初次分离常接种于鸡胚羊膜腔，传代接种于尿囊腔。组织培养一般选用猴肾、狗肾传代细胞，但不引起明显的细胞病变（CPE），需用红细胞吸附试验判定有无病毒增殖。易感动物为雪貂，病毒在小鼠体内连续传代可提高毒力。

5. 抵抗力　较弱，不耐热，56℃ 30 分钟即被灭活。室温下传染性很快丧失，0 ~ 4℃能存活数周，−70℃以下可长期保存。病毒对干燥、日光、紫外线以及乙醚、甲醛等化学药物比较敏感。

二、致病性与免疫性

流感病毒是引起流行性感冒的主要病毒。通常引起呼吸道局部感染，不引起病毒血症，呈季节性广泛流行。传染源主要是患者和隐性感染者，传播途径主要为经飞沫、气溶胶通过呼吸道传播。患者主要出现发热、头痛、鼻塞、咽痛、咳嗽、乏力等症状，无并发症者康复较快，严重者扩散至下呼吸道，可引起病毒性肺炎。

人体在感染流感病毒后，可产生特异性的细胞免疫和体液免疫，对同型病毒感染有保护作用。呼吸道局部黏膜产生的 sIgA 有阻断病毒感染的作用，但持续时间较短。不同型流感病毒之间无交叉保护作用。

三、微生物学检查法

流行性感冒病毒的常用检查方法有病毒的分离与鉴定、血清学诊断和快速诊断等方法。其中，免疫荧光法和 ELISA 法检测患者鼻黏膜或咽漱液及呼吸道脱落细胞中的病毒抗原，临床上较为常用。流感病毒及分型鉴定通常采用 PCR、核酸杂交或序列分析等方法进行快速诊断。

四、防治原则

预防流感主要是加强自身锻炼，增强免疫力，流行期间避免人群聚集，对公共场所进行空气消毒等，以防造成大流行。疫苗接种是最有效的预防方法，但必须与当前流行株的型别基本相同。流感目前尚无有效的治疗方法，主要是对症治疗和预防继发性细菌感染。金刚烷胺和干扰素有一定治疗效果。

第二节 其他呼吸道病毒

呼吸道病毒除流感病毒外，还包括麻疹病毒、腮腺炎病毒、冠状病毒和风疹病毒等。

一、麻疹病毒

麻疹病毒（meales virus）属于副黏病毒科，引起的麻疹是儿童常见的一种以发热、呼吸道卡他症状及全身斑丘疹为特征的急性传染病。麻疹病毒为有包膜病毒，其形态为球形或丝形。病毒核心为单股负链 RNA，不分节段。病毒包膜表面有两种刺突，即血凝素（HA）和血溶素（HL）。HA 只能凝集猴红细胞，并能与宿主细胞受体吸附。HL 具有溶血和使细胞发生融合而形成多核巨细胞的作用。HA 和 HL 均为中和抗原，可诱导中和抗体的产生。抗原性较稳定，只有一个血清型。麻疹病毒可经细胞培养。病毒对理化因素的抵抗力较弱，56℃加热 30 分钟可被灭活，对脂溶剂及一般消毒剂都敏感，可灭活，对日光及紫外线也敏感。

麻疹病毒的传染源主要是急性期患者，在出疹前后 4～5 天传染性最强，主要通过飞沫传播，也可经用具、玩具或密切接触传播。患者临床上出现发热，继之出现畏光、流涕、咳嗽等结膜炎、鼻炎和上呼吸道卡他症状。易并发细菌性肺炎，这是麻疹患儿死亡的主要原因之一。感染麻疹病毒，除引起典型麻疹外，大约有 0.1% 的患者发生脑脊髓炎，死亡率为 15%。免疫缺陷儿童感染麻疹病毒，常无皮疹，但可发生严重致死性麻疹巨细胞肺炎。有百万分之一的麻疹患者在其恢复后多年（平均 7 年），出现亚急性硬化性全脑炎。

麻疹病后，患者可获得终身持久免疫力，包括体液免疫和细胞免疫，其中，细胞免疫起主要作用。

麻疹的主要预防措施是对儿童进行人工主动免疫，提高机体免疫力。我国目前主要采用减毒活疫苗免疫计划，免疫力可持续 10 年左右。对接触麻疹的易感儿童，可紧急采用人工被动免疫，即在接触后的 5 天内肌内注射麻疹患者恢复期血清或丙种球蛋白，可防止发病或减轻症状。

二、腮腺炎病毒

腮腺炎病毒（mumps virus）属于副黏病毒科，是流行性腮腺炎的病原体，病毒呈球形，基因组是单股负链 RNA，核衣壳呈螺旋对称，病毒包膜上有 HA 和 NA 两种刺突，病毒可以在羊膜腔内增殖，引起细胞融合并形成多核巨细胞。

腮腺炎病毒引起流行性腮腺炎，多见于儿童，人类是腮腺炎病毒的唯一宿主，主要通过飞沫传播或直接接触传播，好发于冬春季节，病毒入血后形成毒血症，并扩散至腮腺及其他器官，如睾丸、卵巢、胰腺等。潜伏期为 1~4 周，主要症状为一侧或两侧腮腺肿大，伴发热、肌肉酸痛等症状。整个病程持续 2 周左右，病后可获得持久免疫力。

对典型病例，根据临床表现即可做出明确诊断；对不典型病例，可做病毒学或血清学诊断。腮腺炎预防以隔离患者和疫苗接种为主，采用麻风腮（麻疹、风疹、腮腺炎）三联疫苗接种，免疫保护作用较好。

三、冠状病毒

冠状病毒（coronavirus）属于冠状病毒科，冠状病毒属。其包膜有向四周的突起，使整个病毒形如花冠而得名。基因组为单股正链 RNA，核衣壳呈螺旋对称型。2002 年 11 月至 2003 年 6 月大范围流行的严重急性呼吸综合征（severe acute respiratory syndrome，SARS）的病原体是一种新的冠状病毒，被称为 SARS 冠状病毒（SARS–CoV）。该类病毒对乙醚、氯仿等脂溶剂敏感，不耐热或酸，56℃ 30 分钟方可被灭活，但在液氮中可长期保存。

冠状病毒主要侵犯成人或年纪较大儿童，引起普通感冒和咽喉炎，个别冠状病毒株可引起成人腹泻。病毒以近距离飞沫传播为主，同时可以通过接触患者呼吸道分泌物经口、鼻、眼传播，不排除经粪–口等其他途径传播。感染病毒后，潜伏期为 3~12 天。SARS 临床上以发热为首发症状，可伴有头痛、乏力、关节痛等，继而出现干咳、胸闷气短等症状。重症患者可出现呼吸衰竭、休克等，甚至死亡。机体感染 SARS 冠状病毒后，可产生抗该病毒的特异性抗体，有中和保护作用。

四、风疹病毒

风疹病毒（rubella virus，RV）为披膜病毒科风疹病毒属的唯一成员，是风疹的病原体，除引起儿童及成人风疹外，女性在怀孕早期感染风疹病毒常引起胎儿畸形，危害严重。病毒呈球形，核酸为单股正链 RNA，核衣壳呈二十面体对称型，病毒包膜蛋白刺突有溶血性与血凝性，能在多种细胞内增殖。风疹病毒只有一个血清型。

人是风疹病毒唯一的自然宿主，儿童风疹最为常见。成人风疹症状较重，除出疹外，还并发关节炎、血小板减少、出疹后脑炎等。病毒主要经呼吸道传播，在呼吸道局部淋巴结增殖后入血，并播散至全身形成风疹。临床主要表现为发热、皮疹，多伴有耳后淋巴结肿大。孕妇在怀孕 20 周内感染风疹病毒，常引起流产或死胎，也可引起先天性风疹综合征，如先天性心脏病、白内障、先天性耳聋等。病后可获得牢固免疫力。

答案解析

目标检测

一、单选题

1. 呼吸道病毒是指（　　）

    A. 以呼吸道为传播途径的病毒

    B. 以呼吸道为主要侵入门户，进入血液而引起全身症状的病毒

    C. 以呼吸道为主要侵入门户，引起呼吸道局部病变而伴有全身症状的病毒

    D. 以呼吸道为主要侵入门户，引起呼吸道局部病变或引起呼吸道以外组织器官病变的病毒

    E. 以呼吸道为主要侵入门户，引起呼吸道急性病变而引起全身症状的病毒

2. 流行性感冒的病原体是（　　）

    A. 流感嗜血杆菌　　　　　　B. 鼻病毒　　　　　　　　C. 流感病毒

    D. 腺病毒　　　　　　　　　E. 副流感病毒

3. 流感病毒属于（　　）

    A. 副黏病毒科　　　　　　　B. 冠状病毒科　　　　　　C. 正黏病毒科

    D. 小 RNA 病毒科　　　　　E. 其他病毒科

4. 流感病毒的核酸类型是（　　）

    A. 完整的单负链 DNA

    B. 分段的单负链 DNA

    C. 分段的单负链 RNA

    D. 分段的双链 RNA

    E. 完整的双链 DNA

5. 流感病毒分型的依据是（　　）

    A. 神经氨酸酶　　　　　　　　　　　　　B. 血凝素

    C. 核糖核蛋白　　　　　　　　　　　　　D. 核蛋白和基质蛋白

    E. HN 蛋白

6. 流感病毒诱导机体产生最有效保护性抗体的成分是（　　）

    A. 神经氨酸酶　　　　　　　B. 血凝素　　　　　　　　C. 核蛋白和 M 蛋白

    D. 核糖核蛋白　　　　　　　E. HN 蛋白

7. 流感病毒传代培养最好接种到（　　）

    A. 人胚羊膜腔　　　　　　　B. 鼠腹腔　　　　　　　　C. 鸡胚尿囊腔

    D. 鸡胚羊膜腔　　　　　　　E. 人胚细胞

8. 冠状病毒的核酸是（　　）

    A. 完整的单负链 DNA　　　　　　　　　　B. 单正链 RNA

    C. 分段的单负链 RNA　　　　　　　　　　D. 分段的双链 RNA

    E. 单负链 RNA

9. 腮腺炎病毒除侵犯腮腺外，还可以侵犯（　　）

    A. 脾　　　　　　　　　　　B. 皮肤　　　　　　　　　C. 睾丸和卵巢

    D. 肾　　　　　　　　　　　E. 肝

二、思考题

1. 简述流感病毒的变异机制。
2. 简述麻疹病毒的防治原则。

（张宸豪）

书网融合……

| 本章小结 | 微课 | 题库 |

第二十一章　经肠道感染的病毒

学习目标

1. 通过本章学习，重点掌握脊髓灰质炎病毒的生物学性状和特异性预防；脊髓灰质炎病毒和轮状病毒的致病性；柯萨奇病毒和埃可病毒所致疾病。

2. 学会运用所学知识，能认识到疾病预防的重要性及必要性。

肠道病毒（enterovirus）是指经肠道感染和播散，并在肠道复制增殖而引起肠道内或肠道外感染的病毒。主要包括小 RNA 病毒科肠道病毒属中的脊髓灰质炎病毒、柯萨奇病毒、埃可病毒和新型肠道病毒，呼肠病毒科轮状病毒属中的轮状病毒、肠道腺病毒、杯状病毒、星状病毒等。

情境导入

情景描述　患者，男，10 月龄。补种首剂脊髓灰质炎减毒活疫苗（OPV）糖丸一粒，12 天后患儿突然高热，体温 38.5℃，3 天后其母发现患儿站不起来。体检：咽红，双肺呼吸音粗，双侧下肢肌力 0 级。粪便病毒分离检查：脊髓灰质炎病毒阳性。经抗病毒及对症治疗后，病情很快好转，患者 7 天后出院。

讨论　1. 根据症状及病毒学检查，初步判断为何种疾病？

2. 你的判断依据是什么？

3. 应采取哪些措施预防本病？

第一节　脊髓灰质炎病毒 微课

脊髓灰质炎病毒是脊髓灰质炎的病原体。分为 3 个血清型，各型之间无交叉免疫保护作用，其中 85% 的脊髓灰质炎由 I 型病毒引起。病毒感染人体后侵犯脊髓前角运动神经细胞，导致弛缓性肢体麻痹，多见于儿童，故亦称小儿麻痹症。通过疫苗接种可有效预防脊髓灰质炎的发生，故世界卫生组织（WHO）将其列为继天花后第二个在全球范围内计划消灭的病毒感染性疾病。

一、生物学性状

病毒呈球形，核衣壳呈二十面体立体对称，无包膜。基因组为单股正链非分节段 RNA。对理化因素的抵抗力较强，在污水和粪便中可存活数月；在胃肠道能耐受胃酸、胆汁和蛋白酶的作用；对热、干燥较为敏感，55℃条件下可迅速破坏病毒。

二、致病性与免疫性

脊髓灰质炎病毒感染引起的脊髓灰质炎是一种肠道传染病。患者或无症状带毒者是传染源。传播主要通过粪－口途径，亦可通过呼吸道传播，夏秋季是主要流行季节。病毒通常侵犯上呼吸道和肠道黏膜，在局部黏膜和肠道集合淋巴结中初步增殖后释放入血，形成第一次病毒血症，并扩散至带有相应病毒受体的靶器官，再次增殖而引起第二次病毒血症和相应临床症状。只有少数感染者，病毒侵犯脊髓前角运动神经元，导致弛缓性肢体麻痹，多见于儿童。脊髓灰质炎病毒感染后，至少90%的感染者表现为隐性感染，1%～2%的患者产生非麻痹型脊髓灰质炎或无菌性脑膜炎，只有0.1%～2.0%的患者发生暂时性肢体麻痹或永久性弛缓性肢体麻痹，极少数患者发展为延髓麻痹，导致呼吸、心脏衰竭而死亡。

人体被脊髓灰质炎病毒感染后，可获得对同型病毒牢固的免疫力，以中和抗体为主，sIgA在喉咽部和肠道黏膜局部发挥阻断病毒吸附的作用，血清中和抗体可阻断病毒侵犯中枢神经系统，6个月婴儿通过胎盘获得母体IgG，所以6个月内患病概率较小。

三、防治原则

脊髓灰质炎的预防主要依靠疫苗接种，脊髓灰质炎疫苗主要有灭活疫苗和减毒活疫苗两种。我国自1986年起对2月龄婴儿连续进行3次口服脊髓灰质炎病毒减毒活疫苗，每次间隔1个月，4岁再加强免疫一次，即可获得抗3个血清型脊髓灰质炎病毒感染的持久免疫力。

💡 **素质提升**

中国病毒学之父（糖丸爷爷）——顾方舟

脊髓灰质炎病毒是引起脊髓灰质炎的病原体。2000年，WHO宣布中国彻底消除了脊髓灰质炎病毒的传播，成为无脊髓灰质炎发病国家。举世瞩目成绩的取得，离不开病毒学家——顾方舟院士的突出贡献。1957年，他首次从患者粪便中分离出脊髓灰质炎病毒并成功定型，用病原学和血清学的方法证明了Ⅰ型为脊髓灰质炎病毒的主要流行株。在当时极其恶劣和简陋的科研条件下，他克服重重困难，成功完成了中国首批减毒活疫苗的研发和生产，并带头把这些副作用还不明确的疫苗喝了下去。他为了证实在孩子身上的疗效，冒着有可能致死或瘫痪的风险，给自己的孩子吃了全中国第一批脊髓灰质炎疫苗！老一辈科学家为科学事业、舍生忘死的精神，激励着我们勇攀科学高峰。

第二节　柯萨奇病毒与埃可病毒

柯萨奇病毒和埃可病毒的生物学性状、致病性和免疫性与脊髓灰质炎病毒相似。柯萨奇病毒分为A、B两组。A组引起肌肉松弛性麻痹，B组引起痉挛性麻痹。柯萨奇病毒和埃可病毒识别的受体在组织和细胞中分布广泛，包括心、肺、胰、黏膜、皮肤和其他系统，因而引起多种疾病。主要通过粪－口途径传播；但也可能通过呼吸道或眼黏膜传播。其致病的显著特点是不同型别病毒感染可引起同一种疾病，同一型别病毒也可引起不同疾病。

1. 无菌性脑膜炎　几乎所有的肠道病毒都与无菌性脑膜炎、无菌性脑炎和轻瘫有关。无菌性脑膜炎表现为发热、头痛和恶心、呕吐、颈项强直等脑膜刺激症状。

2. 疱疹性咽峡炎　主要由柯萨奇A组病毒某些血清型引起，典型的症状是软腭、悬雍垂周围出现水疱性溃疡，好发于夏秋季节。

3. 手足口病　主要由柯萨奇病毒A16型引起。好发于夏秋季节，特点为口腔黏膜溃疡，手掌、足底、臀部等部位出现疱疹，伴有发热，极少数患者出现严重并发症，危及生命。

4. 心肌炎和心包炎　主要由柯萨奇B组病毒引起，多见于成人和儿童，但对新生儿威胁最大。

5. 眼病　由柯萨奇病毒A24型引起急性结膜炎。

此外，柯萨奇病毒 B4 型感染可能还与 1 型糖尿病有关。

第三节　轮状病毒

一、生物学性状

轮状病毒（rotavirus）是由 1973 年澳大利亚学者 Bishop 等在急性非细菌性胃肠炎儿童十二指肠黏膜超薄切片中首次发现，因电镜下病毒外形呈车轮状而被命名。轮状病毒是人类、哺乳动物和鸟类腹泻的重要病原体。病毒颗粒为球形，双层衣壳，呈二十面体立体对称，无包膜。基因组为双链 RNA，由 11 个基因片段组成。每个片段含一个开放读码框架，分别编码 6 个结构蛋白和 6 个非结构蛋白。病毒对理化因素有较强的抵抗力，耐酸、耐碱、耐乙醚，耐氯仿和反复冻融。在室温下相对稳定，在粪便中可存活数天至数周。

二、致病性与免疫性

轮状病毒感染主要引起急性胃肠炎，多发于晚秋和初冬季节。传染源是患者和无症状带毒者，粪 − 口途径是主要的传播途径。病毒还可能通过呼吸道传播。轮状病毒根据内衣壳蛋白抗原性的不同，分为 A ~ G 7 个组，A ~ C 组轮状病毒能引起人类和动物腹泻，D ~ G 组只引起动物腹泻。A 组轮状病毒最为常见，是引起 6 个月至 2 岁婴幼儿严重胃肠炎的主要病原体，占病毒性胃肠炎的 80% 以上，是导致婴幼儿死亡的主要原因之一。临床上，潜伏期为 24 ~ 48 小时，突然发病，发热，水样腹泻，每日可达 5 ~ 10 次或以上，伴呕吐，一般为自限性，可完全恢复。感染后机体可产生型特异性抗体 IgM、IgG 和 sIgA，其中，肠道 sIgA 最为重要。婴幼儿 sIgA 含量较低，所以病愈后还可重复感染。

目标检测

答案解析

一、单选题

1. 脊髓灰质炎病毒的核酸类型是（　　）

　　A. 单正链 RNA　　　　　　　B. 单负链 RNA　　　　　　　C. 双链 RNA

　　D. 双链 DNA　　　　　　　　E. 分节段 RNA

2. 脊髓灰质炎病毒主要侵犯（　　）

　　A. 三叉神经节　　　　　　　B. 脑神经节　　　　　　　　C. 迷走神经节

　　D. 脊髓前角运动神经细胞　　E. 神经肌肉接头

3. 预防脊髓灰质炎的特异措施是（　　）

　　A. 注射灭活疫苗

　　B. 口服脊髓灰质炎减毒活疫苗

　　C. 注射丙种球蛋白

　　D. 注射脊髓灰质炎减毒活疫苗

　　E. 消毒患者排泄物，保证水和饮食卫生

4. 小儿麻痹的病原体是（　　）

    A. 乙脑病毒　　　　　　　　B. 狂犬病病毒　　　　　　　　C. 脊髓灰质炎病毒

    D. 麻疹病毒　　　　　　　　E. 轮状病毒

5. 脊髓灰质炎病毒最主要的感染类型是（　　）

    A. 隐性感染　　　　　　　　B. 急性感染　　　　　　　　C. 慢性感染

    D. 潜伏感染　　　　　　　　E. 慢发病毒感染

6. 引起婴幼儿急性非细菌性胃肠炎的主要病原体（　　）

    A. 脊髓灰质炎病毒　　　　　B. 埃可病毒　　　　　　　　C. 新型肠道病毒

    D. 轮状病毒　　　　　　　　E. 柯萨奇病毒

7. 下列不属于肠道病毒的是（　　）

    A. 乙脑病毒　　　　　　　　B. 埃可病毒　　　　　　　　C. 脊髓灰质炎病毒

    D. 柯萨奇病毒　　　　　　　E. EV70

8. 最常引起病毒性心肌炎的是（　　）

    A. 柯萨奇病毒　　　　　　　B. 埃可病毒　　　　　　　　C. 脊髓灰质炎病毒

    D. 麻疹病毒　　　　　　　　E. 腮腺炎病毒

二、思考题

简述口服脊髓灰质炎减毒活疫苗的程序。

（张宸豪）

书网融合……

本章小结　　　　　微课　　　　　题库

第二十二章　肝炎病毒

学习目标

1. 通过本章学习，重点把握甲型肝炎病毒的致病性和免疫性；乙型肝炎病毒的生物学性状、致病性和免疫性、抗原抗体检测系统的临床意义及防治原则。

2. 学会运用所学知识，能认识到疾病预防的重要性及必要性。

肝炎病毒（hepatitis virus）是一大类能引起病毒性肝炎的病原体，目前公认的人类肝炎病毒至少有5种类型，包括甲型肝炎病毒（HAV）、乙型肝炎病毒（HBV）、丙型肝炎病毒（HCV）、丁型肝炎病毒（HDV）和戊型肝炎病毒（HEV）。其中，HAV 和 HEV 通过消化道途径传播，引起的是急性肝炎，不转变成慢性肝炎或病毒携带者；HBV 和 HCV 主要通过血液传播，除引起急性肝炎外，易发展为慢性肝炎，与肝硬化、原发性肝细胞癌的发生关系密切。HDV 是一种缺陷病毒，单独不能复制，必须在 HBV 或其他嗜肝 DNA 病毒的辅助下才能复制，故其传播途径及致病机制与 HBV 有相似之处。

情境导入

情景描述　患者，女，40 岁。因近期反复乏力、食欲不佳、晨起恶心呕吐，伴肝区不适前来就诊。实验室检查：肝功能异常（ALT 195U/L，AST 228U/）；血清 HBsAg（+），HBeAg（+），抗 HBc IgM（+）。

讨论　1. 根据症状及微生物学检查，初步判断为何种病原体感染？

2. 你的判断依据是什么？

3. 应采取哪些措施预防本病及判断预后？

第一节　甲型肝炎病毒

甲型肝炎病毒（hepatitis A virus，HAV）是甲型肝炎（简称甲肝）的病原体，于 1973 年在急性肝炎患者粪便中首次被发现，1993 年被国际病毒分类委员会归类为小 RNA 病毒科嗜肝病毒属。

一、生物学性状

（一）形态与结构

HAV 呈球形，核衣壳为二十面体立体对称，无包膜，但具有抗原性，基因组为单股正链 RNA。电镜下呈现两种形态。一种是空心颗粒，不含病毒核酸，无感染性；一种是实心颗粒，是完整的 HAV 颗粒，有感染性。HAV 抗原性稳定，只含有一种血清型，可诱导机体产生抗体。

（二）动物模型与细胞培养

HAV 主要对人类和灵长类动物易感，所以其动物模型主要选用黑猩猩、猕猴、绒猴、红面猴等。

HAV 可以在多种原代及传代细胞中增殖，但增殖缓慢且不出现典型细胞病变。

（三）抵抗力

HAV 有较强的抵抗力，因其没有包膜，可耐受乙醚、氯仿等脂溶剂。在 pH 3 的酸性条件下比较稳定，在 60℃ 条件下可存活 4 小时，但 100℃ 5 分钟可使之灭活。在淡水、海水、泥沙和毛蚶中存活数天至数月。对干燥、日光、紫外线、甲醛和氯敏感。

二、致病性与免疫性

HAV 的传染源主要是患者和隐性感染者。经粪 – 口途径传播，病毒随粪便排出体外，通过污染水源、食物、海产品等引起散发或暴发流行。HAV 主要侵犯青少年和儿童，多为隐性感染。HAV 经口侵入人体后，首先在口咽部或唾液腺中增殖，然后在肠黏膜与局部淋巴结中大量增殖，并侵入血流形成病毒血症，最终侵犯靶器官——肝脏。在肝脏增殖后，随胆汁排入肠道并随粪便排出体外。HAV 在肝细胞中增殖缓慢，一般不引起肝细胞病变。其致病机制主要与其所诱发的免疫病理损伤有关。甲型肝炎一般为自限性疾病，不发展成慢性肝炎和携带者。

HAV 显性或隐性感染均可诱导机体产生抗 – HAV 抗体。抗 – HAV IgM 在感染早期出现，发病后 1 周达高峰，2 个月左右逐渐下降；抗 – HAV IgG 在急性期后期或恢复期早期出现，可维持多年，对 HAV 的再感染有保护作用。

三、微生物学检查法

感染早期可用 RIA 或 ELISA 法检测患者血清中的抗 – HAV IgM；其出现早，消失快，是 HAV 新近感染的重要指标。抗 – HAV IgG 检测主要用于了解既往感染史或进行流行病学调查。也可用核酸杂交法或 RT – PCR 法检测 HAV RNA。

四、防治原则

做好卫生宣教工作，加强食物、水源和粪便管理是预防甲型肝炎的主要环节。丙种球蛋白注射对甲肝有非特异性被动免疫作用，可用于高危人群或接触者的紧急预防。特异性预防主要采用减毒活疫苗和灭活疫苗。

第二节　乙型肝炎病毒 ⓔ 微课

乙型肝炎病毒（hepatitis B virus，HBV）属于嗜肝 DNA 病毒科，正嗜肝 DNA 病毒属，是乙型肝炎的病原体。HBV 感染后临床表现呈多样性，可表现为重症肝炎、急性肝炎、慢性肝炎或无症状携带者，其中部分慢性肝炎可发展成肝硬化或肝癌。

一、生物学性状

（一）形态与结构

HBV 感染者血清中存在 3 种形态的病毒颗粒，即大球形颗粒、小球形颗粒和管形颗粒（图 22 – 1）。

1. **大球形颗粒**　又称 Dane 颗粒，是有感染性的完整的 HBV 颗粒，呈球形，直径为 42nm，具有双层衣壳结构。外衣壳相当于病毒的包膜，由脂质双层与蛋白质组成，包含 HBV 的表面抗原

（HBsAg），前 S1 抗原（Pre S1）和前 S2 抗原（Pre S2）。内衣壳是 HBV 核衣壳，衣壳表面的蛋白质是 HBV 核心抗原（HBcAg）。衣壳内部主要包含 HBV 不完全双链环状 DNA 和 DNA 多聚酶等。HBcAg 经酶或去垢剂作用后，可暴露出 e 抗原（HBeAg）。HBeAg 可自肝细胞分泌而存在于血清中（图 22 - 2A）。

2. 小球形颗粒 为一种中空颗粒，直径为 22nm，主要成分为 HBsAg，大量存在于血液中，由于不含有病毒核酸，无感染性（图 22 - 2B）。

3. 管形颗粒 由小球形颗粒聚合而成，成分与小球形颗粒相同，因而具有与 HBsAg 相同的抗原性（图 22 - 2C）。

图 22 - 1　HBV 的电镜图片

图 22 - 2　HBV 三种颗粒示意图

（二）基因结构与功能

HBV 基因为不完全双链环状 DNA，两条链的长度不一致。长链为负链，约含 3200 个核苷酸。短链为正链，长度为负链的 50 ~ 100% 不等。HBV 负链 DNA 至少含有 4 个开放读码框（ORF），分别称为 S、C、P 和 X 区。S 区含有 S 基因、前 S1（Pre S1）基因和前 S2（Pre S2）基因，分别编码 HBV 的 HBsAg、Pre S1 和 Pre S2 抗原。C 区包括前 C 基因（Pre - C）和 C 基因，两者共同编码 Pre - C 蛋白。Pre - C 蛋白经切割加工后，形成 HBeAg 并分泌到血液循环中。C 基因编码的 HBcAg 是病毒衣壳蛋白，也存在于受感染肝细胞的胞核、胞质或胞膜上，一般不出现在外周血中。P 区最长，编码 DNA 聚合酶。X 区编码的蛋白称为 HBxAg，可反式激活细胞内的原癌基因及 HBV 基因，与肝癌的发生发展有关。

（三）HBV 复制

HBV 吸附并进入肝细胞后，在胞质中脱去衣壳，病毒的 DNA 进入肝细胞核内。在 DNA 聚合酶的催化下，以负链 DNA 为模板，延长修补正链 DNA 缺口区，使形成完整的环状双链 DNA。双链 DNA 继而形成超螺旋环状 DNA，在细胞 RNA 聚合酶的作用下，以负链 DNA 为模板，转录形成 mRNA。病毒的前基因组、DNA 聚合酶和 HBcAg 共同进入组装好的病毒内衣壳。在病毒 DNA 聚合酶的反转录酶活性作用下，以前基因组 RNA 为模板，反转录出全长的 HBV DNA 负链。在负链 DNA 合成过程中，前基因组被 RNA 酶降解而消失。病毒以新合成的负链 DNA 为模板，复制互补的正链 DNA。复制中的正链 DNA（长短不等）与完整的负链 DNA 结合并包装于内衣壳中，再包上外衣壳成为病毒体，从细胞质释放至细胞外。由于 HBV 复制有反转录过程，病毒的 DNA 可整合于靶细胞的染色体中。

（四）抗原组成

1. 表面抗原（HBsAg） 大量存在于感染者血液中，是 HBV 感染的主要标志。HBsAg 具有抗原性，可刺激机体产生保护性抗体（抗－HBs），因此，HBsAg 是制备疫苗的最主要成分。Pre S1 抗原与 Pre S2 抗原的免疫原性强，可刺激机体产生特异性抗体。其中，抗 Pre S1 抗体出现于急性期患者血液中，持续时间较长；抗 Pre S2 抗体持续时间较短，仅 2~3 个月。由于 Pre S1 抗原与 Pre S2 抗原可以与肝细胞表面受体结合，其抗体通过阻断 HBV 与肝细胞结合而发挥抗病毒效应。

2. 核心抗原（HBcAg） 存在于 Dane 颗粒核心结构的表面，为内衣壳成分，其外被 HBsAg 所覆盖，也可存在于受感染肝细胞的胞核、胞质或胞膜上。一般不出现在外周血中，故不易在血液循环中检出。HBcAg 的免疫原性强，能刺激机体产生抗－HBc，抗－HBc IgG 在血中持续时间较长，为非保护性抗体。

3. e 抗原（HBeAg） 是 Pre－C 蛋白翻译加工后的产物，游离存在于血中，其消长与病毒体及 DNA 聚合酶的消长基本一致，可作为 HBV 复制及具有强感染性的一个指标。HBeAg 可刺激机体产生抗－HBe，该抗体能与受染肝细胞表面的 HBeAg 结合，通过补体介导的细胞毒作用破坏受染的肝细胞，故对 HBV 感染有一定的保护作用。

（五）抵抗力

HBV 对外界环境的抵抗力较强，对低温、干燥、紫外线均有耐受性。不被 70% 乙醇灭活。高压灭菌法、100℃加热 10 分钟或环氧乙烷等均可灭活 HBV，0.5% 过氧乙酸、5% 次氯酸钠亦可用于消毒。消毒仅能使 HBV 丧失传染性，但仍能保留 HBsAg 的抗原性。

二、致病性与免疫性

（一）传染源

主要传染源是乙型肝炎患者或无症状 HBV 携带者。无论在潜伏期、急性感染期，还是慢性活动期，患者血液和体液都具有传染性。

（二）传播途径

HBV 的传播途径主要有 3 条。

1. 通过血液、血制品等传播 HBV 在血液中大量存在，微量含 HBV 血液进入人体即可引起感染。所以，接触血液、血制品，进行手术、注射，针刺以及产道等皮肤、黏膜的微小损伤均可造成感染。

2. 母－婴传播 多发生于胎儿期和围生期，也可通过哺乳传播。

3. 性传播及密切接触传播 HBV 感染者的体液如唾液、乳汁、精液、阴道分泌液均含有病毒，因而可通过日常亲密接触或性接触传播。

💠 **素质提升**

乙肝病毒携带者

乙肝病毒感染类型中，有一种特殊类型的感染——乙肝病毒携带者。其肝脏功能正常，无任何症状和体征，只是在体检与献血过程中发现 HBsAg 阳性。HBsAg 阳性携带者除不能献血、献器官、献组织等，不建议从事食品、餐饮及相关工作外，可以正常工作和学习，他人不得歧视，但应加强医学观察和随访，有明确病理变化者，应及时治疗。

（三）致病与免疫机制

HBV 的致病机制目前尚未清楚，病毒与宿主细胞的相互作用以及诱发的免疫病理损伤是肝细胞损伤的主要原因。

1. 细胞免疫介导的免疫病理反应 HBV 感染时，病毒抗原致敏的 CTL 发挥作用是彻底清除 HBV 的最重要环节。特异性 CTL 介导的细胞免疫效应在清除病毒的同时又可导致肝细胞损伤，过度的细胞免疫反应可引起大面积的肝细胞破坏，导致重症肝炎。若特异性细胞免疫功能低下则不能有效清除病毒，病毒在体内持续存在而导致慢性感染。

2. 体液免疫介导的免疫病理反应 HBV 感染可迅速介导机体产生 HBsAb、Pre S1 – Ab 和 Pre S2 – Ab 等针对病毒包膜抗原的特异性抗体，这些保护性中和抗体可直接清除血循环中游离的病毒，因此在抗病毒免疫和清除病毒的过程中发挥重要作用。然而，HBsAg 及抗 – HBs 可形成抗原 – 抗体复合物，随血循环沉积于肾小球基底膜、关节滑液囊等肝外组织，激活补体，触发Ⅲ型超敏反应，故乙型肝炎患者可伴有肾小球肾炎、关节炎等肝外损害。如果免疫复合物大量沉积于肝内，可使肝毛细管栓塞，导致急性重型肝炎，临床表现为重症肝炎。

3. 自身免疫反应引起的免疫病理反应 HBV 感染肝细胞后，细胞膜上除有病毒特异性抗原外，还会引起肝细胞表面自身抗原发生改变，暴露出肝特异性脂蛋白抗原（liver specific protein，LSP）。LSP 可作为自身抗原，诱导机体产生针对肝细胞组分的自身免疫反应，通过 CTL 的杀伤作用或释放淋巴因子等直接或间接作用，损害肝细胞。

4. 病毒变异与免疫逃逸 HBV – DNA 的 4 个开放读码框区均可发生变异，导致病毒免疫原性和对机体的免疫应答发生改变。因此，病毒变异导致的免疫逃逸在乙肝病毒感染过程中具有重要意义。

三、微生物学检查法

（一）HBV 抗原、抗体检测

用 RIA 和 ELISA 法检测病人血清中的 HBV 抗原抗体是目前临床上诊断乙型肝炎最常用的检测方法，主要检测 HBsAg、抗 – HBs、HBeAg、抗 – HBe 及抗 – HBc（俗称"两对半"）（表 22 – 1）。必要时也可以检测 Pre S1 – Ag 和 Pre S2 – Ag 及对应抗体。

表 22 – 1 HBV 抗原、抗体检测结果的临床分析

HBsAg	HBeAg	抗 HBs	抗 HBe	抗 HBc IgM	抗 HBc IgG	结果分析
+	–	–	–	–	–	HBV 感染者或无症状携带者
+	+	–	–	+	–	急性或慢性乙型肝炎（传染性强，俗称"大三阳"）
+	–	–	+	–	+	急性感染趋向恢复（俗称"小三阳"）
+	+	–	+	+	+	急性或慢性乙型肝炎，或无症状携带者
–	–	+	–	–	+	既往感染
–	–	–	–	–	+	既往感染
–	–	+	–	–	–	既往感染或接种过疫苗

（二）血清 HBV DNA 检测

应用核酸杂交技术、荧光定量 PCR 技术可以直接检测 HBV DNA，这些方法具有特异性强、敏感性高的特点，可测出极微量的病毒，因而常用于临床诊断与药效考核。

四、防治原则

(一) 一般预防

乙型肝炎的预防主要为加强传染源的管理和切断传播途径。严格筛选供血员，加强血液及血制品的管理；对乙肝患者及携带者的血液、分泌物和用具等要严格消毒；提倡使用一次性注射器和输液器；对高危人群进行特异性预防。

(二) 主动免疫

注射乙肝疫苗是最有效的预防方法。第一代疫苗是血源性疫苗，但由于来源与安全性问题，已停止使用。第二代疫苗为基因工程疫苗，其优点是可以大量制备，并且可以排除血源性疫苗中潜在的未知病毒的感染。我国目前已将乙肝疫苗接种纳入计划免疫，按 0、1、6 个月方案接种，可获得较好的免疫保护作用。

(三) 被动免疫

HBsAg 阳性母亲的新生儿，被 HBV 感染者血液污染伤口者，误输 HBsAg 阳性的血液及血制品者，HBsAg 和 HBeAg 阳性的性伴侣，均需应用高效价抗 – HBs 的人血清免疫球蛋白（HBIG）作为紧急预防。

乙肝的治疗至今尚无特效方法，一般认为应用广谱抗病毒药物、免疫调节剂和护肝药物联合治疗较好。

第三节　其他肝炎病毒

一、丙型肝炎病毒

丙型肝炎病毒（hepatitis C virus，HCV）是丙型肝炎的病原体，HCV 感染呈全球性分布，主要经血或血制品传播。HCV 感染的重要特征是易于慢性化，急性期后易于发展成慢性肝炎，部分患者可进一步发展为肝硬化或肝癌。

HCV 呈球形，有包膜，直径 55~65nm。基因组为线状，长度约 9.5kb，仅有一个长开放阅读框架（ORF），为单正链 RNA 病毒。人类是 HCV 的天然宿主，黑猩猩为易感动物，体外培养至今尚未成功。HCV 对乙醚、氯仿等脂溶剂敏感，煮沸、紫外线、甲醛等可使之灭活。血液或血制品 60℃加热 30 小时，可使 HCV 丧失传染性。

HCV 的传染源是急性肝炎、慢性肝炎或无症状携带者。其传播主要通过输血或血制品，亦可通过微小创伤、性接触、家庭密切接触、母婴垂直传播等方式。人群对 HCV 普遍易感，同性恋者、静脉吸毒者、血液透析者均为高危人群。

HCV 感染引起的临床过程轻重不一，可表现为急性肝炎、慢性肝炎患者或无症状携带者。HCV 感染极易慢性化，40%~50% 的丙肝患者可转变成慢性肝炎，20% 左右的患者逐渐发展为肝硬化或肝癌。HCV 的致病机制主要与病毒的直接致病作用和免疫病理损伤以及细胞凋亡有关。HCV 感染可诱导细胞免疫反应，但其效应机制可能参与肝细胞免疫病理损伤，而不能提供有效免疫保护。机体感染 HCV 后，虽可以产生特异性 IgM 和 IgG 抗体，但由于 HCV 易于发生变异，抗体免疫保护作用有限。总之，HCV 感染不能诱导机体产生有效免疫反应。

HCV 感染的检测方法主要是检测 HCV RNA 和抗体，病毒 RNA 检测主要通过常规 RT – PCR、套式

RT－PCR 法、荧光定量 PCR 法进行。其中，荧光定量 PCR 技术不仅可以定性，也可以定量，主要用于早期诊断与疗效评估。抗体检测主要用于诊断、献血员筛选及流行病学调查。

丙型肝炎的预防主要是对献血员及血液制品进行抗－HCV 检测，以减少 HCV 的感染和传播。由于 HCV 免疫原性不强，病毒易于发生变异，目前尚无有效疫苗用于预防。丙型肝炎治疗尚缺乏特效药物，IFN－α 和利巴韦林联合应用是目前治疗丙型肝炎的首选方案。

二、丁型肝炎病毒

丁型肝炎病毒（hepatitis D virus，HDV）是丁型肝炎的病原体，是一种缺陷病毒，必须在 HBV 或其他嗜肝 DNA 病毒的辅助下才能复制。

HDV 为球形，直径 35～37nm，有包膜，包膜表面蛋白是 HBV 编码产生的 HBsAg。病毒颗粒内部由 HDV RNA 和与之结合的丁型肝炎病毒抗原（HDAg）组成。HDV 的基因组为单股负链环状 RNA，长度约 1.7kb，是已知动物病毒中最小的基因组。HDV Ag 有 P24 和 P27 两种多肽形式，可刺激机体产生抗体，故可自感染者血清中检出抗－HDV 抗体。HDV 的易感动物是黑猩猩、土拨鼠和北京鸭，可作为 HDV 研究的动物模型。

HDV 的传染源是急性肝炎、慢性肝炎患者或 HDV 携带者。主要通过输血传播。感染方式主要有联合感染和重叠感染两种。联合感染即从未感染过 HBV 的正常人同时发生 HBV 和 HDV 的感染；重叠感染即已受 HBV 感染的乙型肝炎患者或无症状的 HBsAg 携带者再发生 HDV 感染。重叠感染可以使患者原有病情加重与恶化，易发展为重症肝炎。目前认为，HDV 的致病机制可能与病毒的直接致病作用和免疫病理损伤有关。HDAg 可以刺激机体产生特异性 IgM 和 IgG 抗体，但二者均不是中和抗体，不能有效清除病毒。

HDAg 检测是诊断 HDV 感染的直接证据。肝细胞内 HDAg 的检出是 HDV 感染的可靠证据，并且是 HDV 感染活动的表现。用 RIA 或 ELISA 法检测血清中 HDV 抗体是目前诊断 HDV 感染的常规方法。用斑点杂交或 RT－PCR 等技术检测患者血清中或肝组织内 HDV RNA 也是诊断 HDV 感染的可靠方法。

HDV 与 HBV 有相同的传播途径，预防乙型肝炎的措施同样适用于丁型肝炎。由于 HDV 是缺陷病毒，如果抑制了 HBV 的增殖，则 HDV 亦不能复制。接种乙肝疫苗可以有效预防丁型肝炎。目前尚无特效药物。

三、戊型肝炎病毒

戊型肝炎病毒（hepatitis E virus，HEV）是戊型肝炎的病原体。1986 年在新疆南部地区发生大流行，约 12 万人发病，死亡 700 余人，是迄今为止世界范围内最大的一次流行。

HEV 病毒体呈球状，无包膜。表面有锯齿状刻缺和突起，形似杯状。HEV 基因组为单正链 RNA，全长约 7.5kb，共有 3 个 ORF。可在食蟹猴原代肾细胞、人胚肺二倍体细胞和 FRh K4 细胞等中培养。易感动物主要有食蟹猴、非洲绿猴、猕猴、黑猩猩及乳猪等。HDV 对高盐、氯化铯、氯仿等敏感；在 －70～8℃ 条件下易裂解，但在液氮中可长期保存。

HEV 的传染源是患者与亚临床感染者。传播途径主要为经粪－口途径传播，潜伏期为 10～60 天，平均为 40 天。病毒经胃肠道入血，在肝脏中复制增殖，由于病毒对肝细胞的直接损伤和诱发免疫病理反应，导致肝细胞的炎症或坏死。人感染 HEV 后可表现为临床型和亚临床型，临床型表现为急性戊型肝炎（包括急性黄疸型和无黄疸型）、重症肝炎以及胆汁淤滞性肝炎。多数患者于发病后 6 周即好转并痊愈，不发展为慢性肝炎或病毒携带者。孕妇感染 HEV 后病情常较重，尤以怀孕 6～9 个月最为严重，常发生流产或死胎，死亡率达 10%～20%。HEV 感染后可获得一定免疫力，可产生保护性中和抗体，但免疫保护作用持续时间较短。

HEV 临床诊断常用的方法是检查血清中的抗 – HEV IgM 或 IgG 抗体。抗 – HEV IgM 出现时间较抗 – HEV IgG 早，且持续时间较短，可作为 HEV 急性感染的指标。

戊型肝炎的预防原则与甲型肝炎相同。主要是保护好水源，做好粪便管理，注意个人与环境卫生等。2012 年 10 月 27 日，全球首个戊肝疫苗正式在中国上市，历时 14 年的研制，终于获得成功。其Ⅲ期临床试验显示：防止感染 100% 有效。这是中国科学家为人类生命健康事业所做出的的伟大贡献。

目标检测

答案解析

一、单选题

1. 甲型肝炎病毒（HAV）在病毒分类上归属于（　　）

    A. 黄病毒科　　　　　　　B. 小 RNA 病毒科　　　　C. 杯状病毒科

    D. 呼肠病毒科　　　　　　E. 嗜肝 DNA 病毒科

2. 下列属于缺陷病毒的是（　　）

    A. HAV　　　　　　　　　B. HBV　　　　　　　　　C. HCV

    D. HDV　　　　　　　　　E. HEV

3. HAV 新近感染的重要指标是（　　）

    A. 抗 – HAV IgA　　　　　B. 抗 – HAV IgM　　　　　C. 抗 – HAV IgG

    D. 抗 – HAV IgD　　　　　E. 抗 – HAV IgE

4. Dane 颗粒是（　　）

    A. 甲型肝炎病毒　　　　　B. 轮状病毒　　　　　　　C. 呼肠病毒

    D. 乙型肝炎病毒　　　　　E. 腮腺炎病毒

5. 关于抗 – HBs，描述正确的是（　　）

    A. 由 HBV 核心抗原刺激产生　　　　　　　　B. 其阳性是乙肝早期诊断指标

    C. 是抵抗 HBV 感染的保护性抗体　　　　　　D. 是产生较晚的抗体

    E. 是预后不良的象征

6. HBV 的传播途径不应包括（　　）

    A. 粪 – 口途径　　　　　　　　　　　　　　B. 输血、注射血制品

    C. 接触医院内污染器械（牙科、妇产科器械）　D. 哺乳等日常生活密切接触

    E. 母 – 婴传播

7. HDV 的辅助病毒是（　　）

    A. HAV　　　　　　　　　B. HBV　　　　　　　　　C. HCV

    D. HEV　　　　　　　　　E. 人类免疫缺陷病毒（HIV）

8. HCV 属于（　　）

    A. 有包膜结构的单股正链 RNA 病毒

    B. 无包膜结构的单股正链 RNA 病毒

    C. 有包膜结构的单股负链 RNA 病毒

    D. 有包膜结构的双链 DNA 病毒

    E. 无包膜结构的单股负链 RNA 病毒

9. HEV 属于（　　）

A. 有包膜结构的单股正链 RNA 病毒

B. 有包膜结构的单股负链 RNA 病毒

C. 无包膜结构的单股正链 RNA 病毒

D. 无包膜结构的单股负链 RNA 病毒

E. 无包膜结构的双股 DNA 病毒

二、思考题

1. 乙肝病毒检测的"两对半"检查是什么？

2. 乙肝病毒感染的"大三阳"和"小三阳"各指什么？

（张宸豪）

书网融合……

本章小结　　　　　微课　　　　　题库

第二十三章　反转录病毒

PPT

学习目标

1. 通过本章学习，重点把握 HIV 的致病性。
2. 学会运用所学知识，理解艾滋病的防治原则，进行健康指导；具有良好的人文关怀精神。

反转录病毒（Retroviruses）是一组含有反转录酶的 RNA 病毒，也称逆转录病毒。对人致病的主要是慢病毒属中的人类免疫缺陷病毒（HIV）和 δ 逆转录病毒属中的人类嗜 T 细胞病毒。

情境导入

情景描述　患者，男，45 岁。因发热、咽痛、咯血及呼吸困难 2 月余而就诊，辗转多家医院，症状未见好转，既往有梅毒感染史。体查：体温 38.5℃，全身淋巴结肿大，背部查见皮肤卡波西肉瘤。实验室检查：X 线检查发现双肺多发团块样阴影，$CD4^+$ T 细胞数量减少。

讨论　1. 根据相关症状和体征，可能的诊断是什么？

2. 该病通过什么途径传播？如何预防该病？

3. 针对该病患者的主要护理措施有哪些？

第一节　人类免疫缺陷病毒 🖥微课

人类免疫缺陷病毒（human immunodeficiency virus，HIV）是获得性免疫缺陷综合征（acquired immunodeficiency syndrome，AIDS）的病原体。目前已发现有 HIV－1 和 HIV－2 两型。全球大多数艾滋病由 HIV－1 型引起，HIV－2 主要局限在西部非洲和西欧地区流行。

一、生物学性状

（一）形态结构

HIV 为球形 RNA 病毒，直径为 100~120nm。电镜下见一棒状或圆锥状致密的核心，内含两条完全相同的单股正链 RNA、反转录酶、整合酶和蛋白酶（图 23－1），病毒体呈二十面体立体对称。外层为脂蛋白包膜，其中镶嵌有 gp120 和 gp41 两种特异性病毒糖蛋白。gp120 能与靶细胞表面特异性受体结合，决定病毒亲嗜性；gp41 为跨膜蛋白，介导病毒包膜与宿主细胞膜相融合。

（二）病毒的复制

HIV 的复制类似于其他反转录病毒。感染的第一步是病毒与靶细胞上的特异性受体相结合。靶细胞表面的 CD4 分子是 HIV 的主要受体，CD4 分子主要表达在 $CD4^+$ T 淋巴细胞，单核－巨噬细胞和神经胶质细胞也有表达。

病毒体的包膜糖蛋白刺突（gp120）首先与细胞上的特异性受体 CD4 分子结合，gp120 发生构象改变，暴露出 gp41，介导病毒包膜与宿主细胞膜融合。核衣壳进入细胞质内，脱壳释放核酸，进行复制。

图 23 – 1　HIV 结构示意图

在病毒反转录酶的催化下，以病毒 RNA 为模板，反向转录合成互补负链 DNA，构成 RNA – DNA 中间体。RNA 酶水解去除中间体中的亲代 RNA 链，再以负链 DNA 为模板合成互补正链 DNA，至此，双链 DNA 形成。在整合酶的作用下，病毒双链 DNA 整合进入细胞染色体。整合的病毒双链 DNA 称为前病毒（provirus），进入潜伏状态。当细胞内活化信号分子被激活后，开始进行自身转录。在细胞 RNA 聚合酶的作用下，病毒 DNA 转录合成 RNA。部分 RNA 经拼接变成病毒 mRNA，转译成子代病毒的结构蛋白与非结构蛋白；有些 RNA 经过加帽、加尾成为病毒的子代 RNA，作为核心与一些病毒蛋白装配成核衣壳。病毒从宿主细胞膜出芽释放时获得包膜，构成完整的具有感染性的子代病毒体。

（三）抵抗力

HIV 对理化因素的抵抗力较弱，对热及一般化学消毒剂敏感，56℃ 10 分钟即可灭活液体或血清中的病毒。68℃ 加热 72 小时能灭活冻干血制品中的病毒。但病毒在室温（20 ~ 22℃）下可保持活性7 天。0.1% 漂白粉、0.3% H_2O_2、70% 乙醇或 0.5% 来苏尔等均可灭活病毒。

二、致病性与免疫性

艾滋病由 HIV 感染引起，主要侵犯 $CD4^+T$ 细胞，导致细胞免疫功能缺陷，影响体液免疫功能，使机体免疫功能严重受损。

（一）传染源与传播途径

艾滋病的传染源是艾滋病患者和 HIV 无症状携带者。病毒主要存在于患者血液、精液、乳汁及阴道分泌物中。HIV 的传播方式主要有 3 种。①性接触传播：包括同性、异性间的性行为，以此种方式最为常见，有不洁性行为或性活跃者是高危人群。②血液传播：输入被病毒污染的血液或血制品、被 HIV 污染的注射器误扎、使用污染的手术器械等，以及静脉吸毒者共用注射器都可能造成感染。③母婴传播：经过胎盘、产道垂直感染或哺乳等方式传播。

（二）临床表现

艾滋病潜伏期漫长，从 HIV 感染人体到发展为典型 AIDS，可长达 10 年。感染过程大致可分为 4 个阶段，即急性感染期、无症状潜伏期、艾滋病相关综合征期、艾滋病期。

1. 急性感染期　指人体接触 HIV 至产生抗体的时间，HIV 初次进入人体后，首先在靶细胞（$CD4^+T$ 细胞和单核 – 巨噬细胞）内大量复制，形成病毒血症并随血流广泛播散。患者可出现发热、头痛、咽炎、皮疹等症状。2 ~ 3 周后，症状自行消退。感染 4 ~ 8 周后才能在患者血液中检测到 HIV 抗体。

2. 无症状感染期　此期可持续长达 10 年左右，患者一般不出现临床症状，或只有轻微症状。伴有无痛性淋巴结肿大，HIV 持续在淋巴结中存在，且活跃复制，外周血中病毒数量逐渐降至较低水平，患者血中的 HIV 抗体呈阳性。

3. 艾滋病相关综合征（AIDS - related complex，ARC） 也称持续性全身淋巴结肿大期。随着 CD4$^+$T 细胞不断破坏而数量减少，机体免疫损伤进行性加重，开始出现各种症状，表现为持续性低热、盗汗、体重下降、全身倦怠、慢性腹泻等，随后出现全身淋巴结肿大，症状逐渐加重。

4. 免疫缺陷期（又称典型 AIDS 期） 患者血中 CD4$^+$T 细胞数量显著下降，HIV 数量大幅增加，抗 HIV 抗体滴度下降，免疫系统出现严重缺陷。机体合并多种机会致病菌感染，并发恶性肿瘤。

常见的机会性感染有如下几种。①真菌感染：白假丝酵母菌病、新生隐球菌病等。②细菌感染：结核分枝杆菌、链球菌等。③病毒感染：巨细胞病毒、水痘 - 带状疱疹病毒等。④原虫感染：弓形虫病、隐孢子虫感染等。

常合并的相关恶性肿瘤有卡波西肉瘤（Kaposi's sarcoma）、恶性淋巴瘤和 Burkitt 淋巴瘤等。

🔘 素质提升

中国特色的艾滋病防治工作

近年来，"四免一关怀"、扫黄打非与高危行为干预并存、"全国一盘棋"、针具交换项目、禁毒与美沙酮门诊等措施有效降低了艾滋病的传播。国家大力倡导社会各界关爱帮助受艾滋病影响的儿童，呼吁更多人关爱艾滋病患者、不歧视 HIV 感染群体。医护人员应该具有崇高的职业使命感和职业情怀，注重患者的人文关怀，消除艾滋病歧视。

（三）致病机制

艾滋病的致病机制复杂，感染最重要的特点是 CD4$^+$T 细胞的逐渐损耗。主要有以下几种观点。

1. CD4$^+$T 淋巴细胞破坏增多 HIV 通过以下机制破坏 CD4$^+$T 细胞。①HIV 感染后诱导细胞融合，导致细胞死亡。②HIV 抗原激活 CTL，直接杀伤 CD4$^+$T 细胞。③病毒感染诱导促进 CD4$^+$T 细胞凋亡。

2. CD4$^+$T 淋巴细胞功能受损 HIV 感染使 CD4$^+$T 细胞数量减少，CD8$^+$T 细胞数量相对增多，导致 Th1/Th2 比例失衡，使免疫调节功能紊乱。部分 CD4$^+$T 细胞被病毒感染后，能继续存活并分化成记忆 T 细胞，构成 HIV 潜伏病毒库，是机体无法彻底清除 HIV 的重要原因。

3. CD4$^+$T 淋巴细胞产生减少 HIV 能破坏骨髓造血干细胞、胸腺细胞，使该类细胞产生减少。

单核 - 巨噬细胞也少量表达 CD 分子。单核细胞感染 HIV 后，可抵抗 HIV 的致细胞病变作用。病毒能在此类细胞内长期潜伏，随之迁移播散至全身。感染的巨噬细胞失去吞噬功能，成为除 CD4$^+$T 细胞外的另一病毒库。

（四）免疫性

HIV 感染可诱导机体产生特异性体液免疫和细胞免疫。

1. 体液免疫 HIV 感染后能刺激机体产生高滴度抗 HIV 抗体，中和抗体对病毒有抑制作用，能中和血清中的游离病毒，但对已经整合的前病毒无效。机体还可产生大量抗 p24 壳蛋白抗体，该抗体的减少或消失，与艾滋病症状的出现、病情的恶化密切相关，但是否具有保护作用还有待证实。

2. 细胞免疫 细胞内病毒主要依赖细胞免疫清除。CD4$^+$T 细胞和 CD8$^+$T 细胞均发挥作用。细胞免疫可部分抑制病毒复制，延缓疾病进程，但随着病情进展，其数量逐渐下降，且不能完全清除 HIV。

三、防治原则

目前无有效疫苗能预防感染。研发疫苗的困难主要在于：HIV 频繁突变，机体的免疫应答无法完全清除病毒，难以建立合适的动物模型。

艾滋病是一种全球性疾病。预防的关键在于普及公众健康教育、有效监控 HIV 感染者。预防 HIV 感染的综合措施主要有：①广泛开展卫生宣传教育，普及 AIDS 传播途径及预防知识；②建立全球及地区性 HIV 感染的监测系统；③加强国境检疫，严防疫情传入；④加强血液、血制品和器官捐献者的检测与管理，对供血人员进行严格筛选；⑤注意性卫生，杜绝高危性行为、吸毒等；⑥阻断母婴传播。

治疗尚无特效药物，可选用的药物主要有反转录酶抑制剂、整合酶抑制剂、蛋白酶抑制剂和病毒入胞抑制剂。常联合用药以提高疗效。

第二节　人类嗜 T 淋巴细胞病毒

人类嗜 T 淋巴细胞病毒（human T lymphotropic viruses，HTLV）是引起成人 T 细胞白血病（adult T cell leukemia，ATL）和毛细胞白血病的病原体。20 世纪 80 年代初，分别从 T 淋巴细胞白血病和毛细胞白血病患者的外周血淋巴细胞中分离出 HTLV－Ⅰ和 HTLV－Ⅱ两种亚型，是第一个被发现的人类反转录病毒。分类上属于慢病毒亚科。两种亚型的基因同源性几近 50%。

一、生物学性状

HTLV 在电镜下观察呈球形，大小约 100nm，核心内含 RNA、反转录酶等。最外层的病毒包膜表面镶嵌有糖蛋白刺突，gp46 能与宿主细胞表面的 CD4 分子相结合，gp21 为跨膜蛋白。病毒基因组为两条完全相同的单股正链 RNA，具备反转录酶活性。

二、致病性与免疫性

本病有较长潜伏期，多数患者在感染后数年甚至数十年才表现出临床症状。

HTLV 是引起人类恶性肿瘤的反转录病毒，患者和 HTLV 感染者是主要传染源。HTLV－Ⅰ感染的传播方式有性接触、输血或注射等，也可经胎盘、产道等垂直传播，导致成人 T 淋巴细胞白血病（ATL）。ATL 多发于 40 岁以上成人，分为 4 型，即急性型、淋巴瘤型、慢性型和隐匿型。主要临床表现为外周血白细胞增多、淋巴结肿大、肝脾大、皮肤红疹、皮疹等，也有病例出现高钙血症。此外，HTLV－Ⅰ型相关脊髓病（HAM）及热带痉挛性下肢轻瘫（TSP）也与 HTLV－Ⅰ感染有关，两者相似，常合称为 HAM/TSP。HAM 多发于女性，表现为慢性进行性步行障碍以及排尿困难，有时可伴发感觉障碍。

HTLV－Ⅱ感染与 T－多毛细胞/巨粒细胞白血病有关，目前尚无确切结论。

HTLV 导致细胞恶变的具体机制还未完全明了。诱发 ATL 的机制可能与调节蛋白 Tax 有关，Tax 蛋白通过反式激活作用，使 IL-2 基因与 IL-2 受体基因过量表达，促进 T 细胞的异常增殖。Tax 还可激活细胞原癌基因，导致细胞无限增殖和转化。

机体感染 HTLV－Ⅰ后，可产生特异性细胞免疫和体液免疫。患者血清中可查找到 HTLV－Ⅰ抗体。细胞免疫主要杀伤表达病毒抗原的靶细胞，而抗体出现后，病毒抗原的表达减少，使细胞免疫的清除作用受影响。

三、防治原则

人 T 细胞白血病预后不良，患者极少自行缓解。目前，尚无特异性预防措施，也缺乏有效治疗方法和抗病毒药物。急性期患者可采取化学治疗，但收效不佳。

目标检测

答案解析

一、选择题

（一）单选题

1. 艾滋病的病原体是（　　）

    A. HTLV　　　　　B. HIV　　　　　C. 狂犬病病毒　　　D. EB 病毒　　　　E. HPV

2. 艾滋病的传染源是（　　）

    A. AIDS 患者和 HIV 携带者　　　　　B. 猪　　　　　C. 犬

    D. 鼠　　　　　E. 吸血昆虫

3. HIV 主要侵犯的细胞是（　　）

    A. $CD4^+T$ 淋巴细胞　　　　　B. $CD8^+T$ 淋巴细胞　　　　　C. B 细胞

    D. NK 细胞　　　　　E. 巨噬细胞

4. 属于感染艾滋病的高危人群或行为的是（　　）

    A. 50 岁以上人群　　　　　B. 无防护性行为　　　　　C. 共同进餐

    D. 与患者拥抱或握手　　　　　E. 与艾滋病患者在同一游泳池中

5. 介导 HIV 与宿主靶细胞表面特异性受体相结合的糖蛋白是（　　）

    A. gp120　　　　B. gp41　　　　C. gp46　　　　D. gp21　　　　E. gp160

6. 作为跨膜蛋白，介导 HIV 与宿主细胞融合的糖蛋白是（　　）

    A. gp120　　　　B. gp41　　　　C. gp46　　　　D. gp21　　　　E. gp160

（二）多选题

7. HIV 的传播途径是（　　）

    A. 性传播　　　　　B. 血液途径　　　　　C. 母婴传播

    D. 经呼吸道传播　　　　　E. 经消化道传播

8. HIV 主要存在于（　　）

    A. 血液　　　　B. 精液　　　　C. 乳汁　　　　D. 阴道分泌物　　　　E. 汗液

二、思考题

简述 HIV 的预防措施。

（姚　玲）

书网融合……

      本章小结　　　　　　微课　　　　　　题库

第二十四章　虫媒病毒和出血热病毒

PPT

◎ 学习目标

1. 通过本章学习，重点把握流行性乙型脑炎病毒的致病性；登革病毒的致病性；汉坦病毒的致病性；新疆出血热病毒的致病性；埃博拉病毒的致病性。

2. 学会运用所学的知识，能认识到疾病预防的重要性及必要性。

≫ 情境导入

情景描述　患儿，男，3岁。晨起剧烈头痛，高热不退，嗜睡，于中午开始呕吐，颈部发硬。入院后进行检查：体温40℃，面色苍白无光泽，神志不清，时有惊厥，两侧瞳孔不等大，光反射迟钝，呼吸深浅不均，节律不齐，听诊肺部有湿性啰音。1小时后，患儿忽然一阵强烈抽搐，立即呼吸骤停，抢救无效死亡。抽取脑脊液呈微浊状，压力增高，白细胞总数和蛋白质仅轻度增高，糖和氯化物正常。中性粒细胞略有增高。肉眼可见脑组织膨隆，血管充血。镜下可见血管扩张充血，其周有大量的淋巴细胞浸润，神经细胞部分出现变性和坏死，并可见部分区域有软化灶形成。

讨论　1. 根据临床症状及检查，初步判断为何种疾病？
　　　　2. 判断依据是什么？

第一节　虫媒病毒

虫媒病毒是通过吸血节肢动物叮咬易感脊椎动物而传播疾病的病毒。虫媒病毒可在节肢动物中增殖，并可通过卵进行传代，故节肢动物既是传播媒介，又是储存宿主。目前已证实有500多种节肢动物可传播病毒，这些节肢动物以蚊和蜱为主。带有病毒的节肢动物通过叮咬自然界中的脊椎动物而使病毒在动物与动物之间传播，若带有病毒的节肢动物叮咬人类则可引起人类感染，因而虫媒病毒是人畜共患病。

一、流行性乙型脑炎病毒 ℮微课

流行性乙型脑炎病毒（epidemic type B encephalitis virus），简称乙脑病毒。乙脑病毒经蚊子叮咬传播，引起流行性乙型脑炎，简称乙脑。乙脑病毒主要侵犯中枢神经系统。

1. 生物学性状　乙脑病毒由核衣壳和包膜组成。核衣壳呈二十面体对称，核心为单股正链RNA，膜上有刺突。乙脑病毒抗原性质稳定，只有1种血清型。乙脑病毒不耐热，对酸、乙醚和三氯甲烷等脂溶剂敏感，对化学消毒剂也较敏感，多种消毒剂可使之失活。

2. 致病性　人群对乙脑病毒普遍易感，但感染后多数表现为顿挫感染及隐性感染。成人多数由于隐性感染而获得免疫力，但乙脑病毒在10岁以下的儿童中发病率较高。乙脑病毒既是自然疫源性疾病，也是人畜共患病。乙脑病毒的主要传染源是携带病毒的猪、牛、羊等家畜、家禽和各种鸟类，其中，猪是重要的传染源和中间宿主，特别是幼猪。乙脑病毒主要通过三带喙库蚊传播，受感染的蚊子可带毒越冬并可经卵传代，故蚊子既是传播媒介，又是重要的储存宿主。病毒通过蚊子在蚊－猪－蚊等动物中不断循环，其间带病毒的蚊子若叮咬人类，病毒进入人体后，先在皮肤毛细血管内皮细胞和局部淋巴结等处增殖，经毛细血管和淋巴管进入血流，引起第一次病毒血症。病毒随血流散播到肝脏、脾等网状内皮系统的细胞中继续大量增殖后，再次入血，引起第二次病毒血症。临床上表现为流感样症状，绝大多数感染者病情不再继续发展，成为顿挫感染；但少数免疫力不强者，病毒突破血－脑屏障而侵犯中枢神经系统，出现中枢神经系统症状，表现为高热、头痛、意识障碍、抽搐和脑膜刺激征等，严重者可进一步发展为昏迷、中枢呼吸衰竭或脑疝，死亡率高达 10%～30%，5%～20% 的幸存者留有痴呆、失语、偏瘫等后遗症。

目前对乙型脑炎尚无特效的治疗方法。预防乙型脑炎的关键措施主要包括疫苗接种、防蚊灭蚊和动物宿主的管理。

3. 免疫性　乙脑病毒的抗原性稳定，病后免疫力稳定而持久，隐性感染也可获得牢固的免疫力。

素质提升

乙脑减毒活疫苗之父——俞永新

乙脑病毒是热带、亚热带地区一个非常严重的公共卫生问题。中国曾是乙脑的高流行区，历史上曾发生多次乙脑病毒的流行。我国俞永新院士团队在研究中克服重重困难，经过对 70 余株病毒毒株的筛选和试验后，最终选择乙脑病毒减毒株 SA14－14－2，经原代地鼠肾细胞培养，成功制备了乙脑减毒活疫苗。该疫苗自 1988 年在中国批准使用，是目前唯一用于人类的乙脑减毒活疫苗。2012 年，以 SA14－14－2 毒株为核心的乙脑减毒活疫苗通过了 WHO 预认证，成为我国首支通过 WHO 预认证的疫苗。乙脑减毒活疫苗的接种使得我国每年的乙脑发病人数大幅下降，无数儿童免受乙脑病毒的侵害。

二、登革病毒

登革病毒（dengue virus，DENV）是登革热（DF）、登革出血热/登革休克综合征（DNF/DSS）的病原体。由于全球气候变暖和国际人口流动，登革热的流行范围有扩大趋势。在地方流行区，儿童发病率较高，绝大多数 DNF/DSS 病例发生于儿童。登革热已成为世界上分布最广、发病最多的虫媒病毒病。

1. 生物学性状　登革病毒的形态、结构与乙脑病毒相似。根据抗原性的不同，可将登革病毒分为四个血清型（DENV1～DENV4），各型病毒间有交叉抗原性。

2. 致病性　人和灵长类动物是登革病毒的主要储存宿主。在城市和乡村地区，登革病毒的主要传染源是患者和隐性感染者，白纹伊蚊和埃及伊蚊是主要传播媒介，感染者在发病前 24 小时到发病后 5 天内出现病毒血症，血液含有大量的病毒，在此期间通过蚊虫叮咬而传播，通过蚊子在人－蚊－人中不断循环。病毒进入人体后，在毛细血管内皮细胞和单核细胞系统中增殖，后经血液播散，短期内可使大量人群发病。登革病毒感染可引起两种不同的临床类型，即典型登革热和登革出血热/登革休克综合征。典型登革热，病情轻，为自限性疾病。典型的临床症状为高热、头痛、皮疹、全身肌肉和关节疼痛等。登革出血热/登革休克综合征，病情较严重，死亡率较高。登革出血热/登革休克综合征初期为典型登革热的症状和体征，随后病情恶化，出现严重出血现象，并可进一步发展为出血性休克，其主要病理改变是全身血管通透性增高，血浆渗透而导致广泛的出血和休克。

目前登革病毒尚无疫苗，也无特效治疗方法，防蚊、灭蚊是预防登革热的最主要手段。

第二节　出血热病毒

出血热是一类疾病的统称，通常把引起出血热的病毒称为出血热病毒。这类病毒在临床上都有主要的共同特征，即感染症状为高热、出血、低血压，并且都有较高的死亡率。引起出血热的病毒种类较多，本节重点介绍汉坦病毒、克里米亚－刚果出血热病毒及埃博拉病毒。

一、汉坦病毒

汉坦病毒（Hantavirus）可引起两种急性传染病，一种是以发热、出血、急性肾功能损害和免疫功能紊乱为主要特征的肾综合征出血热（hemorrhagic fever with renal syndrome，HFRS），另一种是以肺浸润及肺间质水肿，迅速发展为呼吸窘迫、衰竭为特征的汉坦病毒肺综合征（hantavirus pulmonary syndrome，HPS）。根据汉坦病毒的抗原性和基因结构特征的不同，目前已知汉坦病毒有 20 多个型别。在我国流行的是汉滩病毒和首尔病毒，所致疾病为肾综合征出血热。中国是世界上 HFRS 疫情最严重的国家，流行广，发病人数多，死亡率较高。因此，本节主要以 HFRS 为例介绍汉坦病毒。

1. 生物学性状　汉坦病毒颗粒具有多形性，多数呈圆形或卵圆形，内含单股负链 RNA，分为 L、M、S 三个片段，分别编码病毒的 RNA 聚合酶（L）、包膜糖蛋白（G1 和 G2）和核衣壳蛋白（NP）。NP 具有很强的免疫原性，可刺激机体的体液免疫和细胞免疫。核衣壳外层有双层脂质包膜，包膜表面有 G1、G2 两种糖蛋白构成的刺突。汉坦病毒抵抗力不强。对酸、热的抵抗力弱，对脂溶剂敏感，乙醚、苯酚、丙酮、氯仿等均能将其灭活。

2. 致病性　HFRS 是一种多宿主性的自然疫源性疾病，主要的宿主动物和传染源为啮齿类动物。在我国，汉坦病毒的主要宿主动物和传染源是啮齿类动物鼠科中的黑线姬鼠和褐家鼠。目前认为 HFRS 的可能传播途径为动物源性传播（包括通过呼吸道、消化道和伤口途径）、胎盘传播和虫媒传播，其中主要传播途径是动物源性传播。病毒进入人体后经 1~2 周的潜伏期，起病急，发展快。典型病例具有发热、出血和肾损害三大主要症状，临床经过包括发热期、低血压休克期、少尿期、多尿期和恢复期。患者出现高热、头痛、肌肉痛、球结膜水肿充血、腋下及软腭处有出血点等症状；重症患者可出现多器官出血和肾衰竭。HFRS 的发病机制及病理变化很复杂，有些环节尚未完全清楚。目前认为，病毒一方面可直接导致感染细胞和脏器的结构与功能损害，另一方面可激发机体的免疫应答，并进而导致免疫病理损伤。人类对汉坦病毒普遍易感，但多呈隐性感染，仅少数人发病。HFRS 病后可获稳定而持久的免疫力，二次发病者极为罕见。

二、克里米亚－刚果出血热病毒

克里米亚－刚果出血热是一种自然疫源性疾病，主要分布于硬蜱活动的荒漠牧场，发病具有明显的地区性和季节性。克里米亚－刚果出血热主要表现为急性发热、出血，死亡率高。

1. 生物学性状　克里米亚－刚果出血热病毒属于布尼亚病毒科的内罗病毒属。克里米亚－刚果出血热病毒呈球形或椭圆形，病毒结构及抵抗力与汉坦病毒相似。

2. 致病性　克里米亚－刚果出血热病毒的传播媒介及长期储存宿主主要是硬蜱，特别是亚洲璃眼蜱。除此以外，野生啮齿类动物及牛、羊等家畜也是该病毒的主要储存宿主。该病毒主要通过虫媒传播，人主要通过带毒硬蜱的叮咬而感染。该病毒的潜伏期一般在 1 周左右，感染后的主要临床表现为高热、剧烈头痛、全身疼痛等中毒症状和出血。发病后的 1 周左右，患者血清中出现中和抗体，2 周达到高峰，病后免疫持久。

三、埃博拉病毒

埃博拉病毒主要流行于非洲。自 1976 年以来已在非洲暴发数次疫情，死亡率为 50% ~ 90%，是人类迄今为止所发现的致死率最高的病毒之一。2014 年非洲暴发的此病毒疫情为有记录以来最严重的埃博拉疫情。2014 年 11 月 18 日，印度首次发现埃博拉病例，这也是亚洲首例感染埃博拉病毒的病例。

1. 生物学性状　埃博拉病毒（图 24 - 1）是一种十分罕见的病毒，属于丝状病毒科。埃博拉病毒颗粒为多形性的细长丝状，核衣壳呈螺旋对称，核心为单股负链 RNA，有包膜。埃博拉病毒的抵抗力不强，对紫外线、脂溶剂等敏感；60℃ 30 分钟可将病毒灭活，但室温下病毒可保持感染性。

图 24 - 1　埃博拉病毒

2. 致病性　埃博拉病毒主要在猴群中传播，通过猴传给人，并在人群中传播和流行。埃博拉病毒可引起高致死性的出血热，其主要的临床特征是高热、全身酸痛、体内出血、体外出血、多器官功能障碍和休克。

目标检测

答案解析

一、单选题

1. 引起肾综合征出血热的病毒是（　　）
　　A. 新疆出血热病毒　　　　B. 埃博拉病毒　　　　C. 汉坦病毒
　　D. 登革病毒　　　　　　　E. 流行性乙型脑炎病毒

2. 在我国，流行性乙型脑炎病毒的主要传播媒介是（　　）
　　A. 库蚊　　　　　　　　　B. 伊蚊　　　　　　　C. 硬蜱
　　D. 体虱　　　　　　　　　E. 白蛉

3. 主要通过伊蚊传播的病毒是（　　）
　　A. 新疆出血热病毒　　　　B. 埃博拉病毒　　　　C. 汉坦病毒
　　D. 登革病毒　　　　　　　E. 流行性乙型脑炎病毒

4. 不属于汉坦病毒传播途径的是（　　）
　　A. 经呼吸道　　　　　　　B. 经消化道　　　　　C. 经胎盘
　　D. 携带病毒的蚊子叮咬　　E. 经伤口

5. 肾综合征出血热的主要宿主动物和传染源是（　　）
　　A. 猫　　　　B. 鼠　　　　C. 狗　　　　D. 猪　　　　E. 牛

二、思考题

简述流行性乙型脑炎病毒的传染源、传播媒介及所致疾病。

（王 楠）

书网融合……

| 本章小结 | 微课 | 题库 |

第二十五章　疱疹病毒

学习目标

1. 通过本章学习，重点把握疱疹病毒的致病性。
2. 学会运用所学的知识，能认识到疾病预防的重要性及必要性。

疱疹病毒隶属于疱疹病毒科，是一类生物学性状相似、有包膜的 DNA 病毒。疱疹病毒根据其理化性质可分为 α、β、γ 三个亚科，其中有些疱疹病毒可感染人，故将与人感染相关的疱疹病毒称为人疱疹病毒。目前人疱疹病毒有 8 种：可感染上皮细胞，潜伏于神经细胞的单纯疱疹病毒 1 型、2 型和水痘 – 带状疱疹病毒；感染潜伏在多种组织中的人疱疹病毒 6 型、7 型和人巨细胞病毒；感染和潜伏在淋巴细胞的 EB 病毒和人疱疹病毒 8 型。本章主要介绍其中的单纯疱疹病毒 1 型和 2 型、EB 病毒、水痘 – 带状疱疹病毒以及人巨细胞病毒。

情境导入

情景描述　患者，女，21 岁。经常发现自己口唇黏膜处出现水疱，多数情况下为一群小疱，有时有两三群，伴有轻度烧灼感，并且发现这种症状常在 1 周左右可自愈，并伴有口腔溃疡、咽炎、舌炎等现象。由于期末考试临近，患者学习压力大，常熬夜复习、休息不好，在月经第 2 天，患者发现自己口唇周围又起了针头大小的小疱并发热，故去医院就诊。

讨论　1. 该病例最初是由什么病毒引起感染的？
　　　　2. 该病毒复发的原因是什么？

第一节　单纯疱疹病毒 🄴 微课

单纯疱疹病毒（herpes simplex virus，HSV）是疱疹病毒的典型代表，属于疱疹病毒科 α 亚科，该病毒由于在感染急性期发生水疱性皮疹而得名。单纯疱疹病毒在人群中感染率高，可感染上皮细胞，潜伏于神经细胞中。

一、生物学性状

HSV 呈球形，核衣壳呈二十面体对称，病毒基因组为双股线性 DNA，外有脂质包膜，其表面含有病毒编码的糖蛋白。HSV 有两种血清型，即 HSV – 1 型和 HSV – 2 型。

二、致病性与免疫性

人感染 HSV 非常常见。HSV 的传染源为患者和病毒携带者。HSV 通过个体间密切接触或性接触传播，经黏膜和破损皮肤进入人体。HSV 感染的典型皮肤损伤为水疱，浆液中充满感染性的病毒颗粒和细胞碎片。

1. 感染类型　HSV 感染类型有原发感染、潜伏感染和复发感染。

（1）原发感染　黏膜或皮肤的局部疱疹为最常见的临床表现。HSV－1 型经飞沫或直接接触唾液传播，主要感染在腰上部，多限于口咽部；HSV－2 型经生殖道传播，感染主要发生在腰以下及生殖器。

（2）潜伏感染　HSV 原发感染后发生免疫应答，若机体不能彻底清除病毒，病毒由感觉轴突神经传递到感觉神经节，以非复制的状态潜伏在神经节中的神经细胞内而不引起临床症状。HSV－1 潜伏于三叉神经节和颈上神经节；HSV－2 潜伏于骶神经节。由于潜伏的 HSV 病毒并不复制，对抗病毒药不敏感。

（3）复发感染　当机体受到发热、某些病原微生物感染、月经、情绪紧张等非特异性刺激时，免疫力下降，潜伏的 HSV 被激活而进行复制增殖，增殖的病毒沿感觉神经纤维轴索下行到末梢，感染邻近黏膜或上皮细胞，引起局部疱疹复发。复发一般是在原发感染的同一部位，并且由于机体的免疫记忆反应，复发感染病程短，组织损伤轻，且感染更为局限化。HSV 复发频率因人而异。

2. 所致疾病

（1）与 HSV－1 感染有关的主要疾病　龈口炎属儿童原发感染，病毒通过呼吸道或直接接触患者唾液传播，其临床表现多以发热、口腔内水疱性损伤为主；唇疱疹多为复发感染，常见于口唇、鼻腔黏膜、皮肤交界处的成群水疱；此外，病毒还可引发以角膜溃疡为主的疱疹性结膜炎及脑炎。

（2）与 HSV－2 感染有关的主要疾病　通过性接触主要侵犯生殖器及生殖道黏膜，引发生殖系统疱疹，其临床表现为生殖器部位出现水疱，破裂后形成溃疡。除此之外，新生儿疱疹主要由该病毒引起，其感染途径包括宫内、产道和产后接触感染，该病预后差，死亡率高。孕妇若原发感染或潜伏病毒被激活，病毒可经胎盘感染胎儿，造成流产、早产、死胎或先天畸形。

3. 免疫性　在原发感染中，HSV 进入机体后 1 周左右，可刺激机体产生中和抗体。该中和抗体可中和游离的病毒，阻止病毒在体内扩散，但对潜伏在神经节细胞内的病毒无中和作用。感染后的第 2 周出现特异性的 CTL，细胞免疫发挥重要作用，从而控制和清除病毒。

第二节　EB 病毒

EB 病毒（Epstein－Barr virus，EBV）为疱疹病毒科 γ 亚科病毒，是从非洲儿童恶性淋巴瘤细胞培养物中发现的。研究表明，EB 病毒是一种重要的人类肿瘤病毒，非洲儿童恶性淋巴瘤和鼻咽癌的发生与其密切相关。

一、生物学性状

EB 病毒的形态结构与其他疱疹病毒相似，病毒颗粒呈球形，核衣壳为二十面体立体对称，核心为线形 dsDNA，通过核膜出芽而获得包膜，包膜表面有糖蛋白刺突。EBV 的宿主细胞范围比较窄，其靶细胞为 B 细胞。

二、致病性与免疫性

EBV 在人群中普遍易感染，尤其是儿童。初次感染 EBV 后机体一般无明显症状，从而潜伏在体内。EBV 的传染源为患者和隐性感染者，主要通过唾液传播，也可通过性接触传播。EBV 感染后，在口咽部或腮腺上皮细胞中增殖，释放的病毒感染局部淋巴组织的 B 淋巴细胞，B 淋巴细胞入血导致全身性 EBV 感染。在正常个体中，大多数感染的细胞被清除，少量 EBV 潜伏于体内，终身带毒。当机体免疫功能低下时，潜伏的病毒活化形成复发感染。此外，EBV 感染后还可能引起恶性转化，所谓恶性转化是指 B 细胞受 EBV 感染和转化或永生化，在不断分裂与增殖的过程中受某些辅助因子的作用，发生染色体易位等异常改变，最终形成恶性肿瘤。恶性转化与致癌特点有关，但不是致癌的唯一因素。

1. 所致疾病

（1）传染性单核细胞增多症　是一种急性全身淋巴细胞增生性疾病，多发生在青春期初期，是一种良性淋巴细胞增生。典型的临床症状为发热、咽炎、颈淋巴结炎、肝脾大、血单核细胞和异形淋巴细胞增多，其中增多的异形淋巴细胞主要是 T 细胞。病程持续数周，预后较好。

（2）非洲儿童恶性淋巴瘤　又称 Burkitt 淋巴瘤，多发于生活在非洲中部的儿童，好发部位为颜面、额部。目前，多数学者认为 EBV 与非洲儿童恶性淋巴瘤的发生密切相关。

（3）鼻咽癌　我国广东、广西和湖南等地为高发区，多见于 40 岁以上人群。EBV 与鼻咽癌发生相关的主要依据是：①所有病例的癌组织中，均含有 EBV 基因组及相应抗原；②患者血清中检测到高效价的 EVB 抗体，且抗体的升高常在肿瘤出现之前；③鼻咽癌经治疗后病情好转，抗体滴度亦逐渐下降。然而，EVB 不是鼻咽癌的唯一因子，遗传因素、环境因素也在该疾病的发生中发挥作用。

2. 免疫性　人体感染 EBV 后，机体可产生特异性中和抗体，并发生细胞免疫应答。中和抗体可防止外源性 EBV 再感染，但不能完全清除细胞内潜伏的 EBV。细胞免疫主要清除转化的 B 细胞，在限制原发感染和慢性感染中发挥重要的作用。

第三节　水痘－带状疱疹病毒

水痘－带状疱疹病毒（varicella－zoster virus，VZV）属于疱疹病毒科 α 亚科，是引起水痘和带状疱疹的唯一病原体。人是唯一宿主，儿童易感，感染发病率可达 90%。儿童原发感染 VZV 引起水痘，康复后病毒潜伏在体内，当机体由于各种原因而导致免疫力下降时，潜伏的病毒被激活后可引起带状疱疹。

一、生物学性状

水痘－带状疱疹病毒的基本生物学性状与单纯疱疹病毒相似，呈球形，DNA 病毒，核衣壳为二十面体立体对称，核心为线形 dsDNA，核衣壳周围有一层被膜，最外层是包膜。VZV 只有一个血清型，且宿主范围窄，人是其唯一的自然宿主。

二、致病性与免疫性

VZV 传染性强，主要传染源是水痘患者和带状疱疹患者。水痘患者和带状疱疹患者的水疱内容物含有病毒，病毒可通过呼吸道或直接接触传播，经病毒血症散至皮肤。皮肤是 VZV 的主要靶组织，皮肤损伤以水疱为特征。

1. 感染类型　VZV 感染类型主要有原发感染和复发感染。

（1）原发感染　主要表现为水痘。病毒感染经呼吸道黏膜或接触感染侵入人体，在局部淋巴结中增殖后进入血液和淋巴系统，进入脾和肝后继续增殖复制。11～13 天后第 2 次入血引起病毒血症，播散至全身皮肤，经潜伏期后出现斑丘疹、水疱疹并可发展为脓疱疹。皮疹分布具有向心性，躯干较多，常伴有发热等症状。免疫缺陷者若感染 VZV 可出现重症水痘，常危及生命。儿童水痘一般为自限性，症状较轻；成人水痘一般病情较重，20%～30% 并发病毒性肺炎，死亡率较高；孕妇患水痘，临床症状严重，并可致胎儿畸形、流产和死胎。

（2）复发感染　原发感染病愈后，VZV 潜伏于脊髓后根神经节或脑神经的感觉神经节中。当细胞免疫低下时，潜伏的 VZV 可被激活，沿感觉神经轴突到达其所支配的皮肤细胞，在细胞中增殖引起疱疹。因疱疹沿感觉神经支配的皮肤分布，串联成带状，故称带状疱疹。带状疱疹仅发生在有水痘病史的人群中。

2. 免疫性 患水痘后，机体可产生持久的特异性细胞免疫和体液免疫，极少再患水痘。体内所产生的病毒抗体虽能限制 VZV 经血液播散，却不能有效地清除神经节中的病毒，故不能阻止带状疱疹的发生。细胞免疫不仅限制疾病的发展，防止重症水痘的发生，且在感染的恢复中发挥重要作用。

⚙ **素质提升**

永不言败的精神

　　水痘－带状疱疹病毒可通过呼吸道或直接接触传播，儿童易感，感染发病率高达90%。为了预防水痘－带状疱疹病毒的原发性感染，1981年，美国疫苗学家莫里斯·希勒曼发明了一种水痘疫苗。21世纪初，中国北京、上海、长春生物制品研究所相继成功研制冷冻干燥水痘疫苗。国产水痘疫苗的出现，对我国水痘－带状疱疹病毒的预防发挥了非常重要的作用。在国产化研发过程中，中国的科学家不断探索实验，在困难面前永不放弃，这种永不言败的精神值得我们学习和借鉴。

第四节　巨细胞病毒

巨细胞病毒（cytomegalovirus，CMV）为疱疹病毒科 β 亚科病毒。感染 CMV 的细胞肿大，并具有巨大的核内包涵体，特别是核内可出现周围绕有一轮晕的大型包涵体，因而得名。引起人类疾病的 CMV 称为人巨细胞病毒（human cytomegalovirus，HCMV）。

一、生物学性状

CMV 具有高度的特异性，人巨细胞病毒（HCMV）只能感染人，在成纤维细胞中增殖。人巨细胞病毒是最大的人类疱疹病毒，具有典型疱疹病毒的形态及结构。CMV 对脂溶剂敏感，易被热、酸、紫外线照射灭活。

二、致病性与免疫性

HCMV 在人群中普遍易感，感染后多为隐性感染者，少数出现临床症状。多数人一旦发生 HCMV 感染，病毒可长期潜伏于体内。当机体免疫功能低下时，潜伏病毒被激活而致病。HCMV 的传染源主要是患者或隐性感染者。传播方式为垂直传播或水平方式传播，即母婴传播、接触传播、性传播、医源性传播。

（一）感染类型

1. 先天性感染 孕妇3个月内感染 HCMV，病毒通过胎盘引起胎儿原发感染，均可导致病毒通过胎盘造成胎儿宫内感染，引起巨细胞病毒感染。临床症状表现为肝脾大、黄疸、血小板减少性紫癜、溶血性贫血及神经系统损伤，少数发生先天畸形。复发感染的孕妇造成胎儿感染的危险性低于原发感染，很少引起先天异常。

2. 围生期感染 在分娩过程中，HCMV 可通过产道、母乳的方式感染胎儿，也可通过密切接触护理人员（排出病毒者）感染新生儿。一般多无明显临床症状，少数表现为短暂黄疸、间质性肺炎、肝脾轻度肿大。多数患儿预后良好。

3. 儿童和成人原发感染 大多为无临床症状的隐性感染，长期携带病毒。少数出现临床症状，但临床症状轻微，并发症少见。

4. 免疫功能低下者感染　长期接受免疫抑制剂治疗者或 AIDS 患者由于机体免疫功能的降低或破坏，HCMV 原发感染或体内潜伏病毒激活均可引起严重疾病。

（二）免疫性

病毒感染后可刺激机体产生抗体，中和抗体虽可维持终生，但在体内的保护作用不强。母亲的抗体可减轻新生儿感染症状，但不能完全阻断宫内或围生期感染。一般认为，细胞免疫在限制病毒散播、潜伏病毒激活和限制病毒感染中起重要作用，但不能终止体内的潜伏感染与复发。

目标检测

答案解析

一、单选题

1. 某成人出现了带状疱疹，说明其在儿童期可能患过（　　）

    A. 水痘　　　　　　　　　　B. 玫瑰丘疹　　　　　　　　C. 麻疹

    D. 皮炎　　　　　　　　　　E. 风疹

2. 儿童患水痘病愈后，VZV 潜伏的部位是（　　）

    A. 运动神经　　　　　　　　　　　　B. 三叉神经节

    C. 脊髓后根神经节　　　　　　　　　D. 脑神经的感觉神经节，脊髓后根神经节

    E. 骶神经节，颈上神经节

3. HSV – 1 的主要潜伏部位是（　　）

    A. 运动神经　　　　　　　　　　　　B. 三叉神经节，颈上神经节

    C. 脊髓后根神经节　　　　　　　　　D. 脑神经的感觉神经节，脊髓后根神经节

    E. 骶神经节

4. HSV – 2 的主要潜伏部位是（　　）

    A. 运动神经　　　　　　　　　　　　B. 三叉神经节，颈上神经节

    C. 脊髓后根神经节　　　　　　　　　D. 脑神经的感觉神经节，脊髓后根神经节

    E. 骶神经节

5. 与生殖器疱疹有关的是（　　）

    A. HSV – 1　　　　　　　　B. HSV – 2　　　　　　　　C. VZV

    D. EB 病毒　　　　　　　　E. CMV

二、思考题

简述 HSV – 1 和 HSV – 2 的致病性。

（王　楠）

书网融合……

木章小结　　　　　　　　微课　　　　　　　　题库

第二十六章　其他病毒

PPT

学习目标

1. 通过本章学习，重点把握狂犬病病毒的致病性及防治原则；人乳头瘤病毒的致病性。
2. 学会运用所学的知识，评估被狂犬病病毒感染动物咬伤的患者伤口，制定治疗措施和健康指导，培养和动物友好共处的相处模式。

情境导入

情景描述　患者被未接种任何疫苗的野狗咬到手指并出血，仅用清水冲洗伤口并包扎，未去医院。1 个月内无不适感。某天上午 7 时左右，突然出现烦躁不安、汗出如珠、唾液分泌增加、恐水等症状；中午，出现咽喉痉挛、吞咽困难、极度烦躁、乱抓乱叫、神志欠清楚。

讨论　1. 根据临床症状及检查，初步判断为何种疾病？
2. 该疾病如何防治？

第一节　狂犬病病毒

狂犬病病毒（rabies virus）是一种嗜神经性病毒，是狂犬病的病原体，人普遍易感，也可在多种家畜或宠物（狗、猫等）及野生动物（狼、狐狸、蝙蝠等）中传播，故为人兽共患自然疫源性疾病。人因被病兽咬伤、抓伤或密切接触而感染发病，一旦发病，死亡率近乎 100%。狂犬病是目前死亡率最高的传染病，尚无有效治疗方法。因此，对狂犬病的预防尤为重要。

一、生物学性状

狂犬病病毒形似子弹状，一端钝圆，一端平坦或稍凹。狂犬病病毒由核衣壳和包膜组成。核衣壳螺旋对称，内含负链 RNA。包膜上有糖蛋白刺突，可识别宿主细胞表面的受体，诱导机体产生中和抗体及发生细胞免疫应答，与病毒的感染性、毒力等相关。狂犬病病毒可在易感动物或人的中枢神经细胞（主要是大脑海马回的锥体细胞）中增殖。病毒增殖时可形成胞质内圆形或椭圆形嗜酸性包涵体，称内基小体（Negri body），可作为狂犬病的辅助诊断指标（图 26-1）。

狂犬病病毒对热、紫外线、日光的抵抗力弱。强酸、强碱、肥皂水、离子型或非离子型去垢剂等对病毒有灭活作用。

二、致病性 微课

狂犬病病毒感染的宿主范围广泛，且该病毒可感染所有的温血动物。动物间的狂犬病病毒的传播主要通过病兽咬伤健康动物而产生。患病动物唾液含有大量的病毒，于发病前 5 天即具有传染性。病兽唾液中的大量病毒可随伤口进入被咬动物体内而形成传播。

图 26 - 1　狂犬病病毒内基小体（HE 染色，1000 ×）

人对狂犬病病毒普遍易感。人患狂犬病主要为被病兽咬伤、抓伤或密切接触所致。我国狂犬病的传染源主要是病犬，其次是猫和狼，一些发达国家的主要传染源是野生动物。破损的皮肤、黏膜接触了含有病毒的物体（如带有病畜唾液的木棍）也可引起感染。人被病兽咬后的发病率为 30% ～60%。病毒通过伤口进入体内，潜伏期一般为 1～3 个月，但也有短至 10 周或长达数年者。潜伏期长短取决于被咬伤部位与头部的远近、伤口的深浅、入侵病毒的数量、宿主的免疫力等因素。

狂犬病病毒对神经组织有很强的亲和力。病毒可先在伤口周围的横纹肌细胞内增殖 4～6 天，此时患者毫无自觉症状，此后侵入外周神经，沿着周围传入神经迅速上行到达背根神经节后大量增殖，随后入侵中枢神经系统的脊髓、脑干和小脑等处的神经元，使神经细胞肿胀、变性。最后病毒又沿传出神经扩散到唾液腺及其他组织（包括泪腺、舌、心脏等）。患者早期症状主要有发热、头痛、乏力、伤口周围刺痛感、流涎和流泪等。继而出现的典型临床表现为神经兴奋性增高，吞咽或饮水时喉头肌肉发生痉挛，甚至闻水声或其他轻微刺激也能引起痉挛发作，故狂犬病又称为恐水症。这种典型症状持续 3～5 天后，患者进入麻痹期，最后因昏迷和呼吸、循环衰竭而死亡。

三、防治原则

狂犬病至今没有有效的治疗方法，一旦发病，死亡率接近 100%，因此，其预防尤其重要。对犬等动物进行预防接种、捕杀野犬、在人群中开展预防接种可有效预防狂犬病。

人被可疑病兽咬伤、抓伤后，应立即对伤口采取以下措施。

1. 及时、彻底处理伤口　可用清水、3%～5% 肥皂水或 0.1% 苯扎溴铵充分清洗伤口，对伤口较深者，应对伤口深部进行灌流清洗，再用 75% 乙醇或碘酊涂擦消毒。

2. 人工主动免疫　狂犬病的潜伏期一般较长，应及时尽早接种高效狂犬疫苗（HDCV）。进行暴露后预防接种，接种时间为伤后第 1 天、3 天、7 天、14 天和 28 天，分别肌内注射 1 次进行全程免疫，若与狂犬病病毒抗血清联合使用则更加行之有效。全程免疫后，可在 7～10 天后产生中和抗体，并保持免疫力 1 年左右。

3. 人工被动免疫　用高价狂犬病病毒免疫血清做伤口周围与底部浸润注射及肌内注射。进行被动免疫时需要预先进行皮肤试验。

狂犬疫苗的发现

19 世纪以前，狂犬病严重地威胁着人们的健康。巴斯德取出患狂犬病而死的兔子的脊髓，发现其自然干燥的时间越长，毒性越小。因此，巴斯德将患狂犬病而死的兔子的脊髓放置 14 天后磨成浆，制成疫苗，给兔子注射，兔子都活下来了。动物实验成功了。他曾想用自己的身体做人体试验，但家人和亲友都百般阻拦，无奈只能放弃这一想法。1885 年的一天早晨，巴斯德实验室的门被撞开了，一个男人抱着一个刚被疯狗咬伤的孩子闯了进来，请求巴斯德救救这个孩子。在这种情况下，若巴斯德不救治这个孩子，这个孩子就会因狂犬病病毒发作而死亡，因此，巴斯德无法犹豫，便决定在孩子身上试验。他把经过减毒的狂犬病病毒注入孩子体内，一天注射一支，31 天后，终于救活了这个孩子。巴斯德曾说过："字典里最主要的三个词是意志、工作和等待，我要在这三块基石上建立起成功的金字塔"。这一名言，道出了成功的诀窍。

第二节　人乳头瘤病毒

人乳头瘤病毒（human papilloma virus，HPV）是一类无包膜小 DNA 病毒，主要引起人类皮肤、黏膜的增生性病变，其中高危性 HPV（16 型、18 型等）与宫颈癌等恶性肿瘤的发生密切相关，低危性 HPV（6 型、11 型等）与生殖器尖锐湿疣有关。

一、生物学性状

人乳头瘤病毒呈球形，核衣壳呈二十面体立体对称，无包膜，病毒衣壳由 72 个壳微粒组成。病毒基因组为双股环状 DNA。目前已发现 HPV 有 100 多个型别，各型之间的 DNA 同源性均小于 50%。

二、致病性

HPV 具有宿主和组织特异性，主要感染部位为人的皮肤和黏膜上皮细胞。HPV 主要通过直接接触感染者病变部位或间接接触被病毒污染的物品而传播。生殖器感染主要由性接触传播，生殖道感染的母亲在分娩过程中可通过产道引起新生儿感染。HPV 由于型别及感染部位不同，所致疾病不尽相同，包括皮肤疣、尖锐湿疣和宫颈癌等。

1. 皮肤疣　上皮的增殖形成乳头状瘤，亦称疣。皮肤疣包括扁平疣和跖疣，多属于自限性和一过性损害，且病毒仅停留在局部皮肤和黏膜中，不产生病毒血症。寻常疣由 HPV1 型、HPV2 型、HPV3 型和 HPV4 型引起，多见于青春期，以手部常见。这些部位出现针尖大的丘疹，逐渐增大呈乳头样，角化明显，表面粗糙，质地硬，高出皮肤表面。扁平疣多由 HPV3 型、HPV10 型引起，多发于颜面、手背与前臂等处，感染部位出现扁平隆起的丘疹，表面光滑。

2. 尖锐湿疣　主要由 HPV6 型、HPV11 型感染泌尿生殖道而引起，也称生殖器疣，属于性传播疾病。女性感染部位主要是阴道、宫颈和阴唇，在男性多见于外生殖器及肛周等部位。尖锐湿疣很少癌变，所以 HPV6 型、HPV11 型属于低危性 HPV。

3. 宫颈癌与其他恶性肿瘤　宫颈癌等生殖道恶性肿瘤主要与多型别高危性 HPV 感染有关。近年研究表明，HPV16 型、HPV18 型病毒感染与宫颈癌的发生密切相关；HPV12 型、HPV32 型等与口腔癌有关。

目标检测

答案解析

一、单选题

1. 引起狂犬病的病原体是（　　）
   A. HSV - 1　　　　　　　B. 狂犬病病毒　　　　　　C. HPV
   D. HIV　　　　　　　　　E. CMV

2. 我国狂犬病的主要传染源是（　　）
   A. 病犬　　　　　　　　　B. 患者　　　　　　　　　C. 吸血蝙蝠
   D. 狐狸　　　　　　　　　E. 浣熊

3. 引起尖锐湿疣的病原体是（　　）
   A. HSV - 1　　　　　　　B. 狂犬病病毒　　　　　　C. HPV
   D. HIV　　　　　　　　　E. CMV

4. 感染宿主细胞易形成包涵体的病毒是（　　）
   A. 腺病毒　　　　　　　　B. 狂犬病病毒　　　　　　C. 麻疹病毒
   D. 巨细胞病毒　　　　　　E. 流感病毒

5. 与宫颈癌发生有关的病毒是（　　）
   A. HBV　　　　　　　　　B. 狂犬病病毒　　　　　　C. HPV
   D. HIV　　　　　　　　　E. 流感病毒

二、思考题

简述人被狂犬咬伤后的狂犬病防治措施。

（王　楠）

书网融合……

本章小结　　　　　　微课　　　　　　题库

第三篇 人体寄生虫学

第二十七章 人体寄生虫学概述

PPT

◎ 学习目标

1. 通过本章学习，重点把握寄生虫、宿主、生活史、感染阶段的概念；寄生虫对宿主的损害作用和人体抗寄生虫免疫；寄生虫病流行的基本环节、特点、影响因素；寄生虫病的防治原则。

2. 学会运用所学知识分析寄生虫的生活史，具有防控寄生虫病的意识。

人体寄生虫学（human parasitology），亦称医学寄生虫学，是研究感染人体的寄生虫的形态结构、生活史、致病性、诊断、流行规律和防治措施的科学。作为病原生物学的主要组成部分，其是一门重要的基础医学课程，主要包括医学原虫学（medical protozoology）、医学蠕虫学（medical helminthology）和医学节肢动物学（medical arthropodology）三部分（表27－1）。学习人体寄生虫学的目的是消灭或控制人体寄生虫病，保障人类的健康。

表 27－1　医学寄生虫常见种类

分类	所属纲	常见种类
医学原虫	根足虫纲	溶组织内阿米巴、迪斯帕内阿米巴、结肠内阿米巴等
	鞭毛虫纲	蓝氏贾第鞭毛虫、阴道毛滴虫、杜氏利什曼原虫、锥虫等
	孢子虫纲	疟原虫、刚地弓形虫、隐孢子虫、肺孢子虫等
	纤毛虫纲	结肠小袋纤毛虫等
医学蠕虫	线虫纲	蛔虫、蛲虫、毛首鞭形线虫、钩虫、旋毛形线虫、丝虫、广州管圆线虫等
	吸虫纲	血吸虫、布氏姜片吸虫、华支睾吸虫、并殖吸虫、肝片形吸虫等
	绦虫纲	链状带绦虫、肥胖带绦虫、微小膜壳绦虫、细粒棘球绦虫等
	棘头虫纲	猪巨吻棘头虫、念珠棘头虫等
医学节肢动物	昆虫纲	蚊、蝇、蚤、虱、白蛉、蜚蠊等
	蛛形纲	硬蜱、软蜱、恙螨、疥螨、蠕形螨等

≫ 情境导入

情景描述　患者，男，36岁。因反复发热、肝区压痛而入院。经检查，医生在他的胆管中发现了大量瓜子仁状的肝吸虫。因肝吸虫的幼虫常寄生于淡水鱼虾体内，人们如果生食或半生食了这些食物就可能被感染。经医生询问后，患者表示自己确实有吃生腌淡水鱼虾的饮食习惯。

讨论　1. 该患者感染了哪种病原？
　　　　2. 如何预防本病的发生？

第一节　寄生、寄生虫、宿主及生活史 ⓔ微课

一、寄生与寄生虫

当某种生物生命中的一段时间或终生与另一生物生活在一起，称共生。共生可根据生物间利害关系的不同分为共栖、互利共生、寄生。就医学而言，最重要的是研究在共生关系中表现为一方受益、一方受害的寄生关系。受害的一方为宿主，受益的一方为寄生虫。

寄生虫（parasite）是指长期或暂时性寄居于另一种生物的体内或体表以获取营养，给被寄居方造成损害的低等动物。寄生虫种类繁多，寄生于人体的寄生虫有 200 余种，可分为以下种类。

1. 按寄生部位分类

（1）体内寄生虫　寄生于宿主体内，如蛔虫。

（2）体外寄生虫　寄生于宿主体表，如蚊、白蛉、蚤、虱、蜱等，吸血时与宿主体表接触，多数饱食后即离开。

2. 按寄生性质分类

（1）专性寄生虫　生活史中至少有一个阶段必须营寄生生活，如钩虫，其幼虫在土壤中发育至丝状蚴后，必须侵入宿主体内才能继续发育至成虫。

（2）兼性寄生虫　主要营自生生活，但侵入宿主也可营寄生生活，如粪类圆线虫，既可在土壤中营自生生活，也可寄生于宿主肠道内。

（3）偶然寄生虫　因偶然机会进入非正常宿主体内寄生的寄生虫，如某些蝇蛆进入人消化道内寄生。

（4）机会性致病寄生虫　如弓形虫、隐孢子虫、卡氏肺孢子虫等，在宿主免疫功能正常时通常为隐性感染，当宿主免疫功能低下时，出现异常增殖而引起疾病。

3. 按寄生时间的长短分类

（1）长期寄生虫　成虫期必须过寄生生活，如血吸虫。

（2）短暂寄生虫　多表现为取食时侵袭宿主，而取食后离开，如蚊、蚤等。

二、宿主及其分类

被寄生虫寄生并遭受其损害的人或其他动物，称宿主（host）。寄生虫在发育过程中需要一种或一种以上的宿主，按寄生虫不同发育阶段对宿主的需求，宿主可分为以下四种类型。

1. 中间宿主（intermediate host）　为寄生虫的幼虫或无性生殖阶段所寄生的宿主。例如，血吸虫的幼虫寄生于钉螺，疟原虫的无性生殖阶段寄生于人体。若有两个以上中间宿主，可按寄生的先后顺序分为第一中间宿主、第二中间宿主等。

2. 终宿主（definitive host）　为寄生虫的成虫或有性生殖阶段所寄生的宿主。例如，日本血吸虫的成虫寄生于人体，疟原虫的有性生殖阶段寄生于蚊。

3. 保虫宿主（reservoir host）　又称储存宿主。某些寄生虫既可寄生于人，也可寄生于某些脊椎动物，后者体内的寄生虫在一定条件下可传播给人，这些受感染的脊椎动物即称为保虫宿主或储存宿主。例如，日本血吸虫的成虫既可寄生于人，也可以寄生于牛，牛即为保虫宿主。

4. 转续宿主（transport host）　有些寄生虫幼虫侵入非正常宿主，不能继续发育而长期保持幼虫状态，当有机会进入正常宿主体内可发育为成虫，这种非正常宿主称为转续宿主。例如，卫氏并殖吸虫

的童虫，适宜宿主是人和犬等，进入非正常宿主野猪体内，不能发育为成虫而长期保持童虫状态，若人或犬生食或半生食含有此童虫的野猪肉，童虫即可发育为成虫。野猪为该寄生虫的转续宿主。

三、寄生虫生活史与感染阶段

寄生虫完成一代生长、发育和繁殖的全过程及其所需的环境条件，称寄生虫的生活史。有些虫种的生活史比较简单，在完成生活史的过程中仅需要一种宿主；有的则相当复杂，完成生活史除需终宿主外，还需要一种或一种以上的中间宿主。因此，根据寄生虫在完成生活史中是否需要中间宿主，可分为两种类型。①直接型：完成生活史的过程中不需要中间宿主。②间接型：完成生活史需要中间宿主。不同种类的寄生虫完成其生活史所需宿主数目不尽相同。

寄生虫的生活史中需经历许多不同的阶段，具有感染人体能力的发育阶段称为感染阶段或感染期。如血吸虫生活史有虫卵、毛蚴、母胞蚴、子胞蚴、尾蚴、童虫和成虫等阶段，只有尾蚴能感染人体，故尾蚴是血吸虫的感染阶段。

有些寄生虫的生活史中仅有无性繁殖，如阿米巴原虫、阴道毛滴虫、蓝氏贾第鞭毛虫、杜氏利什曼原虫等；有些寄生虫的生活史仅有有性生殖，如蛔虫、蛲虫、钩虫等；有些寄生虫需经过无性繁殖和有性繁殖两种方式才能完成一代发育，即无性繁殖时代与有性繁殖时代交替进行，称世代交替，如疟原虫、弓形虫、吸虫等。

第二节　寄生虫与宿主的相互关系

寄生虫与宿主的关系包含两个方面，即寄生虫对宿主的损害作用和宿主对寄生虫的抵抗与免疫清除作用。寄生虫感染宿主后，在宿主体内移行、生长、繁殖等均会对宿主造成不同程度的损害，宿主可能出现病理改变，引起寄生虫病；同时宿主产生的抗寄生虫免疫清除作用，可能会导致杀灭寄生虫或寄生虫形态与功能的变化，以减少寄生虫对宿主的损害。

一、寄生虫对宿主的损害作用

寄生虫对宿主的致病作用主要包括夺取营养、机械性损伤、毒性与免疫损伤。

（一）夺取营养

寄生虫在宿主体内或体外寄生，掠夺宿主的营养才能生长、发育及繁殖。有的肠道寄生虫除吸收宿主营养外，还阻碍宿主对营养的吸收。如蛔虫在人体小肠内以半消化的食物为食，引起宿主营养不良。

（二）机械性损伤

寄生虫侵入宿主，在体内移行或定居，可对局部、附近组织或器官造成损伤、压迫及堵塞等机械性损伤。如并殖吸虫童虫在宿主体内移行可引起肝、肺等器官的损伤；蛔虫在肠道内相互缠绕的堵塞作用，可引起肠梗阻。此外，宿主细胞内寄生的原虫大量繁殖，造成细胞破裂，也属于机械性损伤，如红细胞内大量繁殖的疟原虫造成细胞破裂。

（三）毒性与免疫损伤

寄生虫的分泌物、排泄物和虫体死亡的崩解物等对宿主产生毒性作用，或作为变应原引起免疫病理损伤。如溶组织内阿米巴分泌蛋白水解酶，破坏局部组织，侵蚀肠壁或侵犯肝脏等器官；钩虫分泌的抗凝血素，使受伤的肠组织伤口流血不止；血吸虫卵内毛蚴分泌物作为变应原，刺激周围组织形成虫卵肉芽肿。

二、人体抗寄生虫免疫

寄生虫及其代谢产物对宿主均为异物，寄生虫攻击宿主时会引起宿主一系列的免疫反应，即为抗寄生虫免疫，包括固有免疫和适应性免疫。

（一）固有免疫

固有免疫是指人类在长期的进化过程中逐渐建立起来的天然防御能力，其受遗传因素控制，包括皮肤黏膜和胎盘的屏障作用，消化液的消化作用，吞噬细胞、嗜酸性粒细胞、自然杀伤细胞、补体的杀灭作用等。

（二）适应性免疫

宿主感染寄生虫后产生的获得性免疫即适应性免疫，这种免疫随寄生虫的种类、数量及宿主的不同而产生不同的免疫效果。

1. 消除性免疫　是寄生虫感染中少见的一种免疫状态，即宿主能消除体内寄生虫，并对再感染产生完全的抵抗力。如热带利什曼原虫引起的皮肤利什曼病患者痊愈之后对再感染具有长期的、特异的抵抗力。

2. 非消除性免疫　是寄生虫感染中常见的一种免疫状态，多数寄生虫感染免疫属于此种类型，即寄生虫感染后虽可诱导宿主产生一定的免疫力，对体内已有的寄生虫不能完全清除，但对同种寄生虫具有一定的抵御再感染的作用。如果用药物驱虫后，宿主的免疫力随之消失。非消除性免疫有带虫免疫和伴随免疫两种状态。

（1）带虫免疫　人体感染疟原虫后产生的免疫力不能完全清除体内的疟原虫，使其维持在较低的水平，但对同种疟原虫再感染有一定的抵抗力，若体内活虫消失，免疫力也随之消失，这种状态称为带虫免疫。

（2）伴随免疫　某些蠕虫（如日本血吸虫）感染诱导人体产生的免疫力对体内活的成虫无明显杀伤效应，但可抵抗幼虫的再次感染，这种免疫状态称为伴随免疫。

3. 免疫逃逸　有些寄生虫能逃避宿主的免疫反应，寄生虫侵入人体后，不受宿主的免疫攻击而继续生存，其机制可能有以下几种。

（1）表面抗原改变　寄生虫的表面抗原发生变异。有些寄生虫体表能表达与宿主组织相似的成分，从而逃避宿主的免疫攻击。

（2）组织学隔离　寄生于肠道、生殖道或细胞内的寄生虫，如蛔虫、阴道毛滴虫或疟原虫等，难与抗体或 T 细胞接触，从而避开了宿主的免疫作用。

（3）寄生虫可溶性循环抗原的封闭作用　有些寄生虫在宿主体内产生的可溶性抗原与相应的抗体结合，形成免疫复合物，使抗体失去作用，还可封闭致敏 T 细胞的细胞毒功能，如疟原虫、血吸虫等。

（4）抑制宿主免疫应答　如杜氏利什曼原虫感染中，虫体可释放一种抑制致敏淋巴细胞的抗原物质，使宿主免疫力减弱。旋毛形线虫幼虫的分泌物具有损伤淋巴细胞的作用。

第三节　寄生虫病流行与防治原则

一、寄生虫病流行的基本环节

寄生虫病的流行与传播必须具备三个基本环节，即传染源、传播途径和易感人群。

1. 传染源　为感染寄生虫的人（患者、带虫者）和动物（包括保虫宿主）。如溶组织内阿米巴带虫者排出的包囊感染其他宿主；感染华支睾吸虫的患者、带虫者或猫等随粪便排出的虫卵，在外界发育到感染阶段均可感染另一宿主。

2. 传播途径　人体寄生虫的传播主要有垂直传播和水平传播两种方式。

（1）垂直传播　母体的寄生虫可随胎盘血进入胎儿，使胎儿感染，如弓形虫等。

（2）水平传播　①经消化道感染：寄生虫的感染阶段可以通过食物、饮水以及污染的手指、玩具或其他媒介经口进入人体，如人误食被感染期虫卵或幼虫污染的蔬菜、水果等，是感染最常见的途径。②经接触感染：寄生虫通过人与人之间直接接触传播，如阴道毛滴虫通过性行为传播等。③经皮肤感染：如土壤中的钩虫丝状蚴、水中的血吸虫尾蚴等经皮肤侵入宿主。④经节肢动物感染：如蚊传播疟原虫，白蛉传播利什曼原虫。⑤经自身感染：有的寄生虫可以在宿主体内引起自身体内重复感染，如猪带绦虫。⑥经呼吸进入体内：如蛲虫卵可在空气中飘浮，可随呼吸被吞入而致感染。

3. 易感人群　指对寄生虫无免疫力或免疫力低下的人群。一般而言，人类对多种寄生虫缺乏有效的免疫，普遍易感。易感性还与年龄、地域、生活方式、生活习性等有关，如儿童免疫力低于成人，从非流行区进入流行区的人易感性更高。

二、寄生虫病流行的特点

1. 地方性　寄生虫病的流行有明显的地方性，主要与气候条件、中间宿主、媒介节肢动物以及人群的生活习惯、生产环境与方式有关。如气候干寒地区钩虫病很少；血吸虫的流行区与钉螺的分布相同。

2. 季节性　寄生虫病的流行有明显的季节性。生活史中需要节肢动物作为宿主或传播媒介的寄生虫，流行季节与相关节肢动物的季节消长相同，如间日疟原虫的流行季节与中华按蚊或嗜人按蚊的活动季节一致。此外，人群的生产活动或生活活动形成了感染的季节性，如人们因农业生产等接触疫水而感染血吸虫，所以急性血吸虫病常见于夏季。

3. 自然疫源性　有的寄生虫病可在脊椎动物和人之间自然传播，称人兽共患寄生虫病（parasitic zoonosis）。在原始森林或荒漠地区，这些寄生虫一直在脊椎动物之间传播，人偶然进入，则能通过一定途径传播给人。这类不需要人的参与而存在于自然界的人兽共患寄生虫病具有明显的自然疫源性，这种地区称为自然疫源地。寄生虫病的自然疫源性既反映出寄生虫病在自然界的进化过程，又说明了某些寄生虫病在流行病学和防治方面的复杂性。当前，在地质勘探、新旅游区开发及自然保护区建立时，掌握当地寄生虫病的自然疫源性十分必要。

三、寄生虫病流行的影响因素

1. 自然因素　包括地理环境和气候条件，如温度、湿度、雨量、光照等。地理环境会影响中间宿主的滋生与分布，气候条件会影响寄生虫在外界的生长发育及其中间宿主和媒介昆虫的滋生。如血吸虫的中间宿主钉螺的生长、毛蚴的孵化、尾蚴的逸出除需要水外，还与温度、光照等条件有关，而适宜的温度又增加了人群接触疫水的机会，因而有利于血吸虫病的流行。

2. 生物因素　中间宿主的存在是某些寄生虫病流行的必要条件。有些寄生虫在其生活史过程中需要中间宿主或作为传播媒介的节肢动物的存在，它们的存在与否决定了这些寄生虫病能否流行。我国丝虫病与疟疾的流行同相应蚊媒的地理分布是一致的；无钉螺滋生的长江以北地区就没有日本血吸虫病的流行。

3. 社会因素　包括社会制度、经济状况、生活条件和习惯、文化传统、医疗卫生以及生产方式等，这些社会因素直接影响寄生虫病的流行。一个地区的自然因素和生物因素在某一个时期内是相对稳定的，而社会因素往往是可变的，尤其政治、经济状况的变动可在一定程度上影响自然和生物因素。经济文化的落后必然伴有落后的生产方式和生活方式以及不良的卫生习惯和卫生环境，因而不可避免造成许多寄生虫病的广泛流行，严重危害人体健康。因此，社会的稳定、经济的发展、医疗卫生的进步和防疫保健制度的完善以及人民群众科学、文化水平的提高，对控制寄生虫病的流行起主导作用。

素质提升

不可忽视的寄生虫病

寄生虫病分布广泛，但以贫穷落后、卫生条件差的地区多见。解放初期，我国寄生虫病多发，其中钩虫病、丝虫病、血吸虫病、黑热病和疟疾被称为"五大寄生虫病"，严重威胁着人们的健康。中华人民共和国成立以来，党中央高度重视人民群众健康问题，始终把防疫工作视为一项重大的政治任务。经过多年的努力，我国在防控寄生虫病方面取得了举世瞩目的成就，实现了消除丝虫病和疟疾的目标，其他寄生虫病也已处于低度流行或散发状态。目前，我国寄生虫病的发病原因主要有生产劳作方式不当、传播媒介难以完全消灭、有食生肉或饮生水的不良饮食习惯、境外输入等，因此，防控寄生虫病仍不能松懈。

四、寄生虫病的防治原则

为控制和消灭寄生虫病，应针对寄生虫病流行的基本环节，制定综合性防治措施。

1. 控制或消灭传染源　在流行区普查、普治带虫者和患者，加强动物管理，加强流动人口管理及检疫，控制传染源的输入和扩散。

2. 切断传播途径　加强粪便和水源管理，搞好环境卫生、饮食卫生和个人卫生，控制和消灭中间宿主及媒介节肢动物。

3. 保护易感人群　加强集体和个人防护，改善生产和生活条件，改变不良的饮食习惯和行为方式，增强机体免疫力，进行健康教育，提高防病意识。

目标检测

答案解析

一、选择题

（一）单选题

1. 人体寄生虫包括（　　）

　　A. 医学蠕虫和医学节肢动物　　　　　　　B. 医学蠕虫和医学原虫

　　C. 医学蠕虫、医学原虫、医学节肢动物　　D. 医学原虫和医学节肢动物

　　E. 病原微生物、医学蠕虫、医学原虫

2. 寄生关系是指（　　）

　　A. 双方均受益　　　　　　　　　　　　　B. 一方受益，一方受害

　　C. 双方均受害　　　　　　　　　　　　　D. 一方受益，另一方既不受益也不受害

　　E. 双方均不受益也不受害

3. 日本血吸虫的成虫寄生于人体，所以人是日本血吸虫的（　　）

    A. 中间宿主　　　　　　　　　B. 终宿主　　　　　　　　　C. 保虫宿主

    D. 转续宿主　　　　　　　　　E. 储存宿主

4. 人体寄生虫的感染阶段是指（　　）

    A. 感染保虫宿主的阶段　　　B. 感染中间宿主的阶段　　　C. 感染转续宿主的阶段

    D. 感染终宿主的阶段　　　　E. 感染人体的阶段

5. 寄生虫的生活史是指（　　）

    A. 寄生虫的繁殖过程　　　　　　　　B. 寄生虫生长、发育、繁殖的全过程及所需环境

    C. 寄生虫的生长和发育过程　　　　　D. 寄生虫在中间宿主体内的发育过程

    E. 寄生虫在终宿主体内的发育过程

6. 最常见的人体寄生虫感染途径是（　　）

    A. 消化道感染　　　　　　B. 性接触感染　　　　　　C. 呼吸道感染

    D. 节肢动物感染　　　　　E. 皮肤接触感染

7. 寄生虫病流行的基本环节是（　　）

    A. 传染源、中间宿主、传播媒介　　　　B. 传染源、传播途径、易感人群

    C. 自然因素、生物因素、社会因素　　　D. 温度、湿度、地理环境

    E. 寄生虫的种类、数量、致病性

8. 有些寄生虫需经过无性繁殖和有性繁殖两种方式才能完成一代发育，即无性繁殖与有性繁殖交替进行，称（　　）

    A. 世代交替　　　　　　　B. 孢子生殖　　　　　　　C. 配子生殖

    D. 裂体增殖　　　　　　　E. 自我复制

9. 关于人体寄生虫病的传染源，描述最全面的是（　　）

    A. 患者　　　　　　　　　B. 带虫者　　　　　　　　C. 患者和带虫者

    D. 保虫宿主　　　　　　　E. 患者、带虫者、保虫宿主

（二）多选题

10. 寄生虫病流行的影响因素有（　　）

    A. 自然因素　　　　　　　B. 历史因素　　　　　　　C. 生物因素

    D. 社会因素　　　　　　　E. 免疫因素

11. 关于寄生虫病的防治，下列属于保护易感人群应采取措施的有（　　）

    A. 加强个人防护　　　　　B. 进行健康教育　　　　　C. 改变不良饮食习惯

    D. 增强机体免疫力　　　　E. 消灭媒介节肢动物

二、思考题

简述寄生虫对人体的致病作用。

（聂　敏）

书网融合……

本章小结　　　　　　　微课　　　　　　　题库

第二十八章 蠕 虫

◎ 学习目标

1. 通过本章学习，重点把握蛔虫、钩虫、蛲虫、血吸虫、华支睾吸虫、猪带绦虫的形态、生活史和致病性。

2. 能根据常见蠕虫的生活史和致病性，理解各种蠕虫的实验室检测、流行及防治原则。

蠕虫（helminth）是一大类能够借助肌肉的收缩做蠕动状运动的多细胞无脊椎动物，包括线形动物门的线虫、扁形动物门的吸虫和绦虫、棘头动物门的棘头虫等多种寄生虫，由蠕虫引起的疾病称为蠕虫病。

≫ 情境导入

情景描述 患者，男，8岁。剑突下阵发性钻顶样疼痛8小时，疼痛向右肩放射，伴恶心、呕吐，急诊入院。询问病史，患者家住农村，经常生吃瓜果蔬菜，半年前开始出现经常性脐周腹痛，排便时偶见圆柱形虫体。查体：心肺听诊无异常。剑突下偏右有压痛，腹软，可触及一条索状物。

讨论 1. 根据病史、临床症状及体格检查，初步判断为何种疾病？

2. 判断依据是什么？

3. 应采取哪些措施预防本病？

第一节 线 虫

线虫（nematode）成虫呈圆柱形或线形，体不分节，两侧对称，多为雌雄异体，生活史包括虫卵、幼虫和成虫三个阶段。常见的寄生于人体的线虫有10余种，重要的有蛔虫、钩虫、丝虫和旋毛虫等。线虫对人体的危害主要是机械刺激和毒性作用，大多数线虫的成虫和幼虫对人体均有致病作用。

一、似蚓蛔线虫 🅔 微课

似蚓蛔线虫（*Ascaris lumbricoides*），简称蛔虫，成虫寄生在小肠，可引起蛔虫病，是我国常见的寄生虫之一。

（一）形态

1. 成虫 长圆柱形，似蚯蚓，活时淡红色或微黄色，死后灰白色，体表有细横纹，两侧有明显侧线，口孔位于虫体顶端，由三个"品"字形排列的唇瓣围绕，唇瓣内缘有锯齿形细齿。雌虫长20～35cm，甚至达40cm以上，尾端尖直，生殖系统为双管型；雄虫长15～31cm，尾端向腹面卷曲，末端有2根伸出的交合刺，生殖系统为单管型。

2. 虫卵 蛔虫的虫卵包括以下两种（图28-1）。

（1）受精卵 宽椭圆，(45～75)μm×(35～50)μm。卵壳厚而透明，内含1个大而圆的卵细胞，其两端与卵壳间可见新月形空隙，外有一层棕黄色、凹凸不平的蛋白质膜，有时蛋白质膜可脱落形成脱蛋白质膜的受精蛔虫卵。

（2）未受精卵　长椭圆，（88~94）μm×（39~44）μm。卵壳与蛋白质膜均薄，内含许多大小不等的折光颗粒。

两种蛔虫卵均可脱去蛋白质膜变为无色透明，观察时应与其他虫卵相鉴别。

图 28 - 1　蛔虫生活史及成虫和虫卵形态示意图

（二）生活史

蛔虫的生活史包括成虫、幼虫和虫卵三个阶段（图 28 - 1），不需要中间宿主。成虫寄生于人体小肠中，雌雄交配产卵，每条雌虫可日均产卵 24 万个，卵随粪便排出，在温暖（21~30℃）、潮湿、阴蔽、氧气充足的泥土中，经 2 周第 1 次蜕皮发育成感染期虫卵。感染期虫卵随被污染的瓜果蔬菜等经口食入，在小肠内孵出幼虫，幼虫侵入肠黏膜和黏膜下层小静脉或小淋巴管，随血液、淋巴至肺，穿破肺微血管进入肺泡，再经 2 次蜕皮后，沿支气管、气管逆行至咽，随吞咽动作再次入小肠，再次蜕皮后经数周发育为成虫。从食入感染期虫卵到雌虫产卵需 60~75 天。蛔虫在人体内的寿命为 1 年左右。寄生在人体的成虫一般为一至数十条。

（三）致病性

1. 幼虫　幼虫在移行时主要累及肺部，造成细支气管上皮细胞脱落，肺部点状出血，引起支气管肺炎、支气管哮喘，临床表现为发热、咳嗽、咳黏液痰或血痰、胸闷、哮喘或过敏性皮炎等，多数在发病后 4~14 天自愈。严重感染时可侵入肝、脑、肾、脾、眼、甲状腺等器官，引起异位寄生。

2. 成虫　成虫是主要致病阶段。

（1）消化道症状　成虫夺取宿主营养，机械损伤肠黏膜，导致消化不良和吸收障碍。临床表现为食欲不振、恶心、呕吐、腹胀、腹泻、便秘、间歇性脐周疼痛等，严重时营养不良，甚至使儿童发育障碍。儿童患者常有神经精神症状，如夜惊、夜间磨牙，偶尔出现异嗜症等。

（2）超敏反应　蛔虫变应原可诱导机体产生过多的 IgE，其介导发生 I 型超敏反应，引发荨麻疹、皮肤瘙痒、血管性水肿等病症，严重者可出现蛔虫中毒性脑病，发生抽搐、惊厥、昏迷等神经系统症状。

（3）并发症　蛔虫有窜扰、钻孔习性，若宿主大量食入辛辣食物、不当服用驱虫药剂或有发热、胃肠道疾病等情况，虫体可钻入开口于肠壁上的各种管道，引起胆道蛔虫病、蛔虫性胰腺炎、阑尾炎、肠穿孔等，大量蛔虫扭结成团阻塞肠管可引起肠梗阻。

（四）实验室检查

1. 病原学检测　自患者粪便中检出虫卵或成虫，即可确认。由于蛔虫的产卵量大，常用粪便直接涂片法检测虫卵，一张涂片虫卵的检出率为 80% 左右，三张可达 95%。改良的加藤厚涂片法、沉淀法、饱和盐水浮聚法的检出率更高。对粪中查不到虫卵的疑似患者，可进行试验性驱虫诊治。

2. 免疫学检测　成虫抗原皮内试验的阳性率可达 80% 以上，其阳性可提示早期蛔虫感染或有雄虫寄生，有助于流行病学调查。血清免疫球蛋白 IgG 及 IgE 呈高水平，但并无特异性。

（五）流行

蛔虫呈世界性分布，主要流行于温暖、潮湿、卫生条件差的热带和亚热带地区。人群感染的特点为农村高于城市，儿童高于成人。蛔虫感染率高的主要因素是：①生活史简单；②雌虫产卵量大；③虫卵抵抗力强；④用未经处理的人粪施肥或随地大便的习惯，苍蝇等机械性携带虫卵；⑤不良的卫生行为和缺乏完善的卫生设施。

（六）防治

加强粪便管理，无害化处理粪便。加强健康教育，饭前便后要洗手，不生食未洗净的瓜果蔬菜，不喝生水，消灭苍蝇、蟑螂等。常用阿苯达唑、甲苯达唑、苯并咪唑、伊维菌素等治疗。

二、十二指肠钩口线虫与美洲板口线虫

寄生于人体的钩虫（hookwormm）主要有十二指肠钩口线虫（Ancylostoma duodenale，简称十二指肠钩虫）和美洲板口线虫（Necator americanus，简称美洲钩虫），引起钩虫病，为中华人民共和国成立初期五大寄生虫病之一。

（一）形态

1. 成虫　虫体细长，长约 1cm，活时淡红色，死后灰白色。十二指肠钩虫比美洲钩虫略大。十二指肠钩虫口囊内有 2 对钩齿，虫体呈"C"形；美洲钩虫口囊内有 1 对半月形板齿，虫体呈"S"形。雌虫大于雄虫，尾端尖直（图 28 - 2）。两者的主要区别点见表 28 - 1。

表 28 - 1　两种人体钩虫的鉴别要点

区别点	十二指肠钩虫	美洲钩虫
大小	雄：(10~13)mm×0.6mm	雄：(9~11)mm×0.4mm
	雌：(8~11)mm×(0.4~0.5)mm	雌：(7~9)mm×0.3mm
体态	前端与尾端均向前背面弯曲，呈"C"形	前端向背面弯曲，尾端向腹面卷曲，呈"S"形
口囊	腹面前缘有 2 对钩齿	腹面前端有 1 对半月形板齿
交合伞	略圆	略扁，似扇形
背辐肋	由远端分两支，每支又分三小支	由基部分两支，每支又分二小支
交合刺	两端长鬃状，末端分开	一刺末端形成倒钩，与另一刺末端相并包于膜内
阴门	体中部略后处	体中部略前方
尾刺	有	无

钩虫的 1 对头腺能分泌抗凝素及多种酶类，其分泌的抗凝素能抑制宿主血液凝固，有利于钩虫吸血。咽腺 3 个，分泌乙酰胆碱酯酶等，能降低宿主肠壁的蠕动，以利于虫体附着。其咽管壁较长、管壁肌肉发达，均利于吸血（图 28 - 2）。

图 28 - 2　钩虫成虫形态示意图

2. 幼虫　幼虫又称为钩蚴，分杆状蚴和丝状蚴两个阶段。杆状蚴头端钝圆，尾端尖细，分两期：第一期大小为（0.23 ~ 0.4）mm × 0.017mm；蜕皮之后的第二期比一期略长。丝状蚴体长 0.5 ~ 0.7mm。

3. 虫卵　椭圆形。卵壳较薄，无色透明，内常含 2 ~ 4 个卵细胞，卵细胞与卵壳之间有明显空隙。若粪便放置过久或便秘，成为桑椹期卵或含蚴卵。

（二）生活史

成虫寄生于小肠上段，借口囊内的钩齿或板齿咬附于肠黏膜上，以血液、组织液、肠黏膜为食。雌雄交配产卵，卵随粪便排出，在温暖（25 ~ 30℃）、潮湿（相对湿度为 60% ~ 80%）、阴蔽、氧气充足的泥土中，1 天左右孵出一期杆状蚴，经 2 天第 1 次蜕皮发育为二期杆状蚴，再经 1 周第 2 次蜕皮发育为丝状蚴即感染阶段（图 28 - 3）。

丝状蚴具有向温、向湿、向上、集聚性，当接触皮肤受体温刺激时，活动力增强，通过穿刺运动和酶的作用，经毛囊、汗腺或皮肤破损处钻入皮肤，在皮下组织内移行 24 小时，后进入小血管或淋巴管至肺，穿破肺微血管进入肺泡，沿支气管、气管上行至咽，随吞咽动作入小肠，在小肠内蜕皮 2 次发育为成虫。丝状蚴也可经口侵入口腔或食管黏膜而感染人体。自幼虫钻入皮肤至成虫产卵需 4 ~ 6 周或更久。十二指肠钩虫日均产卵 1 万 ~ 3 万个，美洲钩虫日均产卵 0.5 万 ~ 1 万个。十二指肠钩虫可存活 7 年，美洲钩虫可存活 5 年以上。

（三）致病性

1. 幼虫

（1）钩蚴性皮炎　俗称粪毒、地痒疹，多见于趾、指间皮肤及足、手背。丝状蚴侵入皮肤，数分钟至 1 小时后，局部皮肤出现奇痒和烧灼感，可见充血斑点或丘疹，继而出现小出血点、丘疹、小疱疹，搔破后继发感染形成脓疱。

图 28－3　钩虫生活史示意图

（2）钩蚴性肺炎　幼虫穿破肺微血管入肺泡时，可引起出血及炎症细胞浸润。临床表现为咳嗽、血痰、发热、畏寒等。重者临床表现为咯血、剧烈干咳和哮喘发作。血中嗜酸性粒细胞增多。

2. 成虫　危害最严重的阶段。

（1）贫血　钩虫咬附肠黏膜吸血，且不断更换吸血部位、分泌抗凝素，造成新旧伤口不断渗血。患者长期慢性失血，再加上营养不良，铁、蛋白质不断损耗却又供应不足，造成小细胞低血素性贫血，即缺铁性贫血。临床表现为皮肤蜡黄、黏膜苍白、眩晕、乏力、心慌气短，严重者临床表现可为心慌气促、面部及下肢浮肿，甚至表现为贫血性心脏病，青壮年劳动力减弱或丧失，妇女停经、流产，婴幼儿发育障碍，甚至出现侏儒症。

（2）消化道症状　钩虫不断更换咬啮部位，造成肠黏膜散在出血点及小溃疡，或片状出血性瘀斑，病变可深达黏膜下层或肌层。临床表现为上腹不适或隐痛、恶心、呕吐、腹泻、柏油样黑便等。少数患者出现喜食生米、生豆、泥土、煤渣、破布等异常症状，称"异嗜症"，补充铁剂后，大多数患者此现象消失。

（四）实验室检测

1. 病原学检测　粪便中检出钩虫卵或孵出钩蚴为确诊依据。可采用直接涂片法和饱和盐水浮聚法检测虫卵，钩蚴培养法检测钩蚴。

2. 免疫学检测　方法有皮内试验、间接荧光抗体试验和 ELISA 等，可用于流行病学调查或早期辅助诊断。

3. 血象及骨髓检查

（1）血象　红细胞减少，呈小细胞低色素性贫血。嗜酸性粒细胞增多，贫血严重时逐渐减少。白细胞总正常或略高。

（2）骨髓检查　呈现造血旺盛现象，红细胞发育停滞在幼红细胞阶段，中幼红细胞显著增多。

（五）流行特点

钩虫病呈世界性分布。我国以黄河以南广大农村地区为主要流行区。南方高于北方，南方以美洲钩虫为主，北方以十二指肠钩虫为主，混合感染较为普遍。传染源是患者和带虫者，其流行与自然环境、种植作物种类、生产方式等关系密切。在温暖、雨量充足的夏、秋季节，雨后初晴或久晴初雨之后，种植旱地作物时接触疫土而感染。

（六）防治措施

无害化处理粪便，不随地大便。搞好个人防护，不赤足下地作业，尤其是雨后。在手、足等皮肤暴露处涂抹 1.5% 左旋咪唑硼酸酒精或 15% 噻苯达唑软膏，可减少感染机会。常用甲苯达唑、阿苯达唑、三苯双脒、噻嘧啶及伊维菌素等治疗。

三、其他线虫

其他常见线虫的主要生物学性状及致病性见表 28 – 2。

表 28 – 2　蠕形住肠线虫、毛首鞭形线虫、丝虫和旋毛形线虫的主要生物学特性及致病性

		蠕形住肠线虫（蛲虫）	毛首鞭形线虫（鞭虫）	丝虫（马来丝虫和班氏丝虫）	旋毛形线虫（旋毛虫）
形态	成虫	①虫体细小，两头尖细，乳白色；②雄虫较小，雌虫较大	①虫体形如马鞭；②雌雄异体：雄虫尾部向腹面卷曲；雌虫尾部直而钝圆	①虫体细长如丝线，乳白色；②雌雄异体	细小线状，乳白色
	虫卵/幼虫	①卵略呈椭圆形，左右不对称，一侧较扁平，一侧较隆起，呈"D"；②无色透明，卵壳较厚	①纺锤形，黄褐色；②卵壳较厚；③透明栓或称盖塞：卵两端各有一个	微丝蚴：丝虫成虫产生的幼虫称为微丝蚴。虫体细长，无色透明，头端钝圆，尾端尖细，活时做蛇形运动	囊包幼虫属于卵胎生，幼虫到达宿主横纹肌内形成囊包幼虫
	虫卵内含物	新产卵内已有一个蝌蚪期的胚胎。虫卵在外界与空气接触后，很快发育为幼虫	卵内含有未分裂的卵细胞	—	—
生活史	寄生部位	人体的盲肠、阑尾和结肠、直肠以及回肠下段	盲肠	马来丝虫多寄生于浅部淋巴管、淋巴结中；班氏丝虫寄生于浅、深部淋巴管、淋巴结中	成虫：小肠幼虫：横纹肌细胞内
	感染阶段	感染期虫卵	感染期虫卵	丝状蚴（感染期蚴）	囊包幼虫
	致病阶段	成虫	主要是成虫	成虫、微丝蚴	幼虫
	终宿主	人	人	人	终宿主为人；保虫宿主为猪、鼠等
	感染途径	经口	经口	蚊（库蚊、按蚊、伊蚊等）吸血，蚊为传播媒介和中间宿主	经口
致病性		雌虫产卵引起肛门及会阴部皮肤瘙痒及炎症；异位寄生可引起泌尿生殖系统炎症	①轻度感染：一般无明显症状；②重度感染：可出现食欲减退、头晕、腹痛、消瘦、贫血；③严重慢性感染：直肠脱垂等	①微丝蚴血症；②急性期过敏及炎症反应：急性淋巴管炎、丹毒样皮疹，丝虫热；③慢性阻塞期象皮肿，乳糜尿，睾丸鞘膜积液	幼虫移行及囊包形成可引起炎症反应

第二节　吸　虫

吸虫属于扁形动物门吸虫纲，全部营寄生生活，寄生人体的吸虫有 30 多种。

一、日本血吸虫

日本血吸虫（*Schistosome japonicum*），又称日本裂体吸虫，属吸虫纲，可致血吸虫病，是我国五大寄生虫病之一。

（一）形态

1. 成虫　雌雄异体，终生合抱。雄虫乳白色，背腹扁平，长 10～20mm，略粗短，前端有发达的口、腹吸盘，自腹吸盘以下虫体两侧向腹面卷曲，形成抱雌沟，故外观呈圆柱形。睾丸多为 7 个，椭圆形，串珠状排列于腹吸盘后背侧。雌虫深褐色，前细后粗，长 12～28mm，细长如线，位于抱雌沟内。口、腹吸盘较小，肠管内含较多红细胞消化后的残留物。卵巢 1 个，长椭圆形，位于虫体中部（图 28－4A）。

2. 虫卵　椭圆形，淡黄色，平均 89μm×67μm。卵壳薄，无卵盖，一侧有一逗点状小棘，表面常附有许多宿主残留物。卵内含一毛蚴，毛蚴与卵壳间常有大小不等的圆形或椭圆形油滴状毛蚴分泌物。

3. 毛蚴　长椭圆形或梨形，99μm×35μm，灰白色，半透明，周身被有纤毛，前端一锥形顶突，内有 1 个顶腺和 2 个头腺，开口于顶突。

4. 尾蚴　叉尾型，280～360μm，分体部和尾部，尾部又分尾干和尾叉。口吸盘位于体前端腹面，腹吸盘位于虫体后 1/3 处。体前端为头器，内有一单细胞头腺。腹吸盘周围有 5 对左右对称排列的单细胞钻腺，由 5 对腺管分左右 2 束，向前开口于头器顶端（图 28－4B）。

A

虫卵　　　毛蚴(活动时)

毛蚴　　　胞蚴　　　尾蚴

B

图 28 - 4　日本血吸虫成虫、幼虫及虫卵形态示意图

（二）生活史

成虫寄生于人和多种哺乳动物的门脉－肠系膜静脉系统，雌虫产卵于肠黏膜下静脉末梢内。大部分虫卵随血流沉积在肝组织内，小部分虫卵沉积于肠黏膜组织中，约经 11 天发育成熟，卵内毛蚴分泌物可透过卵壳释出，引起虫卵周围组织、血管壁发炎坏死。虫卵随组织溃破落入肠腔，随粪便排出，入水后在适宜的环境下，经 2～32 小时孵出毛蚴，钻入中间宿主钉螺体内，经无性生殖形成大量母胞蚴、子胞蚴后发育成尾蚴。尾蚴自螺体逸出，在水中游动，遇到终宿主（人）或保虫宿主（牛）等，靠其钻腺分泌的溶组织酶和尾部的摆动，钻入皮肤脱去尾部形成童虫。童虫随血循环经右心、肺、左心进入体循环，到达肠系膜动脉，穿过毛细血管进入肝门静脉，发育到性器官初步分化时雌雄合抱，再移行至肠系膜静脉及直肠静脉发育为成熟成虫，并在此寄居、交配产卵（图 28 -5）。

门脉-肠系膜静脉系统内的成虫

肠内虫卵排出

保虫宿主

水中

尾蚴
胞蚴
虫卵
毛蚴　　钉螺

尾蚴钻入皮肤

图 28 - 5　日本血吸虫生活史示意图

（三）致病性

在血吸虫感染过程中，尾蚴、童虫、成虫和虫卵均可对宿主造成损害，并引起超敏反应，其中以虫卵的致病作用最强。

1. 尾蚴致病 尾蚴侵入宿主皮肤时，其机械性损伤及化学毒性作用可引起尾蚴性皮炎，患者局部出现丘疹、红斑和瘙痒，其机制是Ⅰ型或Ⅳ型超敏反应。

2. 童虫致病 童虫在体内移行时可致一过性的血管炎。在发育为成虫前，患者可有潮热、背痛、咳嗽、食欲减退甚至腹泻、嗜酸性粒细胞增多等症状。

3. 成虫致病 成虫寄生于血管内，口、腹吸盘交替吸附于血管壁而做短距离移动，引起静脉内膜炎。成虫的代谢产物、分泌物、排泄物及更新脱落的表膜，可形成免疫复合物，引起Ⅲ型超敏反应。

4. 虫卵致病 虫卵是血吸虫病的主要致病因素。沉积于肝和肠壁等组织中的虫卵发育成熟后，卵内毛蚴释放可溶性抗原透过卵壳微孔渗出，吸引淋巴细胞、巨噬细胞、嗜酸性粒细胞、中性粒细胞及浆细胞等集聚于虫卵周围，形成虫卵肉芽肿（Ⅳ型超敏反应），终致干线型肝纤维化。虫卵引起的肉芽肿和纤维化是血吸虫病的主要病理变化。

（四）临床表现

1. 急性血吸虫病 常见于初次感染者，慢性患者再次大量感染尾蚴后亦可发生。患者出现畏寒、发热、多汗、咳嗽、腹痛、腹泻、黏液血便、淋巴结及肝脾大等。

2. 慢性血吸虫病 急性期未经彻底治疗或反复轻度感染可转为慢性血吸虫病。因患者获得了一定免疫力，所以不出现明显症状，或有慢性腹泻、乏力、肝脾大等。

3. 晚期血吸虫 由于反复或大量感染，虫卵肉芽肿严重损害肝脏，终致干线型肝硬化。晚期血吸虫病根据临床表现分为巨脾型、腹水型、结肠增殖型和侏儒型。晚期血吸虫病的主要并发症有上消化道出血和肝性脑病。

4. 异位血吸虫病 重度感染时，童虫可在门脉系统外寄生并发育为成虫，称异位寄生。异位寄生成虫所产虫卵可致虫卵肉芽肿，称异位损害或异位血吸虫病，多见于肺、脑。

（五）实验室检查

血吸虫病的诊断主要根据疫水接触史、临床表现、病原学检查、免疫学检查、超声检查。确诊须在粪便中或组织中找到虫卵，或在血清中检测到血吸虫的循环抗原。

（六）流行特点

目前，我国血吸虫病患者估计有 30 多万，防治取得了显著成效，疫情达到历史较低水平，总体呈下降趋势。但湖沼型血吸虫病流行区仍然是血吸虫病防治工作的重点地区。

流行环节如下。①传染源：人和牛是最重要的传染源。②传播途径：带卵粪便污染水源、钉螺的存在、人群接触疫水是三个重要流行环节。钉螺是日本血吸虫的唯一中间宿主。③易感者：不同种族和性别的人均易感。

流行因素包括社会因素和自然因素。社会因素涉及社会制度、经济发展水平、生产方式、生活习惯以及农田水利建设、人口流动等。自然因素主要是指与中间宿主——钉螺滋生有关的地理、气温、雨量、水质、土壤和植被等。

（七）防治原则

我国防治血吸虫病的指导思想是综合治理，科学防治，因地制宜，分类指导。要求目标可及，措施可行，效果可评。具体措施如下。

1. 控制传染源 人、畜同步化疗是有效途径，目前最有效的药物是吡喹酮。

2. 切断传播途径　主要措施：①灭螺是切断血吸虫病的关键；②加强人、畜粪便管理；③因地制宜地建设安全供水设施。

3. 保护易感人群　搞好个人防护，尽量避免与疫水接触，必须接触疫水时，可涂抹防护药物，如皮避敌、防蚴灵等；亦可使用塑料、橡胶或乳胶衣裤等。

💡 **素质提升**

我国血吸虫病的流行及防治

血吸虫病，俗称"大肚子病"或"水膨胀"，患者通常骨瘦如柴，腹大如鼓，丧失劳动能力，妇女不能生育，儿童成侏儒。1949 年以前，血吸虫病曾遍布我国长江流域及其以南的多个地区，血吸虫病患者有 1100 余万，受威胁人口达 1 亿（当时中国总人口为 5.4 亿）。血吸虫病给人民带来了深重的灾难，夺走了众多人的生命，也因此被称为"瘟神"。

1956 年春，毛泽东主席发出"一定要消灭血吸虫病"的号召。1957 年 4 月 20 日，国务院发布《关于消灭血吸虫病的指示》；23 日，中共中央发出《关于保证执行国务院关于消灭血吸虫病指示的通知》。随后，原卫生部设立了血吸虫病防治局，与九人领导小组办公室合署办公。

1958 年 6 月 30 日，毛泽东主席从《人民日报》得知余江县消灭了血吸虫病后，写下了七言律诗二首《送瘟神》。

二、华支睾吸虫

华支睾吸虫（*Clonorchis sinensis*），成虫寄生在人体的肝胆管内，又称肝吸虫（liver fluke），引起华支睾吸虫病（肝吸虫病）。

（一）形态

1. 成虫　雌雄同体，似葵花籽仁，$(10 \sim 25)\,mm \times (3 \sim 5)\,mm$；口吸盘略大于腹吸盘，前者位于虫体前端，后者位于虫体前 1/5 处；2 个分支状睾丸前后排列于虫体后 1/3 处，1 个分叶状卵巢位于睾丸之前。

2. 囊蚴　呈球形，约 $0.14\,mm \times 0.15\,mm$，囊壁分两层。活体囊内幼虫运动活跃，可见口、腹吸盘，排泄囊含黑色颗粒。

3. 虫卵　形似芝麻，淡黄褐色，$(27 \sim 35)\,\mu m \times (12 \sim 20)\,\mu m$，较窄一端有卵盖、肩峰，钝圆一端有小疣，卵内含一毛蚴。华支睾吸虫的虫体、虫卵形态见图 28-6。

（二）生活史

成虫寄生于人或猫、犬等哺乳动物的肝胆管内，虫卵随胆汁入肠腔随粪便排出，入水被第一中间宿主——豆螺、沼螺等淡水螺吞食，在螺体内经无性生殖形成许多胞蚴、雷蚴，后进一步发育为尾蚴，尾蚴自螺体逸出后侵入第二中间宿主——淡水鱼、虾，在其体内发育为囊蚴。当附着囊蚴的鱼、虾被终宿主误食后，在消化液的作用下，童虫从囊中脱出，经胆总管、血流或穿过肠壁进入肝胆管，约 1 个月后发育为成虫并产卵。成虫寿命为 20 ~ 30 年（图 28-7）。

图 28 – 6 华支睾吸虫虫体形态示意图

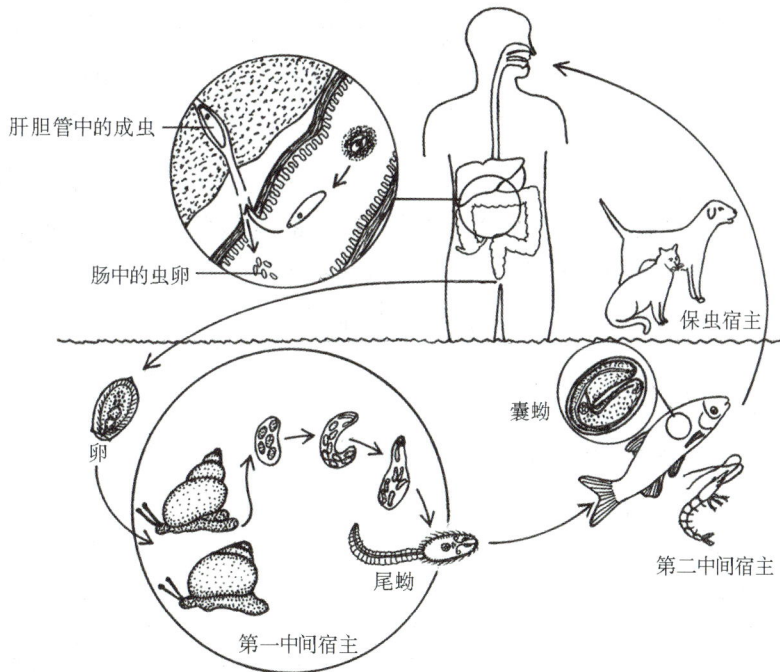

图 28 – 7 华支睾吸虫生活史示意图

（三）致病性与临床

1. 致病机制　成虫在肝胆管内的机械性刺激及其代谢产物的化学刺激，引起胆管内膜及胆管周围的炎症，管壁变厚、管腔变窄、虫体阻塞致胆汁淤滞，引起阻塞性黄疸，合并细菌感染致胆管炎、胆囊炎；死亡的虫体碎片、虫卵、脱落的胆管上皮细胞等引起胆石症；感染严重时，门脉周围可见纤维组织增生和肝细胞萎缩变性，甚至引起胆汁性肝硬化。此外，成虫寄生可引起胆管上皮增生致胆管癌，还可引起急性胰腺炎。

2. 临床表现　轻者无明显症状；中度感染可有食欲不振、厌油、上腹不适、肝区隐痛、头晕疲乏等；重度感染表现为营养不良、腹痛、腹泻、肝脾大、黄疸等；晚期发生肝硬化、腹水胆管癌甚至死亡。儿童感染严重时，可引起发育障碍甚至侏儒症。

（四）实验室检查

1. 病原学检测　一般感染后 1 个月可在大便中发现华支睾吸虫卵，检查方法主要有涂片法和集卵法两大类。

（1）粪便直接涂片法　该方法操作虽然简便，但轻度感染者容易漏诊。

（2）改良加藤法（Kato - Katz，定量透明厚涂片法）　在大规模肠道寄生虫调查中被认为是最有效的粪检方法之一，并可定量。

（3）沉淀法　如自然沉淀法、离心沉淀法、乙醚沉淀法等，检出率较粪便直接涂片法高。

（4）十二指肠引流胆汁检查　引流胆汁进行直接涂片或离心沉淀检查，可使检出率大大提高。

2. 免疫学检测　目前应用较多的是 ELISA 和胶体金免疫层析法，用于检测血清中的特异性抗体。

（五）流行特点

肝吸虫病为人兽共患寄生虫病，主要分布在亚洲。我国除西北地区外的 27 个省、自治区、直辖市均有发现或流行。传染源为患者、带虫者、广泛的保虫宿主。粪便污染水源严重，第一、第二中间宿主种类多、分布广，且共存于同一水域，为幼虫发育提供了条件。人群对本虫普遍易感，感染率与饮食习惯密切相关。如南方居民喜食"鱼生""鱼生粥"、烫鱼片或生虾；北方居民喜食盐拌生鱼；东北地区朝鲜族居民喜用生鱼佐酒；儿童喜食野外未熟透的烧烤鱼虾；生熟食刀具、砧板不分，因囊蚴污染食物而感染。

（六）防治原则

肝吸虫病的防治措施包括改变人们的饮食习惯，不吃生的或半生的鱼、虾；做好粪便管理，防止虫卵污染水体；结合鱼塘管理，定期进行灭螺等；在治疗患者和带虫者的同时亦要治疗病狗、病猫，以消灭传染源。治疗患者首选吡喹酮，亦可选用六氯对二甲苯等。

三、其他吸虫

其他常见线虫的主要生物学性状及致病性（表 28 - 3）。

表 28 - 3　其他常见线虫的主要生物学性状及致病性

		卫氏并殖吸虫（肺吸虫）	布氏姜片吸虫（肠吸虫）
形态	成虫	虫体肥厚，似半颗黄豆，卵巢与子宫并列，背部隆起，腹面扁平，活体可暗红色。最宽处在 1/2 处	肉红色，两吸盘靠得很近，肉眼可见腹吸盘，睾丸分支如珊瑚状
	虫卵	金黄色，椭圆形，左右不对称卵盖倾斜，卵壳厚薄不均	淡黄色，椭圆形，卵壳厚薄均一，卵盖不明显
	虫卵内含物	1 个卵细胞和 10 余个卵黄细胞	1 个卵细胞和 20～40 个卵黄细胞
生活史	寄生部位	成虫：肺部 童虫：皮下，内脏移行	成虫：小肠
	感染阶段	囊蚴	囊蚴
	致病阶段	童虫，成虫	成虫
	终宿主	人	猫、犬科
	保虫宿主	狗、猫和野生肉食动物	猪
	中间宿主	第一中间宿主：川卷螺 第二中间宿主：溪蟹、蝲蛄	扁卷螺 传播媒介：菱角、马蹄
致病性		①胸腔、腹腔各器官损害（童虫移行）；②肺部损伤；③皮肤游走性结节	主要为虫体引发的肠黏膜机械损伤和代谢产物引起的变态反应

第三节 绦 虫

绦虫（*Tapeworm*），又称带虫，属于扁形动物门中的绦虫纲，该纲动物全部营寄生生活。虫体背腹扁平，左右对称，长如带状，大多分节，无口和消化道，缺体腔；除极少数外，均为雌雄同体。成虫绝大多数寄生在脊椎动物的消化道中，生活史需 1~2 个中间宿主。

绦虫的危害主要是机械性损伤和毒性作用。幼虫、成虫可分别致病或均致病，幼虫的危害远大于成虫。粪便检查可查绦虫节片或虫卵，活组织检查可查幼虫，免疫学检查对寄生于组织内的绦虫有重要的辅助诊断价值。

一、链状带绦虫

链状带绦虫（*Taenia solium*），又称猪带绦虫、猪肉绦虫或有钩绦虫，成虫引起猪带绦虫病，幼虫引起囊尾蚴病。

（一）形态

1. 成虫 乳白色，带状，长 2~4m，节片薄。头节近球形，直径为 0.6~1.0mm，上有 4 个吸盘，顶端有能伸缩的顶突，顶突上有 25~50 个小钩，排列两圈。颈节纤细。链体由 700~1000 个节片组成。孕节内充满虫卵的子宫由主干向两侧分支，每侧 7~13 支（图 28-8）。

2. 囊尾蚴 又称囊虫。黄豆大小，半透明，囊内充满透明液体及一小米粒大的白点，为向内凹陷的头节。

3. 虫卵 卵壳薄且无色透明，易破碎，脱去卵壳的虫卵呈球形或近似球形，31~43μm；胚膜较厚，棕黄色，具放射状条纹；卵内可见一球形六钩蚴。

（二）生活史

成虫寄生于人体小肠上段，以头节固着于肠壁。末端脱落的孕节及虫卵随粪便排出，被中间宿主——猪食入，虫卵在消化液的作用下，六钩蚴孵出，钻入肠壁，随血液到达猪全身各处，在肌肉中经 60~70 天发育为囊尾蚴。含囊尾蚴的猪肉，俗称"米猪肉""米糁肉"。人若食入含有活囊尾蚴的猪肉可致感染。囊尾蚴在小肠消化液的作用下，头节翻出并吸附于肠壁，2~3 个月发育为成虫。成虫寿命可达 25 年。

虫卵或孕节被人误食后，可在人体组织内发育成囊尾蚴，但无法继续发育为成虫。人体可误食他人排出的虫卵而引起异体感染，也可误食自己排出的虫卵而引起自体体外重复感染，还可因反胃呕吐时，肠道的逆蠕动将孕节反入胃中而引起自体体内重复感染。

（三）致病性

成虫寄生于人体小肠上段，引起猪带绦虫病，患者无明显临床表现。常因粪便中发现节片求医。少数患者可有上腹或全腹隐痛、消化不良、腹泻、消瘦等。

囊尾蚴寄生于人体引起猪囊尾蚴病，又称囊虫病，其危害远远大于成虫，主要造成占位性病变。人体寄生的囊尾蚴可有 1 个至数千个，寄生部位依次为皮下、肌肉、脑、眼、心、肝、腹部等。寄生于皮下及肌肉时，可出现无痛性皮下结节，以头部和躯干较多；脑囊虫病危害最严重，致癫痫、精神症状、颅内压增高症，重者可突然死亡。眼囊虫病轻者影响视力，重者引起失明。

图 28 - 8 猪带绦虫虫体形态及生活史示意图

（四）实验室检查

1. 病原学检查

（1）检查孕节 孕节放在两张载玻片中间夹压，观察子宫每侧分支数，即可确定虫种。

（2）检查虫卵 因孕节破裂虫卵才散出，故粪便中查到虫卵的机会较少，对可疑患者应多次进行粪便检查才有可能查见虫卵。虫卵检查方法可用粪便直接涂片法、厚涂片法、沉淀法等。有时虫卵可黏附于肛门周围，所以也常用透明胶纸法查虫卵。

（3）检查头节 经药物驱虫后，收集患者 24 小时粪便，用水淘洗，把找到的头节放在两张载玻片中间夹压，置显微镜低倍镜下观察其形状、吸盘及有无顶突和小钩等，可鉴定虫种。

（4）检查囊尾蚴 ①手术摘取皮下结节或肌肉包块，进行活组织检查，确诊囊虫病。将取下的活组织放在两张载玻片中间夹压，低倍镜下观察到猪囊尾蚴即可确诊。②眼囊虫病可用检眼镜检查，可通过查到活动的虫体而确诊。

2. 免疫学检测 囊尾蚴寄生于组织中，给病原检测带来了困难，而免疫学检测有辅助诊断价值，尤其对于无明显特征的深部组织囊虫病如脑囊虫的诊断有重要参考价值。

3. 血常规检测　外周血白细胞数正常，偶有嗜酸性粒细胞增多。

（五）流行特点

猪带绦虫呈全球性分布，但感染率不高。在我国分布普遍，流行因素主要如下。①人无厕、猪无圈或厕所与猪圈相连，均易造成猪吃人粪而感染。②喜食生或半生猪肉的习惯，如"生皮""刹生""生片火锅""沙茶面"等，都是生肉制作或生肉片在热汤中稍烫后，蘸作料或拌面粉、面条食用。其他地区的散在病例则往往是偶然食入含活囊尾蚴的猪肉包子或饺子，或食用未经蒸煮的带囊尾蚴的熏肉和腌肉，或生熟食砧板不分而致感染。

（六）防治措施

不吃生的或半熟的猪肉；生熟食砧板分开；饭前便后要洗手。粪便无害化处理，猪要圈养，防止猪吃人粪。严格肉类检疫，严禁出售"米猪肉"。驱虫治疗常用槟榔、南瓜子合剂，疗效高，副作用小；米帕林、吡喹酮、甲苯达唑、阿苯达唑等都有良好驱虫效果。治疗囊尾蚴病常用手术摘除，近年证明吡喹酮、阿苯达唑、甲苯达唑可使囊尾蚴变性或死亡。

二、其他绦虫

几种常见绦虫的形态、生活史、致病性的不同之处见表28-4。

表28-4　肥胖带绦虫、微小膜壳绦虫、细粒棘球绦虫生物学性状、生活史、致病性的比较

		肥胖带绦虫（牛肉绦虫）	微小膜壳绦虫	细粒棘球绦虫（包生绦虫）
形态	成虫	成虫：带状，乳白色，扁平，长4～8m，由1000～2000个节片组成，具头节、成节、孕节。囊尾蚴：头节有小钩及顶突，可引起囊尾蚴病	成虫：虫体纤细，长5～80mm，宽0.5～1mm，具头节、链体、成节	成虫：体长2～7mm，仅3～4节，具头节、幼节、成节、孕节。幼虫（棘球蚴）：圆形囊状体，大小不等，由囊壁和囊内含物组成
	虫卵	与猪带绦虫在形态上难以区分	圆形，无色透明，卵壳薄，其内具有较厚的胚膜，胚膜内有一个六钩蚴	与猪带绦虫、牛肉绦虫虫卵基本相同，光镜下难以区别
生活史	寄生部位	成虫寄生在人的小肠上段	主要寄生于鼠类，亦可寄生于人体小肠内	成虫寄生于犬、狼等食肉动物的小肠上段。棘球蚴生在人体的肝、肺和腹腔
	感染阶段	牛囊尾蚴	虫卵，似囊尾蚴	虫卵，棘球蚴
	致病阶段	成虫	成虫	棘球蚴
	感染途径	患者和带虫者粪便污染牧草和水源以及居民食用牛肉的方法不当	①经手到口食入虫卵所致；②鼠类作为保虫宿主，在传播上起一定作用	①卫生习惯不良；②从事与动物皮毛接触的相关职业，如剪羊毛工、挤奶工等；③用病畜的内脏喂狗
	终宿主	人（唯一的）	人或鼠（小肠）	狗、狼等食肉动物
	中间宿主	牛	该病为人鼠共患病，经过或不经过中间宿主而完成	人，牛、羊等食草动物
致病性		牛带绦虫病：患者一般无明显症状，仅时有腹部不适、饥饿痛、消化不良、腹泻或体重减轻等症状	致病机制：机械性损伤；毒性反应。临床表现为消化道和神经系统症状	棘球蚴以机械性损害为主（包虫病）

目标检测

一、选择题

（一）单选题

1. 钩虫卵的形态特征之一为（　　）
　　A. 壳较厚　　　　　　　　B. 棕黄色　　　　　　　C. 壳薄
　　D. 内含 1 个幼虫　　　　　E. 蛋白质膜光滑

2. 因蛔虫产卵量大，粪检蛔虫卵最常采用的方法是（　　）
　　A. 水洗沉淀法　　　　　　B. 直接涂片法　　　　　C. 饱和盐水浮聚法
　　D. 虫体鉴定　　　　　　　E. 毛蚴孵化法

3. 下列与钩虫病症状无关的是（　　）
　　A. 手指、足趾间皮肤瘙痒、有丘疹，继而出现水疱、结痂
　　B. 与水疱出现同时，感咽部发痒、咳嗽，并感畏寒、发热
　　C. 皮疹出现 2 个月后感上腹疼痛不适，好食易饿
　　D. 继而渐感食欲减退、头昏眼花、耳鸣、四肢无力、心悸
　　E. 并有尿频、尿急

4. 鞭虫主要寄生在人体的（　　）
　　A. 胃　　　　　　　　　　B. 小肠　　　　　　　　C. 盲肠
　　D. 乙状结肠　　　　　　　E. 直肠

5. 蛲虫的主要致病机制在于（　　）
　　A. 摄取宿主大量营养
　　B. 喜欢钻孔的习性
　　C. 成虫固着肠壁造成的损伤
　　D. 成虫特殊的产卵习性
　　E. 虫体代谢产物的刺激

6. 钩虫的感染阶段为（　　）
　　A. 杆状蚴　　　　　　　　B. 丝状蚴　　　　　　　C. 含蚴卵
　　D. 感染性虫卵　　　　　　E. 微丝蚴

7. 下列不属于引起胆道蛔虫病的诱因的是（　　）
　　A. 胆囊炎与胆管炎　　　　B. 全身麻醉　　　　　　C. 食入辛辣食物
　　D. 不适当的驱虫治疗　　　E. 发热

8. 华支睾吸虫的第二中间宿主是（　　）
　　A. 水生植物　　　　　　　B. 海水鱼　　　　　　　C. 淡水蟹
　　D. 淡水鱼、虾　　　　　　E. 淡水螺

9. 在我国流行的血吸虫主要是（　　）
　　A. 日本血吸虫　　　　　　B. 埃及血吸虫　　　　　C. 曼氏血吸虫
　　D. 湄公血吸虫　　　　　　E. 马来血吸虫

（二）多选题

10. 可以引起胆道蛔虫病的诱因包括（   ）

    A. 麻醉   B. 食入辛辣食物   C. 不适当的驱蛔治疗

    D. 体温升高   E. 胃肠病变

11. 华支睾吸虫病的防治措施包括（   ）

    A. 加强卫生宣教，使群众自觉不生食鱼、虾

    B. 积极治疗患者

    C. 加强粪便管理，不使粪便入水

    D. 结合生产，清理淤泥、用药灭螺

    E. 不用生或未熟鱼、虾来喂猫、狗等

二、思考题

1. 列表比较蛔虫、钩虫的终宿主及寄生部位、感染阶段、致病性。

2. 日本血吸虫病的致病阶段有哪些？

（李新伟）

书网融合……

本章小结   微课   题库

第二十九章　医学原虫

PPT

学习目标

1. 通过本章学习，重点把握溶组织内阿米巴和疟原虫的生活史、致病性及防治原则；蓝氏贾第鞭毛虫、阴道毛滴虫、刚地弓形虫等在人体的寄生部位、感染阶段及所致疾病。

2. 学会运用所学知识分析临床案例。

原虫属原生动物亚界，为真核单细胞动物，体积微小，但具备能独立完成生命活动（摄食、代谢、呼吸、排泄、运动和生殖等）的全部功能。原虫种类繁多，65000 余种，多数营自生或腐生生活，少数营寄生生活。在人体中营寄生生活的原虫，称医学原虫。常见的医学原虫有 27 种，分属叶足纲、动鞭纲、孢子纲等。由原虫感染引起的疾病，称原虫病。

原虫的基本构造，由胞膜、胞质和胞核组成。

情境导入

情景描述　患者，男，60 岁。因腹胀、暗红色血便 12 日入院。患者于 12 日前食冷"麦耙"2 小时后感腹部不适，次日腹泻，先水样便，后暗红色血便，每日 5～10 次。随后腹痛加剧，无畏寒发热，既往无血便史。临床诊断：肠穿孔并发腹膜炎。剖腹探查术中发现腹腔大量粪便和脓液，自回盲部起，全结肠充血，多处穿孔。术后患者因器官衰竭，抢救无效死亡。尸检见结肠黏膜刮下物含大量吞噬红细胞的溶组织内阿米巴大滋养体。

讨论　1. 该患者应诊断为何病？

2. 怎样预防这种疾病？

第一节　溶组织内阿米巴

溶组织内阿米巴（*Entamoeba histolytica* Schaudinn），又称痢疾阿米巴，为侵袭型阿米巴病的病原虫，主要寄生于结肠，引起阿米巴痢疾和各种类型的阿米巴病，并可随血流或直接扩散至肝、肺、脑、皮肤等处引起肠外阿米巴病，分布于全球，多见于热带与亚热带。

溶组织内阿米巴的生物学分类属叶足纲、阿米巴目、内阿米巴科、内阿米巴属。

一、形态

溶组织内阿米巴在人体组织及粪便中有滋养体和包囊两个不同生活史期。滋养体在体外抵抗力薄弱，易死亡；包囊对外界抵抗力强。4 核包囊为感染期。

（一）滋养体

滋养体大小在 12～60μm，可借助单一定向的伪足而运动，有透明的外质和富含颗粒的内质，内、外质界限清晰。外质可向外伸出伪足，使虫体做定向运动，即阿米巴运动。内质呈颗粒状，随外质突出或缩入，内含细胞核和食物泡，常见被吞噬的红细胞。其细胞核为一球形的泡状核，直径 4 ~ 7μm，核膜边缘有均匀分布的核周染色质粒，核仁大小约 0.5μm，常居中，周围有纤细无色的丝状结构。

（二）包囊

多见于隐性感染者及慢性患者粪便中，呈圆形，大小为 5 ~ 20μm，是溶组织内阿米巴的感染型，具有传染性。粪便中可查到成熟度不同的 1 核、2 核或成熟的 4 核包囊。碘染时包囊呈淡棕色或黄色，包囊对外界抵抗力较强，对化学消毒剂的抵抗力较强（图 29 - 1）。

图 29 - 1　溶组织内阿米巴形态示意图

二、生活史

溶组织内阿米巴的生活史简单，包括具有感染性的包囊期和能增殖的滋养体期。人是其适宜宿主，猫、狗和鼠等也可作为偶然宿主。从宿主粪便排出的阿米巴滋养体，不久即死亡。滋养体在肠腔下移过程中也可脱水形成圆形的包囊，再经 2 次核分裂，可形成 4 核包囊并随粪便排出体外。成熟的 4 核包囊通过被污染的蔬菜、食物和饮水进入人体消化道后，于小肠下段被胰蛋白酶等消化液消化，虫体脱囊逸出，很快分裂成 4 个滋养体，并迅速分裂为 8 个滋养体，寄居于回盲肠、结肠等部位，行二分裂法繁殖，以宿主的肠黏液、细菌和已消化的食物为营养。健康宿主中的滋养体随粪便下移，便逐渐停止活动，虫体团缩，分泌坚韧的囊壁，至乙状结肠以下则变为包囊排出体外。排出的 4 核包囊具有感染性，如污染食物、饮水，可再感染新宿主。

当宿主因饮酒、食物中毒、营养不良等原因导致肠功能失常时，可增强滋养体的毒力，肠腔内的滋养体可侵入肠壁组织，吞噬红细胞和组织细胞，并大量繁殖，释放溶酶体酶、透明质酸酶、蛋白水解酶等并依靠其伪足的机械活动，破坏组织形成小脓肿及烧杯状溃疡，滋养体随坏死物质及血液由肠道排出，或进入肠腔转为包囊（图29 - 2）。

三、致病性

溶组织内阿米巴为人体唯一致病性阿米巴，可致阿米巴痢疾。滋养体为主要致病阶段，它能吞噬红细胞，并分泌胰蛋白水解酶等多种蛋白水解酶和肠毒素，溶解破坏肠组织，借助伪足运动和黏附因子黏附而突破肠黏膜肌层，在黏膜下繁殖扩展，引起液化性坏死，形成小脓肿及烧杯状溃疡，出现痢疾症状，导致阿米巴痢疾。典型阿米巴痢疾常有腹绞痛及里急后重，粪便呈脓血便，酱红色，特殊腥臭味等典型症状，还可伴有腹胀、消瘦、贫血等临床表现。肠外阿米巴病以阿米巴肝脓肿最多见，血行播散，好发于肝右叶。

图 29 - 2 溶组织内阿米巴生活史

四、实验室诊断、流行与防治

（一）流行特点

阿米巴病呈世界性分布，热带及亚热带地区更为普遍。贫困地区居民、旅游者、流动人群、同性恋者为高危人群，严重感染常发生在婴幼儿、孕妇、免疫力低下的人群，阿米巴病亦是艾滋病的常见并发症。粪便中持续带包囊的包囊携带者为主要传染源。人体主要由于摄入被含包囊粪便所污染的食物、饮用水而感染。

（二）实验室诊断

1. 病原学检查 是确诊肠阿米巴病的方法，常用的有粪便检查、人工培养和肠镜活组织检查或刮拭物涂片检查。

2. 免疫学诊断 常用方法有间接血凝试验、间接荧光抗体试验和 ELISA 等。

（三）防治原则

1. 管好粪便及饮用水源 患者及带虫者所排粪便要消毒处理。注意保护饮用水源，防止粪便污染。特别要发现和治疗从事饮食工作的包囊携带者及慢性患者。

2. 加强卫生知识宣传 注意饮食卫生，养成良好个人习惯，消灭害虫，搞好环境卫生，防止病从口入，随时消灭苍蝇及蟑螂。

3. 治疗患者 抗虫治疗，目前以甲硝咪唑（甲硝唑）为急性阿米巴病（包括不同部位的脓肿）的首选药物。中药鸦胆子和白头翁对阿米巴痢疾有很高的疗效。

第二节 疟原虫 ⓔ微课

疟原虫（malaria parasite）属孢子虫纲，是人体疟疾的病原体，寄生在细胞内。疟疾是一种严重危害人体健康的寄生虫病。寄生于人体的疟原虫有四种：间日疟原虫、三日疟原虫、恶性疟原虫、卵形疟原虫。在我国流行主要是间日疟原虫，其次是恶性疟原虫，三日疟原虫少见，卵形疟原虫罕见。

一、形态

疟原虫的基本结构包括核、胞质和胞膜。疟原虫以红细胞内虫体的形态特征及被寄生红细胞的变化作为鉴别的主要依据。四种疟原虫的基本结构相同，但发育各期的形态又各有不同，红细胞内期的不同形态分为早期滋养体（环状体）、晚期滋养体（大滋养体）、裂殖体和配子体等发育阶段。现以间日疟原虫为代表，将其染色后各期形态特征描述如下。

1. 早期滋养体 也称环状体，约占红细胞直径的1/3，胞质呈环状，中间有空泡，核较大，在胞质的一边，形如指环。

2. 晚期滋养体 也称大滋养体，胞核增大，胞质增多，有时伸出伪足，胞质中有2个或数个空泡和呈棕黄色的丝状疟色素。

3. 裂殖体 晚期滋养体发育成熟，核开始分裂后即称为裂殖体。最后胞质随之分裂，每一个核都被部分胞质包裹，成为裂殖子。早期的裂殖体称为未成熟裂殖体，晚期裂殖体称为成熟裂殖体。

4. 配子体 疟原虫经过数次裂体增殖后，部分裂殖子侵入红细胞发育长大，核增大而不再分裂，胞质增多而无伪足，最后发育成为圆形、卵圆形或新月形的个体，称配子体；配子体有雌、雄（或大、小）之分。

二、生活史

四种疟原虫的生活史基本相同，都需要人和雌性按蚊作为宿主，并经历无性生殖和有性生殖两个世代的交替。以间日疟原虫为例描述其生活史（图29-3）。

1. 在人体内发育 疟原虫在人体内先后在肝细胞和红细胞内发育。在肝细胞内为裂体增殖，称红细胞外期（红外期）；在红细胞内发育包括红细胞内裂体增殖期（红内期）和配子体形成的有性期开始。

（1）红细胞外期 当体内含疟原虫子孢子的雌性按蚊刺吸人血时，子孢子随蚊的唾液进入人体，约30分钟侵入肝细胞，在肝细胞内进行裂体增殖，形成裂殖体，经8天的发育，一个间日疟原虫的裂殖体已经成熟，内含约12000个裂殖子。当裂殖体发育成熟后，被寄生的肝细胞破裂，裂殖子散出，进入血窦，一部分裂殖子被吞噬细胞吞噬而消失，一部分则侵入红细胞内发育。

（2）红细胞内期 由肝细胞释放出的裂殖子进入血液后，随即侵入红细胞，亦进行裂体增殖，称红细胞内期（红内期）。①滋养体期：是疟原虫在红细胞内摄取营养和发育的阶段。当裂殖子侵入红细胞后，虫体胞质较少，中间出现大空泡，胞质呈环状，细胞核位于虫体一侧，颇似戒指的宝石。因此，早期滋养体又称为环状体。②裂殖体期：约经40小时，间日疟原虫晚期滋养体发育成熟，虫体变圆，胞质内空泡消失，核开始分裂，称未成熟裂殖体。之后，核继续分裂，最后，分裂的每一小部分胞质包绕一个胞核，形成裂殖子，含有裂殖子的虫体称为成熟裂殖体。间日疟原虫的成熟裂殖体充满红细胞，形成 12～24 个裂殖子。裂殖子胀破红细胞进入血液，一部分被吞噬细胞吞噬，一部分侵入健康的红细胞，重复裂体增殖过程。③配子体期：经过几次红细胞内裂体增殖，部分裂殖子在红细胞内发育为雌、雄性配子体，这是疟原虫有性生殖的开始。

2. 在蚊体内发育　疟原虫在蚊体内发育包括两个阶段：在蚊胃腔内进行有性生殖，即配子生殖；在蚊胃壁进行无性生殖，即孢子增殖。

（1）配子生殖　当按蚊刺吸疟疾患者血液时，疟原虫随血液进入蚊胃后，仅雌、雄配子体能存活并继续进行配子生殖，而红细胞内期的各无性发育阶段的疟原虫均被消化。经 12～24 小时，成熟动合子可入蚊胃壁上皮细胞，或穿过上皮细胞停留在蚊胃弹性纤维膜（基底膜）下，在此处，虫体变圆并分泌囊壁形成球形的卵囊。

（2）孢子增殖　卵囊形成后即进入孢子增殖阶段，卵囊逐渐长大并向蚊胃壁外突出，卵囊形成 2～3 天，其核开始分裂，核反复分裂，随后胞质也分裂，部分胞质与部分分裂的核形成成孢子细胞，子孢子芽从成孢子细胞表面长出。子孢子能主动地从卵囊壁钻出或因卵囊破裂后散出而进入蚊血腔。子孢子可随蚊血淋巴钻入蚊体各组织。到达蚊唾腺内的子孢子才具有传染性，当雌蚊再度刺吸人血时，便可随唾液进入人体。

图 29 - 3　间日疟原虫生活史

三、致病性

疟原虫红细胞内期是主要致病阶段，红细胞外期的疟原虫对肝细胞有损害，但常无明显临床症状。

1. 潜伏期　从疟原虫子孢子侵入人体到疟疾发作前的这段时间称为潜伏期。潜伏期的长短不同，一般间日疟为 11 天至 12 个月不等，恶性疟潜伏期为 7～27 天，三日疟为 18～35 天。

2. 发作　周期性发作为疟疾典型症状之一，表现为周期性的寒战、发热和出汗退热三个连续阶段。间日疟疾和卵形疟疾为隔日发作一次；三日疟疾为隔两天发作一次；恶性疟疾起初为隔日发作一次，以后则出现每天发作或间歇期不规则。疟疾发作初期，皮肤呈鸡皮样，面色苍白，口唇与指甲发紫，为寒战期，经 1 ~ 2 小时后体温上升，可达 39 ~ 40℃。发热期可伴有剧烈头痛，全身酸痛。小儿或病重成人有时可发生惊厥、谵妄或昏迷。经 4 ~ 6 小时或更长时间后，进入多汗期，体温急剧下降，大汗淋漓，患者感乏力。

发作的次数主要取决于是否适当治疗以及人体免疫力增长的速度。未经治疗的无免疫力的初发病人，可连续发作数次或十余次。若无重复感染，随着发作次数的增多，人体对疟原虫产生免疫力，大部分原虫被消灭，发作自行停止。

3. 再燃与复发　急性疟疾患者在疟疾发作停止后，如体内仍有少量残存的红内期疟原虫，在一定条件下又大量增殖，经过数周或数月，在无再感染的情况下，又可出现疟疾发作临床症状，称再燃。疟疾初发后，红细胞内期疟原虫已被消灭，未再经蚊媒传播感染，但经过一段时间的潜隐期，又出现疟疾发作，称复发。复发是由于肝细胞中迟发型子孢子结束休眠状态后，重新侵入红细胞进行裂体增殖，裂殖子再次进入血液而引起临床发作。恶性疟原虫和三日疟原虫无迟发型子孢子，不引起复发。

4. 贫血　疟疾患者经多次发作后，表现出不同程度的贫血症状。发作次数越多，病程越长，贫血越重。疟疾患者发生贫血的原因包括：红细胞内期疟原虫直接破坏红细胞；脾巨噬细胞吞噬红细胞的功能亢进；骨髓中红细胞的生成障碍；免疫病理的因素。

5. 脾大　主要原因是脾充血与单核 – 巨噬细胞增生。因巨噬细胞含有大量疟色素，脾切面颜色变深。

6. 凶险型疟疾　因各种原因延误诊断及治疗的患者和无免疫力的重感染者易发生凶险型疟疾，临床上多见于恶性疟原虫，也见于重症间日疟。常见有脑型和超高热型，多表现为持续高热、全身衰竭、意识障碍、呼吸窘迫、惊厥、昏迷、肺水肿、异常出血、黄疸、肾衰竭、血红蛋白尿和恶性贫血等。凶险型疟疾来势凶猛，若不能及时治疗，死亡率很高。

四、免疫性

人患疟疾后，可产生以 IgG 为主的特异性抗体。抗体可抑制裂殖体的发育和繁殖，并能促进吞噬细胞对裂殖体及裂殖子的吞噬作用，但对滋养体一般无影响。抗体具有种的特异性及其株的特异性。

细胞免疫也起重要作用，T 细胞的杀伤作用可使疟原虫变性、坏死并被吞噬消化。

机体的抗疟原虫免疫表现为带虫免疫。机体感染疟原虫后，可产生一定的免疫力，使体内的疟原虫血症维持在较低水平，宿主与疟原虫间处于相对平衡状态，不出现临床症状，这种状态称为带虫免疫。带虫免疫可随疟原虫的消失而逐渐消失。

部分疟原虫在宿主体内可逃避宿主的免疫效应机制而生存繁殖，与宿主特异性抗体并存，这种现象称为免疫逃避。免疫逃避可能与以下原因有关：宿主体内疟原虫发生抗原性变异；疟原虫分泌的可溶性抗原封闭了抗体的作用；红细胞内期疟原虫寄生于细胞内，逃避抗体的作用。

五、实验室诊断

1. 病史和流行病学史　如典型的周期性发作史，在流行区或流行季节在疟区留住史。

2. 病原学检查　从患者周围血液中检出疟原虫，是疟疾确诊的依据。一般从受检者耳垂或指尖采血，做薄血膜和厚血膜涂片，以姬氏染液或瑞氏染液染色后镜检，应在发作开始（恶性疟）或发作后数小时至 10 小时（间日疟、三日疟）采血。

3. 免疫学和分子生物学检测　应用间接免疫荧光法检测特异性疟原虫抗体，已在流行病学调查中使用。DNA 探针检测疟原虫的核酸、PCR 法扩增疟原虫的 DNA 等已用于疟疾的诊断。

六、流行与防治

（一）流行特点

疟疾在世界上广泛分布，是严重危害人体健康的寄生虫病之一。间日疟主要分布在温带地区，但也散在分布于寒带和热带地区；恶性疟主要分布在热带和亚热带地区，尤其是热带非洲和南美洲。

疟疾的传染源是疟疾患者和带虫者，当血液中存在配子体时具有传染性。传播媒介是按蚊。人群对疟原虫普遍易感。

疟疾的流行与按蚊的数量关系密切。夏秋季，按蚊繁殖快、数量多，也最适合疟原虫在按蚊体内的发育，因此疟疾多在夏秋季流行。

（二）防治原则

我国疟疾防治的对策是坚持和落实灭蚊和传染源防治的综合措施，严格执行流行人口疟疾管理制度。

1. 预防　包括个体预防和群体预防。预防措施主要有：治疗患者及带虫者，控制传染源；蚊媒防治以切断传播；预防服药以保护易感人群。

2. 治疗　疟疾治疗不仅可解除患者的疾苦，同时也是为了控制传染源、防止传播。现症患者要及时发现，及时根治：①杀灭红细胞外期裂殖体及休眠子，如伯氨喹，抗复发作用，也称根治药；②杀灭红细胞内裂体增殖期，如氯喹、奎宁、青蒿素及蒿甲醚等，用以控制临床发作；③杀灭配子体，如伯氨喹，用于切断传播；④杀灭孢子增殖期，如乙胺嘧啶，可抑制蚊体内的孢子增殖发育。

💡 **素质提升**

屠呦呦与抗疟药——青蒿素

屠呦呦，1930 年 12 月 30 日生，中共党员，药学家，中国中医科学院首席科学家。1969 年，屠呦呦以"中医中药专业组"组长的身份加入当时的国家抗疟"523 任务"。她从我国古代中医方剂《肘后备急方》中得到启发，开始了提取青蒿抗疟有效成分的研究。屠呦呦在当时极为艰苦的科研条件下，带领科研团队反复试验，在经历了 190 次试验的失败后，终于在第 191 次试验中发现了抗疟疾的有效成分——青蒿素。2000 年以来，WHO 把青蒿素类药物作为首选抗疟疾药物，在全世界已挽救了数百万人的生命。2015 年 10 月 5 日，屠呦呦获得了诺贝尔生理学或医学奖，她说："青蒿素是传统中医药送给世界人民的礼物，对防治疟疾等传染性疾病、维护世界人民健康具有重要意义。"屠呦呦把荣誉归于集体，归于中国的科学事业、传统中医药事业，态度谦逊而又诚恳。屠呦呦等科学家还曾以身试药来证实药物的安全性，科学家的无私奉献和牺牲精神不禁让人更加敬佩。

第三节　其他常见医学原虫

其他常见医学原虫的寄生部位、感染阶段、致病机制及所致疾病等方面不同的比较见表 29－1。

表 29 – 1　其他常见医学原虫

虫名	人体寄生部位	感染阶段	致病机制	所致疾病
蓝氏贾第鞭毛虫	肠道	4 核包囊	滋养体：通过吸盘吸附于肠黏膜上，刺激肠壁并造成其炎性损伤	贾第虫病
阴道毛滴虫	阴道	滋养体	滋养体：滴虫消耗糖原，妨碍乳酸杆菌的酵解作用，改变阴道 pH 环境	滴虫病
刚地弓形虫	反复侵入有核细胞增殖并破坏细胞	卵囊、包囊、假包囊及滋养体	滋养体：寄生于有核细胞中，引起细胞破坏和增殖，引起组织的炎症反应	弓形虫病

目标检测

答案解析

一、选择题

（一）单选题

1. 溶组织内阿米巴的致病阶段是（　　）

　　A. 滋养体　　　　　　　　B. 包囊　　　　　　　　C. 1 核包囊

　　D. 2 核包囊　　　　　　　E. 4 核包囊

2. 关于溶组织内阿米巴，叙述错误的是（　　）

　　A. 感染阶段为 4 核包囊

　　B. 生活史中有滋养体和包囊两种形态

　　C. 是阿米巴痢疾的病原体

　　D. 滋养体的胞质内有被吞噬的红细胞

　　E. 致病部位仅限于肠道

3. 我国主要流行的疟原虫虫种为（　　）

　　A. 恶性疟原虫和三日疟原虫

　　B. 间日疟原虫和三日疟原虫

　　C. 卵形疟原虫和间日疟原虫

　　D. 卵形疟原虫和恶性疟原虫

　　E. 间日疟原虫和恶性疟原虫

4. 疟原虫的传播媒介是（　　）

　　A. 按蚊　　　　　　　　　B. 恙螨　　　　　　　　C. 跳蚤

　　D. 白蛉　　　　　　　　　E. 苍蝇

5. 疟原虫的感染阶段是（　　）

　　A. 滋养体　　　　　　　　B. 卵囊　　　　　　　　C. 裂殖体

　　D. 配子体　　　　　　　　E. 子孢子

6. 人是疟原虫的（　　）

　　A. 终宿主　　　　　　　　　　B. 中间宿主

　　C. 储存宿主　　　　　　　　　D. 既是终宿主，也是中间宿主

　　E. 转续宿主

7. 防治疟疾的药物不包括（   ）

    A. 青蒿素   B. 甲硝唑   C. 氯喹

    D. 伯氨喹   E. 乙胺嘧啶

8. 滴虫病的病原体是（   ）

    A. 溶组织内阿米巴   B. 疟原虫   C. 蓝氏贾第鞭毛虫

    D. 阴道毛滴虫   E. 刚地弓形虫

（二）多选题

9. 疟原虫在人体内的发育阶段包括（   ）

    A. 滋养体   B. 卵囊   C. 裂殖体

    D. 配子体   E. 子孢子

10. 疟疾的临床症状包括（   ）

    A. 周期性的寒战、发热、出汗退热

    B. 脾肿大

    C. 发热可达 39～40℃

    D. 贫血

    E. 乏力

二、思考题

简述常见医学原虫在人体的寄生部位、感染阶段及所致疾病。

（聂 敏 杨朝晔）

书网融合……

本章小结   微课   题库

第三十章 医学节肢动物

学习目标

1. 通过本章学习，重点把握医学节肢动物对人体的危害。
2. 通过对常见医学节肢动物的辨识，加深对虫媒病的认识。

情境导入

情景描述 患者，男，36 岁。2 周前在山里劳动时，被蜱虫叮咬后颈部，他当即将蜱打死并拔出，后觉局部有肿痛，余并无明显不适，也未做诊治。因近 2 日出现发热伴有呕吐、发热、头痛、周身酸痛、双下肢无力，无法直立来院求治。查体：体温 38.5℃，神志清楚、发育正常，颈后见一个 1cm 左右圆形凹陷性溃疡伤口，已结痂。双上肢肌力 5 级，双下肢肌力 2 级。入院 6 小时后患者病情加重，出现呼吸麻痹，予以呼吸机辅助呼吸。虽予以降温、抗感染、降颅内压、改善脑血流、营养神经等综合措施治疗，但效果不佳，患者仍于 8 天后死亡。

讨论 1. 该病例属于什么原因直接导致的疾病？
2. 作为护理人员，应如何进行健康宣教？

第一节 概 述 微课

节肢动物门是动物界中最大的门，种类繁多、分布广泛，约占动物种类的 2/3 以上。其中一些可通过刺蜇、寄生和传播病原生物等方式危害人类健康，称医学节肢动物。研究医学节肢动物的形态、分类、生活史、生态习性、与人类疾病的关系及其防制的科学，称医学节肢动物学（medical arthropodology）。由于与医学有关的节肢动物绝大多数属于昆虫纲，所以医学节肢动物学通常又称为医学昆虫学。

一、节肢动物的主要特征及分类

（一）节肢动物的主要特征

节肢动物的主要特征包括如下。①虫体左右对称，具有成对附肢（如足，触角、触须等），身体及附肢均分节。②体表骨骼化，由几丁质及醌单宁蛋白组成的表皮亦称为外骨骼。③开放式循环系统，整个循环系统的主体称为血腔，内含血淋巴。④发育史大多经历蜕皮和变态。

（二）节肢动物的分类

与医学有关的节肢动物主要有 5 个纲，其中以昆虫纲和蛛形纲最为重要。

1. 昆虫纲 虫体分为头、胸、腹 3 部分。头部有触角 1 对，胸部有足 3 对。与人类疾病有关的常见种类有蚊、蝇、白蛉、蠓、蚋、虻、蚤、虱、臭虫、蜚蠊、锥蝽、桑毛虫、松毛虫、毒隐翅虫等。

2. 蛛形纲 虫体分为头胸部和腹部两部分，或头胸腹愈合成一体（即躯体），成虫有足 4 对，无触角。常见种类有蜱、螨、蜘蛛、蝎等。

3. 甲壳纲 虫体分为头胸和腹两部分，有触角 2 对，步足 5 对。多数水栖，以鳃呼吸。与医学有关的种类有石蟹、淡水虾、蝲蛄、剑水蚤等。

4. 唇足纲 虫体窄长，腹背扁平，由头及若干形状相似的体节组成，通常 10 节以上。头部有触角 1 对，体节除最后 2 节外，各具足 1 对，第 1 对足变形为毒爪，内连毒腺。蜇人时，毒腺排出有毒物质伤害人体，如蜈蚣。

5. 倍足纲 虫体呈长管形，多节，由头及若干形状相似的体节组成，头节有 1 对触角。除第一体节外，每节均具足 2 对。其分泌物可引起皮肤过敏。常见有马陆、千足虫等。

二、节肢动物的发育与变态

昆虫从卵发育到成虫的过程中，其形态结构、生理功能、生态习性及行为上的一系列变化的总称称为变态（metamorphosis）。主要有全变态和不完全变态两种。

1. 全变态 生活史过程分为卵、幼虫、蛹、成虫四个发育期，各期在外部形态、生活习性上有显著差别，称全变态（完全变态），如蚊、蝇、白蛉、蚤、蜱和螨等。

2. 不完全变态（半变态） 生活史过程分为卵、若虫、成虫三个发育期，若虫的形态特征及生活习性与成虫差别不显著，通常仅表现为虫体较小，性器官未发育或发育未成熟，称不完全变态，如臭虫、虱、蜚蠊等。

三、医学节肢动物对人体的危害

医学节肢动物对人体的危害可分为直接危害和间接危害两大类。所谓直接危害，是指由节肢动物对人体直接骚扰、吸血、蜇刺、毒害、寄生和由其引发的超敏反应等导致节肢动物源性疾病；间接危害是指节肢动物可作为媒介传播病原体，导致人类发生虫媒病。

（一）直接危害

1. 骚扰和吸血 有些吸血昆虫在其滋生地及活动场所能叮刺人体吸血，被叮刺处有痒感，出现丘疹样荨麻疹，影响工作和睡眠，如蚊、白蛉、虱、臭虫、蜱、螨等；蝇的活动影响人的生活或骚扰睡眠；疥螨，主要寄生在人体皮肤表层内，刺激损伤皮肤，引起散在性丘疹、水疱和奇痒感，夜间入睡尤甚。

2. 蜇刺和毒害 有些节肢动物有毒腺、毒毛或体液有毒，经叮刺或接触时致病。

（1）含毒的唾液或毒腺液由口器叮刺而注入皮下，蜱类、毒蜘蛛、蜈蚣等刺咬人体后，不仅局部产生红、肿、痛，还可引起全身症状；硬蜱的唾液可使宿主出现蜱瘫痪及莱姆病。

（2）由螯器刺螯人体，注入毒液，引起中毒，如黄蜂等。毒蜘蛛在受惊扰时出现防卫蜇刺反应，毒液注入后，局部可出现烧灼、疼痛感或坏死，严重时可出现全身神经麻痹、心律不齐等，在有出血性溶血现象时，常发生多器官充血，血管内血栓形成，常可致死。

（3）分泌毒质，松毛虫、刺蛾科、毒蛾科幼虫等的毒毛及毒液可通过接触引起皮肤和结膜发炎，严重者可导致骨关节病变，毒隐翅虫的毒液接触皮肤可引起隐翅虫皮炎等。

3. 超敏反应 节肢动物的唾液、分泌物、排泄物、脱落的表皮等异源性蛋白，接触过敏体质的人群，可引起超敏反应。如毒毛的残余颗粒等可引起速发型超敏反应，出现剧痒、湿疹、哮喘等。有时亦可呈慢性变态反应，如鼻炎、荨麻疹。环境中许多昆虫通过与人体接触或经呼吸道而致病，如尘螨引起的哮喘、鼻炎，革螨、恙螨引致的螨性皮炎等。

4. 寄生 有些节肢动物可以寄生于人、畜体内或体表而引起病变。如某些蝇类幼虫侵害宿主组织引起蝇蛆病；疥螨寄生于皮下引起疥疮；蠕形螨寄生于毛囊、皮质腺引起蠕形螨病，最常发生在颜面部，如酒糟鼻。

（二）间接危害

医学节肢动物可以携带病原微生物或寄生虫，在人与人或人与动物之间传播，这种由节肢动物传播的疾病称为虫媒病。传播疾病的节肢动物称为媒介节肢动物或媒介昆虫。从某种意义上说，媒介昆虫对病原体的传播以及由此对人类疾病造成的影响和危害比其直接危害还要严重。

按传播过程中病原体与媒介节肢动物的关系，传播方式可分为如下几种。

1. 机械性传播　媒介节肢动物机械性携带、输送病原体而传播疾病。病原体在媒介节肢动物体内或体表不发生明显形态或生物学变化，只是机械地从一个宿主传给另一个宿主，或通过污染食物、餐具等将病原体传送给另一个宿主。如蝇通过接触患者的粪便、伤口分泌物、排泄物、脓血等腥臭的污物，传播阿米巴包囊、痢疾杆菌、伤寒沙门菌、霍乱弧菌等病原体。

2. 生物性传播　是媒介节肢动物传播疾病的最重要方式。一些病原体严格选择在某些媒介节肢动物体内完成发育和（或）增殖过程后才具备感染性。在生物性传播中，节肢动物一方面为病原体提供营养和场所，成为病原体发育、繁殖不可缺少的宿主；另一方面起长期贮存的作用，扩大播散范围。因此，媒介节肢动物在流行病学上有十分重要的意义。如蚊可以传播疟原虫、丝虫、登革热病毒以及流行性乙型脑炎病毒等。

四、医学节肢动物的防制

作为虫媒病防制工作的重要环节，医学节肢动物的防制总原则是综合防制，即从害虫及其环境及至社会经济条件出发，合理运用各种标本兼治的防制手段，形成系统的防制措施，从而经济实用、简便、安全有效地把害虫种群控制在不足以为害的程度，并力争消除。防制方法可归为以下六个方面。

（一）环境防制

环境防制主要是结合当地媒介节肢动物的生态和生物学特点来改造和处理环境，通过改变其生存环境，使其不能滋生和生存，从而达到预防和控制虫媒病的目的。如排水、翻缸倒罐清除无用积水、修整沟渠、改造卫生设施，减少蚊虫及苍蝇等的滋生，达到预防和控制虫媒病的目的；通过改善人们的居住条件，搞好环境卫生，养成良好的生活习惯，从而减少或避免人、媒介、病原体三者的接触机会，防止虫媒病的传播。

（二）物理防制

利用各种机械、热、光、电、声等手段，捕杀、隔离或驱赶害虫的方法。如装纱窗、纱门以防止蚊、蝇等进入室内；挂蚊帐以防止蚊虫叮咬；用捕蝇笼、捕蚊器等诱捕蝇、蚊。

（三）化学防制

使用天然或合成的对节肢动物有毒性的物质，诱杀、毒杀或驱避节肢动物。化学杀虫剂具有见效快、使用方便、适用于大规模应用等优点，是媒介种群密度高、虫媒病流行时的主要防制手段。但其缺点是对环境会造成一定程度的污染，随着化学药物长期、大量使用，存在病媒害虫产生抗药性的问题。应同时采用其他措施并结合节肢动物的生态习性，根据药剂的作用和性能，有针对性地使用，以尽可能地减少对环境的污染，并发挥药剂的最大效能。

（四）生物防制

生物防制是指利用害虫天敌、致病生物或生物的代谢产物来防制害虫。其特点是不污染环境，对害虫有长期抑制作用。如养鱼以捕食蚊幼虫。我国科学家利用分子克隆方法获得杀虫蛋白基因，将其通过转基因的方式转入蓝藻，用于防制水中的害虫幼虫。利用病毒和细菌、原虫、线虫及捕食性或寄生性生物等害虫的天敌，也可抑制害虫生长、繁殖，达到防制目的。

（五）遗传防制

遗传防制是通过辐射、放射线照射、化学杂交不育、化学药品处理、染色体易位、转基因等理化方法，改变或移换昆虫的遗传物质，以降低其繁殖能力或生存竞争力，从而达到控制或消灭有害种群的目的。它是目前媒介防制研究的热点。

（六）法规防制

制定法律、法规或条例，进行检疫、卫生监督和强制防制。包括海关进出口检疫，防止媒介节肢动物从境外传入本国；对某些重要媒介害虫实行卫生监督，如农业、能源、水利开发项目可能造成虫媒病流行，应接受卫生部门的监督；以法律、法规形式，强制全体居民执行媒介防制工作。

素质提升

全国爱国卫生月

全国爱国卫生运动委员会第八次委员会扩大会议提出，从 1989 年起，在开展群众性爱国卫生活动的同时，要建立爱国卫生月制度。全国爱国卫生月定于每年 4 月。开展这一活动的目的是强化大卫生观念，动员和依靠全社会力量，集中时间和力量，解决群众意见最大又可能解决的一两个社会性卫生问题。同时，通过爱国卫生月的活动促进经济性卫生工作的开展，提高群众自我保健和共同改善生存环境的意识。具体内容是整顿环境，消灭卫生死角，发动群众对食品卫生和公共场所的卫生进行监督检查；扎扎实实地开展除"四害"活动；宣传卫生科学知识，引导群众改变不卫生的行为，树立良好的卫生习惯。

所谓"四害"，是指苍蝇、蚊子、老鼠、蟑螂。其中，除老鼠外的其他三种生物都属于医学节肢动物的范畴，而老鼠虽不属于节肢动物，但因常出没于污秽环境，身上会有鼠虱和鼠蚤这些节肢动物寄生，而这些鼠虱和鼠蚤又是一些病原体的传播者，鼠脚、体毛及胃也会携带和传播病原菌。所以，设立爱国卫生月，清洁环境，消除"四害"，对促进大众健康是极为重要的。

第二节　常见医学节肢动物

常见医学节肢动物种类及传播的病原体和所致疾病见表 30 - 1。

表 30 - 1　常见医学节肢动物种类及传播的病原体和所致疾病

虫纲	虫种	传播的病原体	所致疾病
昆虫纲	蚊 喙 触角 翅 足	疟原虫	疟疾
		登革热病毒	登革热
		微丝蚴	丝虫病
		乙型脑炎病毒	流行性乙型脑炎
		黄热病病毒	黄热病

续表

虫纲	虫种	传播的病原体	所致疾病
昆虫纲	白蛉	利什曼原虫	内脏利什曼病
	蝇 　成虫	痢疾杆菌	痢疾
		脊髓灰质炎病毒	脊髓灰质炎
		伤寒沙门菌	伤寒
		霍乱弧菌	霍乱
		蛲虫卵	蛲虫病
		原虫	原虫病
	虱 　人虱 / 人体虱 / 耻阴虱	普氏立克次体	流行性斑疹伤寒
		微小膜壳绦虫	微小膜壳绦虫病

253

续表

虫纲	虫种	传播的病原体	所致疾病
蛛形纲	蚤	鼠疫耶尔森菌	鼠疫
		莫氏立克次体	地方性斑疹伤寒
	蜚蠊（俗称蟑螂） 美洲大蠊　　　黑胸大蠊	痢疾杆菌	细菌性痢疾
		沙门菌	伤寒、副伤寒
		铜绿假单胞菌	化脓性感染
		脊髓灰质炎病毒	脊髓灰质炎
	硬蜱 雄虫　　　　　雌虫	伯氏疏螺旋体	莱姆病
		森林脑炎病毒	森林脑炎
		克里米亚－刚果出血热病毒	克里米亚－刚果出血热
	螨	恙虫病立克次体	恙虫病
		汉坦病毒	肾综合征出血热

目标检测

一、单选题

1. 下列虫媒病中，不属于生物性传播的是（ ）
   A. 蚊传播疟疾   B. 蚊传播乙型脑炎   C. 蚊传播登革热
   D. 蚊传播丝虫病   E. 蝇传播痢疾

2. 人兽共患寄生虫病中的动物，在流行病学上是该寄生虫的（ ）
   A. 传播媒介   B. 转续宿主   C. 保虫宿主
   D. 终宿主   E. 中间宿主

3. 下列最为重要的医学节肢动物是（ ）
   A. 昆虫纲   B. 甲壳纲   C. 唇足纲
   D. 倍足纲   E. 蠕形纲

4. 不属于节肢动物的直接危害的是（ ）
   A. 传播病原体   B. 吸血   C. 螫刺和毒害
   D. 寄生   E. 超敏反应

5. 下列不属于医学节肢动物对人类的直接危害的是（ ）
   A. 骚扰   B. 传播病原体   C. 螫刺和毒害
   D. 寄生   E. 超敏反应

6. 医学节肢动物的防制不包括（ ）
   A. 化学防制   B. 生物防制   C. 法规防制
   D. 大气防制   E. 物理防制

二、思考题

1. 简述医学节肢动物对人类的危害。
2. 医学节肢动物的间接危害中，传播病原体的方式有哪些？请举例说明。

（杨朝晔）

书网融合……

本章小结   微课   题库

第四篇 实验部分

第三十一章 免疫学实验

PPT

学习目标

1. 通过本章学习，重点把握凝集反应、沉淀反应的实验方法；吞噬细胞鉴定及吞噬功能测定、T 淋巴细胞鉴定及功能检测的实验原理及实验方法。
2. 能运用所学知识分析实验现象及结果。

实验一　凝集反应－玻片凝集试验（血型测定）

一、实验目的

1. **掌握**　玻片凝集试验原理和方法，观察凝集现象，判断凝集结果。
2. **熟悉**　血型鉴定的方法。

二、实验原理

根据抗原与抗体之间特异性反应原理，用抗 A、抗 B 两种已知的标准血清（即抗体）分别与待测患者血液混合，根据红细胞有无凝集判定 ABO 血型。

ABO 血型系统是根据红细胞表面有无特异性抗原（凝集原）A 和 B 来划分的血液类型系统。根据凝集原 A、B 的分布，把血液分为 A、B、AB、O 四型（表 31－1）。红细胞上只有凝集原 A 的为 A 型血，其血清中有抗 B 凝集素；红细胞上只有凝集原 B 的为 B 型血，其血清中有抗 A 的凝集素；红细胞上 A、B 两种凝集原都有的为 AB 型血，其血清中无抗 A、抗 B 凝集素；红细胞上 A、B 两种凝集原皆无者为 O 型，其血清中抗 A、抗 B 凝集素皆有。具有凝集原 A 的红细胞可被抗 A 凝集素凝集；抗 B 凝集素可使含凝集原 B 的红细胞发生凝集。

表 31－1　血型鉴定试验结果判定

血型	诊 断 血 清	
	抗 A	抗 B
A	+	－
B	－	+
AB	+	+
O	－	－

三、实验准备

1. 标准血清　抗 A 标准血清、抗 B 标准血清。

2. 器材　载玻片、记号笔、生理盐水、一次性采血针、碘附、消毒干棉签、无菌干棉球等。

四、实验方法与步骤

1. 标记　取洁净载玻片一张，用记号笔分为两格，于上角分别注明 A、B 字样。

2. 滴加试剂　倒置标准血清试剂瓶，悬空轻挤出抗 A 血清一滴，滴加于 A 格内；轻挤出抗 B 血清一滴，滴加于 B 格内。

3. 消毒并采血　用棉签蘸碘附消毒指尖。待碘附溶液自然干燥后，用无菌采血针快速刺破指尖皮肤，稍加挤压，使血液流出。

4. 检测　另取一洁净载玻片，以此玻片一角刮取一滴血，加入抗 A 血清中搅拌均匀，然后换载玻片的另一角再刮取一滴血，加入抗 B 血清中搅拌均匀。

5. 止血　取血后，立即用无菌干棉球压迫针眼止血。

6. 观察　将玻片前后左右摇动数次，使血液与标准血清充分混合，静置 5 ~ 10 分钟，在白色背景下观察有无凝集。

7. 记录　将受检者红细胞凝集情况及时记录，并根据 ABO 血型判定表，判断其 ABO 血型。

五、结果判定

混合液由均匀的红色浑浊变为透明，并出现红色凝块者为凝集试验阳性；若混合液仍呈均匀浑浊状，见不到凝块，则为凝集试验阴性。根据 A、B 两格的凝集结果，判定该血样的血型。

六、实验报告

根据实验步骤及结果写出分析报告。

实验二　沉淀反应 – 双向琼脂扩散试验

一、实验目的

1. 掌握　双向琼脂扩散试验原理。

2. 熟悉　双向琼脂扩散试验方法，结果观察及其用途。

二、实验原理

琼脂扩散试验是指可溶性抗原和抗体在凝胶（如琼脂）粒子网间扩散，若抗原和相应抗体相遇，又有适量电解质存在，于两者比例适合处出现可见的白色沉淀线，这种沉淀线是一组特异性抗原 – 抗体复合物。如果凝胶中有多种不同对应的抗原 – 抗体系统存在，便各自依其扩散速度的差异，在适当部位形成独立的沉淀线。双向琼脂扩散试验法是琼脂扩散试验的一种，相应的抗原和抗体在琼脂凝胶板上的相应孔内分别向周围扩散。

三、实验准备

1. 待检患者血清（抗原）。

2. 原发性肝癌患者血清（阳性抗原对照，含有甲胎蛋白）。

3. 抗甲胎蛋白诊断血清（抗体）。

4. 1%生理盐水琼脂。

5. 载玻片，打孔器（直径3mm），微量加样器。

四、实验方法与步骤

1. 1%生理盐水琼脂　将1%生理盐水琼脂在水浴中加热融化。（1g琼脂加于100ml生理盐水内）

2. 制备琼脂板　取一清洁载玻片置于水平台上，用毛细管滴注3.0~4.0ml加热融化的1%生理盐水琼脂，使其自然流成水平面，制成厚度约1.5mm的琼脂板。

3. 打孔　待琼脂凝固后，用打孔器（直径3mm）打孔，孔间距为5mm，孔要求打得圆整光滑，边缘不能破裂。

4. 加样　用微量加样器向中心孔中加抗甲胎蛋白诊断血清，1、4两孔加阳性对照血清，2、3、5、6各孔中分别加入待检患者血清。每孔均为10μl。

5. 温育　将琼脂板放入密闭的湿盒内（内放浸有0.5%石炭酸的湿纱布以保持湿度），置37℃温箱中24小时后观察结果。

五、结果判定

1. 加阳性对照血清的孔与中心孔之间形成特异性的抗原－抗体复合物，出现清晰致密乳白色的沉淀线，为阳性反应。其余各孔待检血清与中心孔之间如出现沉淀线，且一端与相邻的阳性对照血清形成的沉淀线相吻合，则确定待检血清为阳性，血清中有甲胎蛋白（图31－1）。

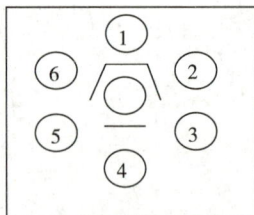

图31－1　双向琼脂扩散结果示意图

1、4孔为阳性对照孔；2、6孔与阳性对照沉淀线吻合；3、5孔无沉淀线

2. 若待检血清在24小时后与中心孔之间无沉淀线形成，则为阴性反应。如出现沉淀线但与阳性对照血清形成的沉淀线相交，则表明两者的抗原性不同，为另一种抗原与相应抗体的复合物，不应判断为阳性。

六、实验报告

根据实验步骤及结果写出分析报告。

实验三　吞噬细胞鉴定及吞噬功能测定

一、中性粒细胞吞噬功能测定

（一）实验目的

掌握中性粒细胞吞噬功能测定方法。

（二）实验原理

血液中的中性粒细胞通过趋化、调理、吞入及杀菌过程，能吞噬和消化病原微生物及衰老、死亡的细胞，是机体固有免疫的重要组成部分。

（三）实验准备

1. 金黄色葡萄球菌 18～24 小时孵育的斜面或肉汤培养物。
2. 肝素抗凝血，吉姆萨 – 瑞氏染液、双蒸水等。
3. 试管、载玻片、采血针、酒精棉球、显微镜、香柏油、温箱等。

（四）实验方法与步骤

1. 酒精棉球消毒手指，取 2～3 滴血加入抗凝试管。
2. 取一滴菌液加入小试管，用吸管混匀。
3. 置 37℃ 水浴箱中水浴 15 分钟，中途混匀一次。
4. 取出小试管，用吸管将试管中血液打匀后，取血半滴于载玻片上，用另一载玻片推成薄血片。
5. 待血片干后，用瑞氏染液染色，取瑞氏染液数滴，滴于上述血片上，染色 1 分钟，然后加等量蒸馏水，轻轻晃动混匀，继续染 5 分钟，水洗，用吸水纸吸干后镜检。

（五）结果判定

油镜检查：寻找中性粒细胞。如果染色结果正确，可见细胞核及被吞噬的细菌染成紫色，而粒细胞的细胞质则为淡红色。观察 100 个中性粒细胞，计数吞噬细菌的中性粒细胞数，计算吞噬百分数和吞噬指数。

$$吞噬百分数 = \frac{100 \text{ 个中性粒细胞中吞噬细菌的中性粒细胞数}}{100} \times 100\%$$

$$吞噬指数 = \frac{被吞噬细菌总数}{100}$$

（六）实验报告

根据实验结果写出相应实验报告。

二、巨噬细胞吞噬功能测定

（一）实验目的

1. **掌握**　用体内法测定巨噬细胞吞噬功能的方法。
2. **熟悉**　吞噬细胞的功能。

（二）实验原理

巨噬细胞对抗原具有吞噬功能，将待测巨噬细胞与颗粒性抗原（如鸡红细胞、金黄色葡萄球菌等）

混合孵育一定时间后，颗粒性抗原可被巨噬细胞吞噬。淀粉在小白鼠腹腔内引起非感染性炎症渗出，引起腹腔局部巨噬细胞聚集，再将鸡红细胞腹腔注射，检测腹腔内巨噬细胞对鸡红细胞的吞噬能力。

（三）实验准备

1. 1% 鸡红细胞（CRBC）悬液：取鸡血，用生理盐水洗 3 次（1500r/min，10 分钟/次），沉积物用生理盐水配成 1% CRBC 悬液。

2. 5% 可溶性淀粉溶液：5g 淀粉加入 100ml 生理盐水，混匀后煮沸灭菌，冷却置 4℃ 冰箱保存，1 周内使用，使用时 37℃ 水浴溶解。

3. 无菌生理盐水。

4. Giemsa – Wright 染液（吉姆萨 – 瑞氏染液）。

5. 碘酒、酒精棉球，吸管，试管，剪刀，镊子，注射器，湿盒，温箱，水浴箱，显微镜。

（四）实验方法与步骤

1. 实验前 72 小时，用无菌方法将 5% 可溶性淀粉溶液注入小白鼠腹腔，1ml/只，注意勿刺伤内脏。

2. 实验前 30～60 分钟，每只小鼠腹腔注射 1% CRBC，1ml/只，轻揉腹部。

3. 实验时，将小白鼠断髓处死，用无菌方法向腹腔注入生理盐水 2 ml，轻柔腹部；于腹部中央剪一小口，暴露腹膜；用镊子提起腹膜，剪一小口，用吸管吸取腹腔液 1 滴置于载玻片上，水平涂片。

4. 将玻片放在湿盒内，放 37℃ 温箱中孵育 30 分钟。

5. 孵育后用生理盐水轻轻冲洗玻片，自然干燥。

6. 用 Giemsa – Wright 染液染 7～8 分钟，冲洗，晾干后油镜镜检。

（五）结果

用油镜观察结果：巨噬细胞核染成深蓝色，多呈马蹄形，胞质着色浅淡，胞质吞有一个或数个鸡红细胞。计数 100 个巨噬细胞，计算吞噬百分数和吞噬指数。吞噬百分数指的是每 100 个吞噬细胞中吞噬鸡红细胞的吞噬细胞数；吞噬指数指 100 个巨噬细胞吞噬鸡红细胞的总数除以 100，其公式为：

$$吞噬百分数 = \frac{100 \text{ 个巨噬细胞中吞噬 CRBC 的巨噬细胞数}}{100} \times 100\%$$

$$吞噬指数 = \frac{100 \text{ 个巨噬细胞中吞噬 CRBC 总数}}{100}$$

（六）实验报告

根据实验结果写出相应实验报告。

实验四　T 淋巴细胞鉴定及功能检测

一、E 花环形成试验

（一）实验目的

1. **掌握**　E 花环形成试验的原理和方法。

2. **熟悉**　用差速密度梯度离心法分离人外周血单个核细胞的原理及方法。

（二）实验原理

人外周血 T 淋巴细胞表面有绵羊红细胞（SRBC）受体（E 受体）。在体外一定条件下，将人外周血 T 淋巴细胞与绵羊红细胞按适当比例混合，SRBC 可与 T 淋巴细胞表面的相应 SRBC 受体结合，吸附在 T

细胞的周围，形如花环，为 E 花环形成试验。

E 花环的形成是 T 细胞独特的标志。此实验能计数 T 淋巴细胞，又能反映 T 淋巴细胞的功能，从而判定机体细胞免疫水平。在 4℃ 反应 2 小时以上形成的花环代表 T 淋巴细胞总数，称 Et 花环；而淋巴细胞与 SRBC 混合后，不经 4℃ 作用立即反应生成的花环，代表对 SRBC 亲和力高的一个 T 淋巴细胞亚群，称活性 E 花环，即 Ea 花环。

（三）实验准备

1. 新鲜人血 20ml，1% 的新鲜 SRBC，小牛血清，肝素。

2. 聚蔗糖 - 泛影葡胺淋巴细胞分离液，密度 1.077；Hanks 液；0.8% 戊二醛；吉姆萨 - 瑞氏染液。2% 台盼蓝溶液。

3. 离心管，吸管，盖玻片，注射器，显微镜，离心机，水浴箱，冰箱等。

（四）实验方法与步骤

1. 人白细胞悬液制备　取肝素抗凝血 1.0ml（半量）加等量 Hanks 液，混匀，用吸管将其沿管壁缓慢叠加于 2ml 淋巴细胞分离液上，二者之间有一明显的界面，置于低速水平离心机中，以 2000r/min，离心 20 分钟，吸出淋巴细胞至 2～3ml Hanks 液试管中，混匀，以 1000r/min，离心 10min，弃上清，留沉渣，即白细胞，其中有淋巴细胞，用 Hanks 液配成 5×10^6/ml 的淋巴细胞悬液。

2. 与 SRBC 反应　取 0.1ml 淋巴细胞悬液，加入小牛血清 0.1ml，再加入 1% 绵阳红细胞悬液混匀，37℃ 水浴 5 分钟，期间摇动 2～3 次，之后以 500r/min，离心 5min 后，置 4℃ 冰箱 2 小时或过夜。取出后弃上清，沉淀加入 0.8% 戊二醛溶液一滴，混匀，置于 4℃ 冰箱 20 分钟，取出后轻轻混匀。

3. 观察　干片观察：用吸管吸取上述细胞悬液一大滴于载玻片，推片，自然干燥后做瑞氏染色 5 分钟，水洗，高倍显微镜下观察并计数 200 个淋巴细胞。湿片观察：将所剩细胞悬液加 Giemsa - Wright 染液一滴，混匀后吸出一滴加至另一载玻片，高倍镜观察。

上述为 Et 花环试验。Ea 花环形成试验须将 1% SRBC 稀释成 0.1% SRBC，取 0.1ml（2×10^6）与 0.1ml 淋巴细胞悬液（1×10^5～2×10^5）混合，500r/min，离心 5 分钟后，加入 0.8% 戊二醛溶液固定，染色，涂片，计数 200 个淋巴细胞，求 Ea 花环形成率。

（五）结果

在显微镜下，淋巴细胞呈蓝色或淡蓝色，SRBC 不着色。一个淋巴细胞吸附 3 个或 3 个以上 SRBC 即为 E 花环形成细胞（E rosette forming cell，ERFC）。随机计数 200 个淋巴细胞，记录其中形成花结的和未形成花结的淋巴细胞数，然后根据下列公式计算：

$$E 花环形成百分数 = \frac{形成花结细胞数}{花结细胞数 + 未形成花结细胞数} \times 100\%$$

正常参考值：总 E 花环形成率为 60%～80%，活性 E 花环形成率为 25%～40%。

（六）实验报告

根据实验结果写出相应实验报告。

二、淋巴细胞转化试验

（一）实验目的

1. 掌握　淋巴细胞转化试验的原理、方法及其应用。

2. 熟悉　淋巴母细胞的形态、特征。

（二）实验原理

在受丝裂原如植物血凝素（PHA）、刀豆蛋白 A（Con – A）或特异性抗原刺激后，T 淋巴细胞转变成能进行分裂的淋巴母细胞，细胞的代谢和形态发生变化，表现为核酸和蛋白质合成增加、细胞变大、胞质增多、核质疏松、出现空泡、核仁明显。此变化的过程称为 T 淋巴细胞转化。通过母细胞转化率，可以了解机体的细胞免疫状态。常用的试验方法有形态学计数法、MTT 比色法和 3H – 胸腺嘧啶核苷（3H – TdR）掺入法三种。本节介绍形态学计数法。

（三）实验准备

1. PHA 用蒸馏水配制成 2mg/ml 的溶液。

2. Giemsa – Wright 染液。

3. 无菌注射器，载玻片，剪刀，显微镜。

（四）实验方法与步骤

1. 实验前 7 天，小鼠肌内注射 PHA 0.1ml/只（10mg/kg），每日 1 次，连续 3 天。

2. 小鼠断尾取血，将一滴置于玻片一端，推片，将血滴推成片状。

3. 干燥后，Giemsa – Wright 染液染色 3～7 分钟，再用生理盐水冲洗，滤纸干燥后镜检。

（五）结果

1. 形态学判断　根据淋巴细胞的细胞大小、细胞核与细胞质的比例、胞质的染色性、核结构和核仁的有无等特征判断。

2. 淋巴细胞转化率计算　每片计数 100～200 个淋巴细胞，正常参考值为 60%～80%。

$$淋巴细胞转化率 = \frac{转化淋巴细胞数}{转化淋巴细胞数 + 未转化的淋巴细胞数} \times 100\%$$

（六）实验报告

根据实验结果写出相应实验报告。

（聂　敏）

第三十二章　微生物学实验

学习目标

1. 通过本章学习，重点把握微生物学实验基本的实验操作技能；纸片扩散法抗菌药物敏感试验；培养基的用途及分类。

2. 学会应用常用消毒灭菌方法，建立处处有菌观念及严格无菌操作规范，能在未来工作岗位上进行相关的健康教育，以有效预防感染性疾病的发生。

实验一　细菌形态检查

一、实验目的

1. **掌握**　光学显微镜、油镜的使用方法及防护；革兰染色的原理及操作方法。
2. **熟悉**　球菌、杆菌、螺形菌三种细菌的基本形态；鞭毛、荚膜、芽孢等细菌特殊结构。

二、实验准备

1. **试剂**　葡萄球菌和大肠埃希菌混合菌液、结晶紫染液、香柏油、蒸馏水、酒精、碘液、复红。
2. **器材**　球菌、杆菌及螺形菌标本片；鞭毛、荚膜、芽孢标本片；光学显微镜，载玻片，接种环，酒精灯。

三、实验方法与步骤

（一）实验方法

1. 普通显微镜的构造　分为光学和机械两大部分。

（1）机械部分　镜筒、镜臂、镜座、旋转盘、倾斜关节、调节螺旋（分为粗、细调节）、载物台、光圈。

（2）光学部分　接目镜、接物镜（有低倍、高倍、油镜3个镜头）、聚光镜、反光镜。

2. 油镜的使用和保护法

（1）油镜的原理　由于细菌很微小，需用放大倍数高的油镜才能观察清楚。而油镜玻璃镜头很小，从反光镜射入的光线就相对较少，加之空气（$n=1.00$）和玻璃（$n=1.52$）的折射率不同，致使一部分光波发生折射，从而降低物镜的分辨力，导致图像不清。若使油镜与载物玻片之间充满与玻璃折光率相近的香柏油（$n=1.515$），则通过的光线不至于因折射而有所散失，可使视野的亮度增强，物像得以清晰。

（2）油镜的使用步骤　包括对光、滴加香柏油、调焦距。

①对光：将低倍物镜调到距载物台约1cm的高度，将聚光器上调至最高处，光圈完全打开，用反光镜采光直至视野里获得最大亮度。若用日光灯作为光源，可用凹面镜；若用自然光作为光源，则用平面镜。

②滴加香柏油于标本片上：滴加 1 滴香柏油，将标本片置于载物台上，用推进器或压片夹固定好，旋转物镜回旋器，使油镜镜头垂直对于标本位置。以双眼从侧面观察，并旋动粗螺旋，慢慢使镜头浸于香柏油中，注意尽量不要与玻片接触。

③调焦距：以左眼注视目镜，旋动粗螺旋，将镜头缓慢升高（或使载物台缓缓下降）至有模糊物像时，再转动微调螺旋，使物像清晰。如镜头已离开油面，则需重新操作。

（3）油镜的维护　显微镜的物镜，尤其油镜是光学显微镜中最重要的部件，应特别注意保护。实验完毕，必须做好以下 5 点。

①转动物镜回旋器，移去标本片，用擦镜纸将油镜上的香柏油轻轻拭去。如镜头上的油已干，可用沾少许二甲苯的擦镜纸擦拭，然后再用干净的擦镜纸将残留的二甲苯擦拭干净。

②将物镜转成"八"字形，使物镜不与载物台垂直，以免与聚光器碰撞。

③竖起反光镜，下降镜筒和聚光器，罩上镜罩防尘，或放入镜箱内。

④放置显微镜应注意通风透气、防晒、防霉。

⑤拿取显微镜时，应一手握镜臂，一手托镜座，轻拿轻放。

3. 革兰染色法　是最常用的染色方法。由于不同细菌细胞壁成分不同所致等电点不同及菌体内的核糖核酸镁盐含量不同等原因，经此法染色，可将所有的细菌分为两大类，即革兰阳性菌（G^+ 菌，染成紫色）和革兰阴性菌（G^- 菌，染成红色）。革兰染色法在临床上具有重要意义：A. 鉴别细菌，缩小鉴定范围；B. 选择药物：革兰阳性菌和革兰阴性菌对不同药物的敏感性不同，因而可根据革兰染色的结果，选择合适的抗生素来治疗疾病；C. 分析细菌致病性。

革兰染色的操作步骤如下。

（1）细菌涂片制作

①涂片：以无菌操作，取洁净载玻片 1 片，用接种环挑取葡萄球菌和大肠杆菌混合菌液 1 环，涂于载玻片上。

②干燥：涂片标本置室温中自然干燥，如需快干，也可将菌膜面向上，将其置于酒精灯火焰上方约半尺以上、不烤手的高处烘干，利用热空气微微加热烘干，切忌紧靠火焰，以免标本烤焦，损害菌体结构，影响观察效果。

③固定：常用加热固定法，其主要目的是使菌体较牢固地黏附于载玻片，在染色时不至于被染液和水冲掉，并杀死细菌。方法是手执或用玻片夹夹住载玻片一端，标本面向上，以钟摆速度在火焰外焰上水平来回通过 3 次，注意温度不宜太高，以玻片反面触及手背部皮肤热而不烫为宜。

（2）革兰染色的基本步骤

①初染：在制好的涂片上，加结晶紫染液 1～2 滴，染色 1 分钟后，倾斜载玻片水洗，再将玻片上的积水甩干。

②媒染：加卢戈碘液 1～2 滴，染色 1 分钟后，倾斜载玻片，水洗，尽量去除水分。

③脱色：加 95% 乙醇 2～3 滴，将涂片轻轻晃动，使其脱色，通常需 40～60 秒至无紫色脱出为准，然后水洗。

④复染：加石炭酸复红稀释液 1～2 滴，复染 1 分钟，倾斜载玻片，水洗，将玻片上的积水甩干。用滤纸吸干或自然干燥。

（3）油镜检查　待制作好的标本片干燥后，在菌膜上滴加香柏油，后置于油镜下观察结果，染成紫色者为革兰阳性菌；染成红色者为革兰阴性菌。

4. 细菌的基本形态的观察

（1）球菌　葡萄球菌，革兰阳性（紫色），呈葡萄串状排列。

（2）杆菌　大肠埃希菌，革兰阴性（红色），两端钝圆，排列无一定规律。

（3）弧菌　霍乱弧菌，革兰阴性（红色），菌体弯曲呈弧形，排列无规律。

5. 细菌特殊结构的观察

（1）鞭毛　伤寒沙门菌，用鞭毛染色法，可见菌体呈深红色，周身鞭毛呈红色。

（2）荚膜　肺炎链球菌，用革兰染色法，可见菌体染成紫色（革兰阳性），常成双排列，菌体周围有一未着色的空圈，即荚膜所在处。

（3）芽孢　破伤风梭菌，用革兰染色法，可见菌体染成紫色（革兰阳性），菌体顶端有 1 个圆形未着色的芽孢，使整个菌体呈鼓槌状。

四、实验报告

1. 简述革兰染色的原理、步骤及临床意义，并根据染色结果进行绘图。

2. 根据油镜观察结果，绘制油镜下细菌基本形态及特殊结构。

实验二　细菌的人工培养

一、实验目的

1. 掌握细菌的接种方法，熟练掌握无菌操作法。

2. 熟悉培养基的制备过程及常用培养基的种类。

3. 熟悉细菌在培养基中的生长现象。

二、实验准备

1. 试剂　葡萄球菌菌液、大肠埃希菌菌液、伤寒沙门菌、培养基等。

2. 器材　显微镜、载玻片、接种环、接种针、酒精灯、培养皿等。

三、实验方法与步骤

（一）培养基的制备过程和常用培养基的种类

1. 培养基的制备过程　一般培养基的制备过程须包含以下步骤：准确称量培养基各成分、混合溶解、测定及矫正 pH、分装、包装、灭菌、质量检查、保存。

2. 常用培养基的种类　根据不同细菌的营养要求、物理性状及用途进行分类。

（1）按物理性状分类　①固体培养基：培养基中加入凝固剂，如琼脂、明胶等，使培养基呈固体状态。②半固体培养基：加入少量凝固剂，使培养基呈半固体状态。③液体培养基：不加凝固剂，培养基呈液态。

（2）按用途分类　①基础培养基：含有细菌生长需要的最基本营养成分，如普通肉汤培养基、普通琼脂培养基（固体）。②营养培养基：在基础培养基的基础上加入特殊营养成分，供培养营养要求较高的细菌用，如血琼脂培养基（在普通琼脂培养基中加入 5%～10% 脱纤维动物血）、血清肉汤培养基（在普通肉汤培养基中加入血清）等。③选择培养基：为了从混杂的标本中分离出目的微生物，在培养基中加入抑制非目的菌生长的化学物质或药物，有利于目的菌的分离和检出，如中国蓝琼脂培养基、SS琼脂培养基等。④鉴别培养基：供检测细菌的生化反应用。在培养基中加入一定试剂，细菌新陈代谢的产物使试剂颜色发生改变，可根据试验结果鉴别细菌，如糖发酵管、含铁双糖培养基等。⑤厌氧培养基：培养厌氧菌用，如疱肉培养基等。

（二）细菌接种法

1. 平板培养基接种法　平板培养基主要用于细菌的分离培养。最常用的平板培养基接种法是分区划线法，常用于分离标本中的目的细菌。具体操作方法：①右手以持毛笔式持接种环，经火焰上烧灼灭菌。②接种环冷却后，以无菌操作方法蘸取葡萄球菌、大肠埃希菌混合液1环。③左手持平板培养基，使平板盖与平板底部呈45°~60°角，右手将取了菌液的接种环伸入平板，在平板表面的边缘部分涂抹。烧灼接种环，冷却，自涂抹部分开始，连续在平板表面左右划线，第一区划线约占平板表面的1/4。④再次烧灼接种环，待冷，将培养基转动约80°进行第二区划线，第二区划线与第一区划线开始相交4~5条，以后可不相交。⑤接种环再次烧灼灭菌，用同样方法对第三区、第四区进行划线。⑥接种完毕后，接种环经火焰灭菌，平板底部做好标记，放置于37℃温箱培养18~24小时后观察结果。⑦注意事项：划线接种时，力量要适中，接种环与培养基面的夹角以45°~60°为宜，切勿划破平板表面；划线时线与线之间保持一定距离，密而不重叠，使后一区细菌量少于前一区，逐渐减少直至划线上的细菌呈单个细菌，生长繁殖后形成单个菌落；充分利用平板表面；严格无菌操作。

2. 斜面培养基接种法　斜面培养基主要用于细菌纯种移种、保存菌种及细菌的生化反应试验等。具体操作：①左手持试管，试管与桌面呈45°~60°角，右手以持笔式持接种环或接种针，火焰灭菌后，在琼脂平板上挑取单个菌落。②左手持琼脂斜面培养基试管，右手拔取试管塞，夹于小指和小鱼际之间（勿乱放），将挑有细菌的接种环（或针）伸入试管内，先在培养基斜面上，由底部到顶部拖一条接种线，再自下而上地连续划曲线；试管口灭菌后加塞，接种环灭菌，放回原处。③注明标记，置37℃温箱培养18~24小时后观察结果。

3. 液体培养基接种法　液体培养基主要用于增菌培养及检查细菌的生化反应。操作如下：①左手持试管，试管与桌面呈45°~60°角，右手持接种环，火焰灭菌后，在琼脂平板上挑取单个菌落。②左手持液体培养基试管，右手拔取试管塞，夹于小指和小鱼际之间，将挑有细菌的接种环伸入试管，在接近液面上方的管壁上轻轻研磨，并蘸取少许液体调和，使细菌混合于液体培养基中。③接种环灭菌，放回原处。注明标记，置37℃温箱培养18~24小时后观察结果。

4. 半固体培养基接种法　半固体培养基主要用于检查细菌的动力和保存菌种。操作如下：①左手持试管，试管与桌面呈45°~60°角，右手持接种针，火焰灭菌待冷却后，在琼脂平板上挑取单个菌落。②左手持半固体培养基试管，右手拔取试管塞，夹于小指和小鱼际之间，将挑有细菌的接种针伸入试管，由培养基中央垂直刺入至距离试管底约0.5cm处，再沿原穿刺线退出接种针。③接种针灭菌，放回原处。注明标志，置37℃温箱培养18~24小时后观察结果。

（三）细菌在培养基中的生长现象

1. 固体培养基　通过分离培养，细菌可在固体培养基上形成菌落。不同细菌在固体培养基上形成的菌落各有特点，观察细菌菌落大小、隆起度、透明度、颜色、表面光滑与粗糙、湿润或干燥、边缘是否整齐等方面的性状，有助于识别和鉴定细菌。并根据固体培养基上菌落的数目，计算标本中的活菌数。在血琼脂培养基上，还可观察细菌的溶血现象。如果固体培养基上的菌落因密集而融合成一片，则称菌苔。

2. 液体培养基　大多数细菌在液体培养基中的生长呈现均匀混浊状态；少数链状的细菌由于重力关系下沉而为沉淀生长；专性需氧菌呈表面生长，形成菌膜。

3. 半固体培养基　可用于检查细菌有无动力（即有无鞭毛）。有鞭毛的细菌能运动，动力试验阳性（以"+"表示）：细菌沿穿刺线向周围扩散生长，穿刺线模糊，整个培养基变混浊。无鞭毛的细菌不能运动，动力试验阴性（以"－"表示）：细菌只沿穿刺线生长，穿刺线清晰，周围培养基透明。

四、实验报告

1. 简述分区划线的操作方法及注意事项。
2. 观察细菌接种培养后菌落的形态，并简述。

实验三　微生物的分布检查及消毒灭菌

一、实验目的

1. 掌握微生物的分布，进一步建立无菌观念。
2. 掌握常用的物理和化学消毒灭菌方法。

二、实验准备

1. 试剂　棉拭子、血平板、普通琼脂平板、碘酊。

2. 器材　接种环、酒精灯、镊子、恒温培养箱、高压蒸汽灭菌锅、紫外灯。

三、实验方法与步骤

（一）微生物的分布检查试验

1. 空气中微生物的检查　取普通琼脂平板1个，将盖打开，暴露于空气中10分钟，然后盖上，做好标记，置37℃温箱培养18~24小时后观察结果。

2. 咽喉部微生物的检查　以下方法任选一种。

（1）咽喉拭子法　取血平板1个，在平板底部正中划一直线将平板分为两部分，分别做好标记，由两位同学用无菌棉拭子互相于咽喉部涂抹采取标本，用无菌操作将棉拭子标本涂于血平板表面的相应位置，然后再用接种环划线，置37℃温箱培养18~24小时后观察结果。

（2）咳碟法　取血平板1个，将盖打开，置于距口腔10cm处，用力咳嗽数次，然后盖好，置37℃温箱培养18~24小时后观察结果。

（二）消毒灭菌试验

1. 皮肤消毒试验　每两位同学取1个普通琼脂平板，用蜡笔在平板底部划分为5格，注上1、2、3、4、5，两人用手指在培养基上各涂1格，用2%碘酊消毒手指再各涂1格，留1格作对照，盖好平板，置37℃温箱培养18~24小时后观察结果。

2. 紫外线杀菌试验　取一个普通琼脂平板，用接种环密集划线接种葡萄球菌，用无菌镊子夹1张长方形纸片贴于平板中央，将平板置于紫外线灯下20~30cm处照射30分钟，除去纸片（丢于消毒液中或完全焚烧），置37℃温箱培养18~24小时后观察结果。

3. 高压蒸汽灭菌法　凡能耐高温的普通培养基、敷料、手术器械、药品、注射用液体、玻璃器皿等，均可用此法灭菌，其灭菌效果可靠、省时。具体操作步骤如下。①首先将内层灭菌桶取出，再向外层锅内加入适量的水，使水面与三角搁架相平为宜。②放回灭菌桶，并装入待灭菌物品。注意不要装得太挤，以免妨碍蒸汽流通而影响灭菌效果。③加盖，并将盖上的排气软管插入内层灭菌桶的排气槽。再以两两对称的方式同时旋紧相对的两个螺栓，使螺栓松紧一致，勿使漏气。④打开排气阀开始加热。水沸腾后，排气阀开始排出气体，待筒内冷空气全部排出，持续排水蒸气时，关上排气阀。此时筒内压力逐渐上升，至压力表显示压力达到 1.03×10^5 Pa 时，此时温度为121.3℃，调节热源，维持 15 ~ 30 分钟可达到灭菌目的。⑤灭菌完毕，关闭热源，待压力下降到 0 时，方可开盖取物。⑥将取出的灭菌培养基放入 37℃温箱培养 24 小时，经检查若无杂菌生长，即可待用。

四、实验报告

1. 记录微生物的分布检查试验结果。
2. 记录皮肤消毒实验的结果，并进行分析。

实验四 纸片扩散法抗菌药物敏感试验

一、实验目的

1. 掌握 纸片扩散法抗菌药物敏感试验的原理、操作方法和结果判断。
2. 掌握 药物敏感试验的临床意义。

二、实验准备

1. 试剂 普通琼脂平板、药敏纸片（庆大霉素、阿米卡星、青霉素）、大肠埃希菌等。
2. 器材 接种环、酒精灯、镊子、恒温培养箱、高压蒸汽灭菌锅、普通琼脂平板、药敏纸片（庆大霉素、阿米卡星、青霉素）、碘酊等。

三、实验方法与步骤

1. 菌液制备 从大肠埃希菌 18 ~ 24 小时的营养琼脂平板纯培养中挑取单个菌落，用无菌生理盐水稀释，制成菌悬液。

2. 细菌涂布 用接种环从菌悬液中挑取细菌，均匀涂布于普通平板培养基上 3 次，注意每次涂布结束后都需旋转平板60°，最后再沿平板边缘涂布 1 周，涂布结束后盖上培养皿盖子，在室温中干燥 3 ~ 5 分钟。

3. 张贴药敏纸片 用无菌镊夹取各种药敏纸片，分别贴在涂有细菌的培养基表面，用镊尖压一下，使其贴平。一次贴好，不得移动。待药敏纸片贴好后，盖上培养皿盖子。注意在贴药敏纸片的过程中，每张纸片中心间距大于等于24mm，纸片中心距平板边缘距离大于等于15mm。直径为90mm的平板最多贴 6 张。

4. 培养 将培养皿倒置放入 37℃温箱，培养 18 ~ 24 小时后观察结果。

5. 结果判定 若该细菌对某种抗生素敏感，则在该药敏纸片周围有一圈无细菌生长的区域，称抑菌环或抑菌圈。测量抑菌环直径，查表即可得出细菌对该药物的敏感度。一般以敏感、中度敏感、耐药 3 个等级报告结果，对毒副作用较大的药物，只能以敏感和耐药 2 个等级报告结果。

四、实验报告

简述药物敏感实验的操作步骤，记录并分析实验结果。

（王　楠）

第三十三章 寄生虫学实验

学习目标

1. 通过本章学习，重点把握寄生虫实验基本的实验操作技能，常见寄生虫的大体标本及镜下虫卵的基本形态。

2. 能运用所学知识在未来工作岗位中进行有效的健康教育，预防寄生虫病的发生。

实验一　常见医学原虫

一、实验目的

1. 熟悉　原虫的生活史、感染阶段及致病性。

2. 了解　原虫大体标本和镜下标本的基本形态。

二、实验准备

1. 试剂　溶组织内阿米巴滋养体、包囊铁苏木素染色的玻片标本，间日疟原虫环状体、滋养体、裂殖体、配子体玻片标本。

2. 器材　显微镜。

三、实验方法与步骤

1. 观察溶组织内阿米巴原虫

（1）溶组织内阿米巴滋养体标本（铁苏木素染色，油镜观察）　①外质无色透明，常显示有伪足；②内质为蓝黑色的颗粒状，其食物泡含有完整或半消化的圆形墨黑色的红细胞，此点为滋养体的主要特征；③核圆形，有薄而染黑色的核膜，膜内缘可见分布较匀或聚在一边呈镰刀形的染色质粒，核中央有点状核仁。

（2）溶组织内阿米巴包囊标本（铁苏木素染色，油镜观察）　包囊为圆形，外围常透明无色，囊内可见 1~4 核，核的构造同滋养体。拟染色体为深黑色，棒状，成熟的 4 核包囊则拟染色体消失。

2. 观察间日疟原虫环状体、滋养体、裂殖体、配子体标本

（1）环状滋养体　被寄生的红细胞尚无改变，原虫本身形似宝石戒指。核染紫红色呈点状。细胞质染天蓝色呈环状，其大小占红细胞直径 1/3~1/4。

（2）滋养体　体核变大，出现伪足，胞质内有黄棕色烟丝状疟色素。被寄生的红细胞胀大，颜色变淡，内有薛氏点（图 33-1）。

（3）裂殖体　是滋养体的进一步发育成长。细胞质开始变致密，失去空泡及伪足。核开始分裂，然后细胞质分裂，待核和细胞质均分裂至一定数目时即为成熟的裂体。其内含小体称为裂殖子，间日疟原虫成熟的裂殖体内含 12~24 个裂殖子。此时黄褐色的疟色素集中在虫体中央或一侧。

以上整个红细胞内期约需48小时重复出现一次，但有时可以几个时期同时出现在一张血片上。

（4）配子体　①雄配子体：配子体核较大而疏松，淡红色，位于虫体的中央，红细胞胞质呈紫蓝色，疟色素分散。②雌配子体：配子体核较小而致密，深红色，偏于一侧，细胞质染成蓝色，疟色素分散，虫体占满胀大的红细胞。

图33-1　间日疟原虫红细胞内各期形态示意图

四、实验报告

绘制溶组织内阿米巴滋养体。

实验二　常见医学蠕虫

一、实验目的

1. 熟悉　蠕虫的生活史、感染阶段及致病性。

2. 了解　线虫、吸虫、绦虫成虫的外形特征及雌、雄虫的区别；线虫卵、吸虫卵、绦虫卵的镜下形态特征。

二、实验准备

1. 标本　蛔虫、钩虫、蛲虫、鞭虫的大体标本；蛔虫卵、钩虫卵、蛲虫卵、鞭虫卵的玻片标本；肝吸虫、肺吸虫、姜片虫、血吸虫、绦虫的大体标本；肝吸虫卵、肺吸虫卵、姜片虫卵及血吸虫卵的玻片标本；链状带绦虫卵、肥胖带绦虫卵的玻片标本、第一中间宿主及第二中间宿主标本。

2. 器材　显微镜、放大镜。

三、实验方法与步骤

1. 观察线虫成虫（蛔虫、钩虫、蛲虫、鞭虫）、吸虫成虫（肝吸虫、肺吸虫、姜片虫、血吸虫）、绦虫成虫（链状带绦虫、肥胖带绦虫）的大体标本。注意其形状、颜色、大小、前后端及雌、雄虫区别。

2. 显微镜下观察线虫卵［蛔虫卵（图 33 – 2）、钩虫卵（图 33 – 3）、蛲虫卵、鞭虫卵］、吸虫卵（肝吸虫卵、肺吸虫卵、姜片虫卵、血吸虫卵）、绦虫卵（链状带绦虫虫卵、肥胖带绦虫虫卵）的玻片标本。注意各种虫卵的大小、形状、颜色、卵壳结构及卵内容物。

未受精卵　　　　受精卵　　　　合蚴卵　　　　受精卵
（脱蛋白质膜）

图 33 – 2　蛔虫卵

卵壳

卵细胞

雌　雄

图 33 – 3　钩虫卵及成虫

3. 观察肝吸虫、肺吸虫、姜片虫及血吸虫的中间宿主（或媒介）标本，观察其形态特征，并指出其与有关吸虫的关系。

（1）肝吸虫　豆螺，沼螺，淡水鱼、虾。

（2）肺吸虫　川卷螺、溪蟹、蝲蛄。

（3）姜片虫　扁卷螺、菱角、荸荠、茭白。

（4）血吸虫　钉螺。

四、实验报告

绘制受精蛔虫卵、未受精蛔虫卵。

（王　楠）

参考文献

［1］曹雪涛.医学免疫学［M］.7版.北京：人民卫生出版社，2018.

［2］李凡，徐志凯.医学微生物学［M］.9版.北京：人民卫生出版社，2018.

［3］诸欣平，苏川.人体寄生虫学［M］.9版.北京：人民卫生出版社，2018.

［4］杨朝晖，张亚光.病原生物与免疫学［M］.北京：中国医药科技出版社，2018.

［5］蔡凤，陈明琪.微生物学与免疫学［M］.4版.北京：科学出版社，2021.

［6］周光炎.免疫学原理［M］.4版.北京：科学出版社，2018.

［7］肖纯凌，吴松泉.病原生物与免疫学［M］.8版.北京：人民卫生出版社，2018.

［8］卫茹，杨朝晖.病原生物与免疫学［M］.北京：人民卫生出版社，2019.

［9］杨朝晖，姜俊.病原生物与免疫学基础［M］.2版.北京：人民卫生出版社，2020.

［10］严杰.医学微生物学［M］.3版.北京：高等教育出版社，2016.

［11］曹元应，曹德明.病原生物与免疫学［M］.北京：人民卫生出版社，2019.

［12］潘丽红.医学免疫学与病原生物学［M］.3版.北京：科学出版社，2020.

［13］杨朝晖.高义病原生物与免疫学［M］.2版.南京：江苏凤凰科学技术出版社，2017.

［14］杨朝晖.微生物学与免疫学基础［M］.北京：高等教育出版社，2020.

［15］杨帆，王岚.医学微生物学［M］.北京：人民卫生出版社，2016.

［16］夏超明，彭鸿娟.人体寄生虫学［M］.北京：中国医药科技出版社，2016.

［17］李智山，杜娈英.医学微生物学与寄生虫学［M］.北京：中国医药科技出版社，2016.

［18］江永红.中国疫苗百年纪实［M］.北京：人民出版社，2020.

［19］李敏，刘文恩.临床微生物检验［M］.4版.北京：中国医药科技出版社，2019.